Anna Durnová
In den Händen der Ärzte
Ignaz Philipp Semmelweis
Pionier der Hygiene

Anna Durnová

In den Händen der Ärzte
Ignaz Philipp Semmelweis
Pionier der Hygiene

Residenz Verlag

Bibliografische Information der Deutschen Nationalbibliothek
Die Deutsche Nationalbibliothek verzeichnet diese Publikation in der Deutschen
Nationalbibliografie; detaillierte bibliografische Daten sind im Internet über
http://dnb.dnb.de abrufbar.

www.residenzverlag.at

© 2015 Residenz Verlag
im Niederösterreichischen Pressehaus
Druck- und Verlagsgesellschaft mbH
St. Pölten – Salzburg – Wien

Alle Rechte, insbesondere das des auszugsweisen Abdrucks
und das der fotomechanischen Wiedergabe, vorbehalten.

Umschlaggestaltung: Thomas Kussin/buero8
Grafische Gestaltung/Satz: Rosmarie Ladner/buero8
Schrift: Minion
Register: Karin Dorfner
Gesamtherstellung: CPI books GmbH, Leck

ISBN 978-3-7017-3353-8

Inhalt

Vorwort 9

Die zerbrechliche Waschschüssel 11

Dieser Arzt muss gehen! 17
    Die Jagd auf das Kindbettfieber beginnt 24
    Dem Dämon auf der Ferse 35
    Die Wahrheit findet ihre Maßnahme 39
    Die Maßnahme findet eine Diskussionsbühne 43
    Der Fall Semmelweis wird unerträglich 45
    Der Kampf geht weiter 60

Im Namen der Rettung der Frauen 69
    Die Geburt kommt in die Hände der Ärzte 71
    Die Geburt der Klinik 75
    Das Kindbettfieber auffangen 80

Gegen die Götter in Weiß 91
    Der Streit um die Zunft 94
    Die Leichen im Keller der Wiener Medizin 97
    Es wird in die Hände gespuckt 103

Der fatale Unterschied 113
    Semmelweis' Kampf für die Wahrheit 117
    Die perfekte Methode 120
    Die gemeine Hand 130
    Die zweischneidige Hand des Arztes 140

Semmelweis' These als politische Stellungnahme 153
    Die Waschschüssel wird instrumentalisiert 156
    Die zweischneidige Macht des Alltags 169
    Politik als Theater – Wissenschaft als Stückvorlage 177
    Semmelweis als Urvater des Gesundheitsaktivismus 186

Und wie geht es weiter? Semmelweis als Scharlatan
und Märtyrer 201
    Die politische Lektion Semmelweis' 208

Dank 215

Ausgewählte Literatur und weiterführende Quellen 219
    Semmelweis 219
    Kindbettfieber 223
    Handhygiene 225
    Schriften zu Politik, Wissenschaft und Medizin 229
    Archive, elektronische Quellen, Filme und Presseermittlungen 231

Anmerkungen 234
Personenregister 237
Sachregister 240
Bildverzeichnis 242

Dieses Buch basiert auf Forschungsarbeiten, die im Rahmen des Projekts »Wahrheit verhandeln: Semmelweis, Diskurs über Handhygiene und Politik der Emotionen« durchgeführt und vom Austrian Science Fund (FWF) gefördert wurden.

Vorwort

Am Anfang dieses Buches stand ein Seminar für Ingenieurstudenten einer französischen Verwaltungsschule. Ich sollte den Schülern beibringen, dass wissenschaftliche Erkenntnisse nicht bloß passieren, sondern stets von Kontroversen begleitet werden. Die Wahl des Beispiels fiel auf meinen Kindheitshelden Ignaz Semmelweis. Seit Jahren hatte ich den Film von Michael Verhoeven »Ignaz Semmelweis – Arzt der Frauen« (1987) vor Augen. Semmelweis' Geschichte zeigte bei den Studenten seine Wirkung. Aus den Notizen des Seminars und den darauffolgenden Vorträgen entwickelte sich ein politikwissenschaftliches Projekt über die wissenschaftlichen Kontroversen unter der besonderen Berücksichtigung der Rolle der Emotionen. Daraus entstand, anlässlich seines 150. Todestages, die Idee, den Fall Semmelweis einem breiteren Publikum anzubieten, die hiermit realisiert wurde.

Die zerbrechliche Waschschüssel

Wir begeben uns auf die Reise nach Wien zwischen 1846 und 1850, in die Geburtsklinik des Wiener Allgemeinen Krankenhauses, und beginnen bei einer Waschschüssel. Sie steht noch heute in der Sammlung des Josephinums, des Museums für Medizingeschichte in der Währinger Straße im 9. Bezirk von Wien. Sie wirkt bescheiden und alltäglich. Eine Waschschüssel eben. In jenen fünf Jahren, die Gegenstand dieses Buches sind, wurde diese Waschschüssel zu einem heftigen Streitobjekt. Sie bewirkte Hoffnungen, Ängste, Instrumentalisierungen von Personen, Entlassungen und politische Kämpfe. Sie diente Ignaz Semmelweis zur Verbreitung der Handdesinfektions-Methode für Ärzte.

Dieses Buch gibt einen Überblick, wofür diese Waschschüssel noch steht und was sie uns eigentlich verdeutlichen kann, außer dass Händewaschen ein wesentlicher Teil unseres, nicht nur medizinischen, Alltags geworden ist. Die Waschschüssel von Semmelweis verbirgt den »Fall Semmelweis«, eine gewachsene und verwachsene Kontroverse, dessen Geschichte wir erzählen wollen. Denn der Fall Semmelweis ist keinesfalls ein lediglich historischer Konflikt. Er steht für alles, womit sich jede neue Erkenntnis herumschlagen muss. Zunächst bringt der Fall die zweischneidige Waffe der Medizin zum Vorschein, welche immer wieder ans Tageslicht kommt, wenn neue Erkenntnisse kundgemacht und diskutiert werden. Der Blick in die Geschichte der Medizin zeigt, dass dies keinesfalls ein Zeichen der modernen hochtechnologischen Zeit ist, sondern dass die Medizin, praktisch seit jeher, nicht nur heilt, sondern auch fortschreiten will, und genau auf diesem Weg begeht sie folgenreiche Fehler. Sie ringt um die Wahrheit, und so sind Fehler oft ein fester und logischer Bestandteil dieses Kampfes.

Jahrhundertelang untersuchten Geburtshelfer die Mütter, ohne zu wissen, dass auf ihren Händen tödliche Keime ruhten und dass sie auf diese Weise das Kindbettfieber verursachten. Jede sechste Mutter starb bei der Geburt an Kindbettfieber, als Ignaz Philipp Semmelweis die Bühne betrat und die mangelnde Handhygiene als Ursache des Kindbettfiebers erklärte. Bis er die Ursache für die Krankheit gefunden hatte und bis seine Praxis der Händedesinfektion von den Fachkollegen akzeptiert wurde, starben noch weitere Zehntausende Mütter. Der Titel »In den Händen der Ärzte« steht somit für die Mehrdeutigkeit dieses Kampfes für die Wahrheit. In den Händen der Ärzte verbarg sich das Übel, das Semmelweis mit seiner Waschschüssel zu bekämpfen suchte. In den Händen der Ärzte lag das Schicksal der Mütter der Wiener Geburtsklinik. In den Händen der Ärzte befand sich auch die Macht, den furchtbaren Sterbestatistiken dieser Mütter ein Ende zu machen.

Das Buch hat demnach den Anspruch, das feine Gespür für gesundheitliche Kontroversen beim Leser zu erwecken. Es wird hier von der Suche nach dem entscheidenden Ereignis oder nach dem entscheidenden Fehler des Hauptdarstellers abgesehen. Gesundheitliche Kontroversen haben nämlich weder einen einzelnen Auslöser noch einen einheitlichen Austräger und sie können auch nicht mit bloßem Pro und Kontra erklärt werden. Vielmehr sind solche Kontroversen ein Bündel aus akzeptiertem und neuem Wissen, aus Hoffnungen und Ängsten, aus Ansprüchen an die beteiligten Personen, die das neue Wissen verbreiten oder ablehnen. Kurzum sind sie ein Konglomerat, das wir durch sogenannte Diskurse analysieren können. Diskurse als Bedeutungsgeflechte und so etwas wie komplexe Gedächtniskarten, die uns den Weg weisen, uns dem Fall Semmelweis anzunähern.

Wir leben in einer Zeit, in der Infektionen und ihre Verbreitung durch Kontaktinfektionen nicht mehr bestritten werden. Es wird zwar geforscht und diskutiert, welche Mittel die besten sind, wie schnell beziehungsweise kurz der Kontakt mit dem infizierten Stoff sein muss, bevor die Krankheit sich verbreitet, aber das Prinzip der Handhygiene gilt als bewiesen. Genau das war zu Semmelweis' Lebzeiten noch nicht der Fall. Die Art und Weise, wie heute mit Händewaschen umgegangen wird, stellt daher eine treffende Analogie zur Geschichte des Kindbettfiebers dar, in der

der Arzt und Geburtshelfer Ignaz Philipp Semmelweis die Hauptrolle spielt. Als Assistenzarzt der Abteilung für Gynäkologie und Geburtshilfe war er seit seinem Antrittsjahr an der Wiener Geburtsklinik im Jahre 1846 über die mehrmaligen heftigen Ausbrüche des Kindbettfiebers bei gebärenden Müttern besorgt. Die Sterblichkeitsraten erreichten manchmal dreißig Prozent. Er stellte Beobachtungen an und forderte von seinen Kollegen, die Hände vor jeder Untersuchung ordentlich mit einer Chlorkalklösung zu desinfizieren, zusätzlich zum üblichen Waschen mit Seife. Dies löste eine Kontroverse aus, die Semmelweis zu seinen Lebenszeiten nicht beenden konnte. Die Gründe dafür werden von seinen Biografen unterschiedlich bewertet.

Seine leidenschaftliche Jagd auf die Ärzte, wie sie von manchen Historikern beschrieben wird, stellte für viele seiner Zeitgenossen eine unnötige Hysterie dar, denn offensichtliche Beweise fehlten Ignaz Semmelweis, um zu erklären, was genau an den Händen haftete und wie es in die Körper der Mütter gelangte. Für Semmelweis war dagegen die Gelassenheit, mit der manche Ärzte das Kindbettfieber den Luftbedingungen zuschrieben und sie als Epidemien klassifizierten, genau jene Verharmlosung des Problems, durch die der einfache Lösungsansatz der entsprechenden Händehygiene gehemmt wurde. Wir wollen hier hinter den Vorhang dieser Vermutungen und Erklärungen sehen und eine andere Perspektive auf die Geschichte anbieten. Warum war die Einführung des Händewaschens in einer Chlorkalklösung für manche seiner Kollegen so umstritten? Was brachte den talentierten und fröhlichen Arzt dazu, eine wilde emotionsgeladene Kampagne zu führen? Die bis heute erhaltenen Spuren helfen uns, die Bausteine dieses Konflikts zu rekonstruieren. Sie führen uns hinter die Kulissen des Wiener Allgemeinen Krankenhauses. Ignaz Philipp Semmelweis war von 1846 bis 1849 als Assistenzarzt an der Ersten Abteilung der Geburtshilfe im AKH beschäftigt und in diesen Jahren führte er den Hauptteil seiner Untersuchungen zum Kindbettfieber durch.

Während des Blicks hinter die Kulissen behalten wir die heutige Zeit im Auge, um deutlich zu machen, wie und warum sich im

Zuge der Geschichte die Wahrnehmung von Handhygiene, Frauenkörpern und von der Medizin gewandelt hat. Gleichzeitig werden die kurzen Exkurse in die heutigen Gesundheitskampagnen und die aktuellen Diskussionen über Händehygiene zeigen, wie diese Wahrnehmungen sich stets in einem Bündel von Fakten und Emotionen bewegen und dass dieser Kampf bei Weitem noch nicht abgeschlossen ist. Wie bei Semmelweis löst noch heute das Thema der Handhygiene der Ärzte Emotionen aus, deren Erklärung uns der historische Fall anbieten kann. Deshalb bieten wir hier ein Umfeld aus Bildern, der Korrespondenz von Semmelweis, Gegenständen, die sich bis heute in Museen erhalten haben, Protokollen der wissenschaftliche Debatten von Semmelweis' Kollegen sowie Büchern, die Semmelweis entweder hochloben oder ihn zum irrenden Wissenschaftler erklären. Vor dieser Kulisse öffnet sich für uns eine neue Perspektive auf den Kampf Semmelweis', einen Kampf, in dem nicht seine Person, sondern das Gesamtbild des von ihm vorgeschlagenen Wissens auf ein anderes, schon vorhandenes Wissen prallt. Diese Sicht ermöglicht uns nicht nur dem Pionier der Handhygiene auf die Hände zu sehen, sondern vor allem zu beobachten, was Wissenschaft braucht, um sich ihre Wahrheit zu erkämpfen; und ob sie diese Wahrheit überhaupt je erkämpfen kann.

Warum ein weiteres Buch über Semmelweis, könnte sich mancher Leser und manche Leserin fragen. Ein kurzes Nachschlagen in Bibliothekskatalogen ergibt über Dutzende Arbeiten über diesen Pionier der Handhygiene und Retter der Mütter, wie er meistens genannt wird. Auf den ersten Blick ist über Ignaz Philipp Semmelweis bereits alles erforscht worden: seine gescheiterte Karriere; sein kompliziertes Verhalten und die dadurch vermutete Geisteserkrankung; seine mögliche Involvierung in die politischen Kämpfe rund um das Revolutionsjahr 1848; sein Beitrag zu dem, was man heute Evidenzbasierte Medizin nennt. Der Fall Semmelweis scheint abgeschlossen zu sein. Dennoch greifen wir das Thema auf. Denn der Fall Semmelweis lebt weiter: im Licht der heutigen Diskussionen rund um den medizinischen Fortschritt, in unseren Vorstellungen über Wissenschaft samt ihren Erfolgen und Fehlschlägen.

Gleichzeitig bedeutet dies, dass es mehrere Geschichten über Semmelweis gibt und geben muss. Der Fall Semmelweis ist mit der Zeit zur Ikone, zum Symbol geworden, der, so wie damals seine Waschschüssel, Hoffnungen, Ängste, Werte, Stellungnahmen und Schlüsse nach sich gezogen hat und heute noch zieht. Er ist selbst zu einem Diskurs geworden und wir verschaffen uns hier einen Überblick über dieses symbolische Gebilde. Dem Leser werden die Bausteine des Falls Semmelweis an die Hand gegeben sowie eine weiterführende Literaturliste am Ende des Buches. Diese Darstellung der Geschichte versteht sich nicht als Schlichter, sondern als Wegweiser zu einer möglichen Lektion, die uns der Arzt heute für die Orientierung in der wissenschaftlichen Welt erteilt. Wir brauchen den Fall Semmelweis, um zu verstehen, dass es keine kontroverslose und emotionslose Wissenschaft geben kann.

Dieser Arzt muss gehen!

»Das Wohl der Anstalt macht es wünschenswert, dass Ignaz Philipp Semmelweis austritt.« Wir schreiben Februar 1849. Dem Assistenzarzt der Ersten Abteilung des Wiener Allgemeinen Krankenhauses Ignaz Philipp Semmelweis bleiben nur noch wenige Wochen. Ende März ist seine zweijährige Anstellung beendet. Er soll gehen. Dies ist die endgültige Entscheidung der Vorgesetzten. Das Wohl der Anstalt mache es wünschenswert, steht schwarz auf weiß in dem Brief an das Ministerium. Was hatte Semmelweis getan? Wem hatte er etwas angetan? Die Umstände scheinen nicht eindeutig zu sein.

Denn um die gleiche Zeit erhält in London der britische Geburtshelfer Charles Routh ein ganz anderes Schreiben aus Wien über Ignaz Semmelweis: »Doktor Semmelweis und alle übrigen Ärzte des Wiener Krankenhauses sind entzückt von dem bewundernswerten Erfolg seines Systems[1]«, schrieb an ihn ein Wiener Sekundararzt. Ein Paar Monate vorher berichtete Routh über diesen Wiener Erfolg vor der Britischen Ärztegesellschaft. Charles Routh kannte Semmelweis, er war nach Wien gereist, um ihn zu treffen. Er wollte sehen, wie er diese glückliche und fast nicht mehr erwartete Wende in der Sterbestatistik der Mütter vollbracht hatte. Ignaz Semmelweis wollte den steigenden Sterblichkeitsraten von Frauen bei der Entbindung ein Ende machen. Das war sein einziges Ziel. Und diesem Ziel stellte sich nun die Behörde in den Weg. Semmelweis musste gehen.

Das Kindbettfieber war ein Monster, das die Geburtshelfer verfolgte und in der Zeit des großzügigen Krankenhausausbaus noch heftiger zuschlug. Ignaz Semmelweis wusste es genauso wie andere Geburtshelfer seiner Zeit. Jedes Krankenhaus war mindestens einmal pro Jahr von einer Epidemie des Kindbettfiebers betroffen. Niemand wollte nur zusehen, viele Thesen kursierten. Charles Routh war einer von jenen Ärzten, die Semmelweis' Forderung nach dem

Händewaschen als Vorbeugungsmaßnahme gegen das Kindbettfieber unterstützten. Sie bewunderten Semmelweis' Bestreben. Sie führten jene Hygienemaßnahmen ein, die Semmelweis für die Hände der Ärzte vorsah: Waschungen in einer Chlorkalklösung vor jeder Untersuchung und vor jeder Geburt.

Diese Ärzte waren jedoch in der Minderheit. Es gab reichlich Kollegen, die Semmelweis' Schriften über die Maßnahme der Waschungen für Unsinn hielten, die ihm Mangel an Kenntnissen vorwarfen oder gar vermuteten, Semmelweis wäre besessen davon, die ärztliche Geburtshilfe anzuschwärzen. Im gleichen Moment, in dem Routh die Zeilen über den Erfolg von Semmelweis in Wien erhielt, war Ignaz Semmelweis bereits arbeitslos. Was für Routh und andere Befürworter von Semmelweis als eine endgültige und erfolgreiche Entschlüsselung des Kindbettfieberrätsels galt, war für die Wiener Vorgesetzten eine übertriebene Anmaßung des ehrgeizigen Arztes. Die Wiener Abteilung beschuldigte ihn sogar, er würde die Klinik durch seine Kindbettfieberberichte denunzieren wollen.

Die Wiener Karriere von Ignaz Semmelweis endete sehr abrupt im Vergleich dazu, wie ehrgeizig er sich seinen Aufgaben widmete. Jede Minute schenkte Semmelweis diesem Phänomen und er konnte eine erfolgreiche Bilanz ziehen. Es starben weniger Mütter, das bewiesen seine Kindbettfieberberichte. Die Umgebung reagierte jedoch nicht angemessen. Sein Kampf gegen die Krankheit mittels Händewaschens in einer Chlorkalklösung war umstritten. Man wollte nicht glauben, dass es wirken konnte. Man wollte es nicht einmal ausprobieren. Man wollte Semmelweis loswerden. Eine solche Verweigerung der Vertragsverlängerung war an den Kliniken relativ unüblich, hörte er nun oft. Das Ende seiner Anstellung wurde in besonders strikter Weise umgesetzt: Er musste sofort seine Sachen packen.

Kollegen und Feinde berichteten von dieser stürmischen Zeit Unterschiedliches. Und was dem für die Vertragsauflösung zuständigen Abteilungsleiter Professor Johann Klein damals genau durch den Kopf ging und ob die Konkurrenz, die Klein in Semmelweis' Karriere sah, tatsächlich der Hauptgrund seiner Entscheidung gewesen war, werden wir nicht mehr genau feststellen können. Alles deutet darauf hin, dass dieses Ende noch länger einen bitteren Nachgeschmack bei Semmelweis hinterlassen hatte. Es lag nahe, dass sich Semmelweis nach diesen Ereignissen nach Budapest zurückbegeben würde. Noch war aber sein Kampf nicht zu Ende. Noch konnte er vielleicht auf eine positivere Reaktion seiner Fachkollegen hoffen. Er bat schließlich um eine Dozentur, aber auch diese Eingabe wurde nur teilweise bewilligt. Wie einige seiner ehemaligen Kollegen in Zeitzeugenberichten meinten, musste sich Semmelweis gedemütigt fühlen, da ihm seine Lehrberechtigung nur erlaubte, seine Lehre an einem Modell zu demonstrieren und nicht an einem echten Körper. Was für die Universitätsadministration eine bloß technische Entscheidung war, die eigentlich mehrere Privatdozenten betraf, die keiner Klinik angehörten, mag für Semmelweis eine unbegründete Ablehnung seiner Forschung bedeutet haben. Vielleicht empört, vielleicht nur einfach erschöpft von dem ganzen Wiener Hin und Her beschloss Semmelweis, fünf Tage nach Erhalt der Dozentur nach Budapest zu ziehen, einfach weg von all den Gerüchten.

Aber zurück zum Februar 1849. Die Lage in Wien war zumindest verwirrend. Wie konnte es geschehen, dass der junge ehrgeizige Arzt plötzlich zur Persona non grata an der Ersten Abteilung der Wiener Geburtsklinik erklärt wurde? Was ist in diesem Frühling 1849 genau passiert? Die Ereignisse an der Wiener Abteilung rund um Semmelweis und die Reaktionen bilden die Schlüsselphase für das wissenschaftliche Schicksal des Arztes. Doch um sie besser verstehen zu können, müssen wir zurückgehen bis in den Sommer 1846, denn ab da lässt das Kindbettfieber dem jungen Arzt Ignaz Semmelweis keine Ruhe mehr. Und genau diese Unruhe ist der Auslöser für Semmelweis' spätere Verbannung.

Das Kindbettfieber – oder Wochenbettfieber –, wie diese Krankheit schon über Jahrhunderte bezeichnet wurde[2], wütete damals rund um den Globus. Egal ob britische, amerikanische oder österreichische Krankenhäuser: Die Ärzte waren immer wieder mit Epidemie-Ausbrüchen des nach der Geburt vorkommenden hohen Fiebers konfrontiert. Die ersten Epidemien sind bereits aus den Jahren zwischen 1662 und 1664 aus Frankreich überliefert, im 18. Jahrhundert finden wir dann Berichte aus London, in Dublin und auch in

Wien verzeichnet man in den Jahren 1770 und 1771 eine Epidemie. Semmelweis war nicht der Erste, der seine Karriere und sein Leben diesem für die Mütter meist tödlichen Phänomen widmete. Die Krankheit war wie ein böser Dämon, der die moderne Geburtshilfe, so wie sie von der Ärztezunft durchgeführt wurde, bedrohte.

Ignaz Semmelweis' Jagd auf dieses Gespenst begann im Grunde bereits während seiner Studienzeit, wo er im Rahmen seiner Anatomie- und Pathologie-Ausbildung mit den Leichen junger Mütter konfrontiert war. Wie konnte man nur zusehen, dass bei bester Gesundheit ins Krankenhaus aufgenommene Frauen nach der Geburt binnen weniger Stunden durch ein hohes Fieber dahingerafft wurden? Diese Frage beschäftigte damals viele Ärzte und Studenten. Am 1. Juli 1846, dem Tag, an dem Semmelweis seine Stelle als Assistenzarzt in der Ersten Abteilung der Geburtshilfe des Allgemeinen Krankenhauses in Wien antrat, begann sein Kampf gegen dieses unheimliche Phänomen. Genau an diesem Tag feierte Semmelweis auch seinen 28. Geburtstag.

Geboren wurde Semmelweis in Tabán, in einem Teil des heutigen Budapest, als Sohn einer zwölfköpfigen Kaufmannsfamilie. Wäre es nach dem Wunsch seines Vaters gegangen, wäre er Jurist geworden. Er hatte auch bereits den ersten Teil seines Studiums in Budapest erfolgreich absolviert und wollte in Wien weiter die Rechtslehre studieren.

Der junge Ignaz begann zwar 1837 das Jusstudium in Wien, im folgenden Jahr wechselte er aber bereits an die Medizinische Fakultät. Er war einer von vielen ungarischen Medizinstudenten, denn nur ein Abschluss an der Universität Wien sicherte die Ausübung des Ärzteberufs in der gesamten österreichischen Monarchie. Abschlüsse in Prag oder Budapest waren für die landesweite Berufsausübung nicht geeignet. Der Wiener Standort war daher der prominente Studienort für ausländische Studenten. Semmelweis dürfte hier auch seinen ungarischen Studienkollegen Lajos Markusovszky getroffen haben, der später ein wichtiger Zeit- und Gewissenszeuge von Semmelweis wurde. Er stand Semmelweis auch in seinen schwierigen Zeiten bei. Károly Kanka, ein anderer Kollege aus Ungarn, sollte für Semmelweis' Kampf ebenfalls wichtig werden, denn dieser Studienkollege wurde Assistent bei Professor Anton von Rosas. Und das war einer der wichtigsten Gegner von Semmelweis in der Zeit, als die Verlängerung seiner Stelle abgelehnt wurde. Die Regelungen der k.k. Gesundheitsadministration waren jedoch für Ignaz Semmelweis nicht der einzige Grund, die Wiener Medizinische Fakultät zu wählen. Obwohl er nach einem Jahr in Wien 1839 nach Budapest zurückkehrte, war er von den im Vergleich zu Wien etwas rückständigen Verhältnissen in Budapest enttäuscht und beschloss, 1841 wieder nach Wien zu übersiedeln, um hier sein Studium abzuschließen. In dieser Zeit gehörte Wien zu den wichtigsten kulturellen und politischen Zentren Europas. Darüber hinaus wurde die Hauptstadt der österreichischen Monarchie in der zweiten Hälfte des 19. Jahrhunderts schnell zu einem der weltweit führenden Zentren des medizinischen Fortschritts. Dies ahnte der Student Semmelweis aber noch nicht, als er ab 1841 die zweite Schule der Medizin besuchte, die dem Allgemeinen Krankenhaus – dem damals größten allgemeinen Krankenhaus Europas – zugeordnet war. Er war lediglich von den Professoren der Wiener Medizin begeistert.

Die gute Stellung der Wiener Medizin wurde bereits durch die Fortschritte von Gerard van Swieten während des 18. Jahrhunderts befördert, der ihr damit einen besonderen Ruf verlieh. Der Leibarzt von Maria Theresia legte der Herrscherin nahe, dass sie sich mit modernen Krankenhäusern einen Weltruf verschaffen könnte. Dies führte dann zum Ausbau des Wiener Allgemeinen Krankenhauses am Ende des 18. Jahrhunderts, den Maria Theresias Sohn Joseph II. weiterentwickelte. Wie in anderen Metropolen beschäftigte man sich im 18. Jahrhundert auch in Wien mit dem Problem der Gesundheitsversorgung der breiten Bevölkerung, insbesondere der armen Schichten. Für unsere Rekonstruktion des Schicksals von Semmelweis ist dabei die Situation armer und unverheirateter Frauen von besonderem Interesse, welche oft unter erbärmlichen Umständen, in der Angst, von der Gesellschaft verachtet zu werden, ihre Kinder auf die Welt brachten. Als die Neugeborenen das Licht der Welt erblickten, sahen sich Frauen neben der Armut auch mit sozialer Ächtung konfrontiert. Überhaupt erwies sich ihre Situation oft als sehr schwer.

Manche gemeinnützigen Einrichtungen boten diesen Frauen die notwendigste Geburtsversorgung, diese war aber nicht ausreichend, und viele mussten ihre Säuglinge in Findelhäusern zurücklassen. Manche Mütter haben ihre Neugeborenen in ihrer Verzweiflung auch getötet. Kaiser Joseph II. besuchte im Jahre 1783 einige gesundheitliche Einrichtungen von Wien und dürfte von der dortigen Situation der Gesundheitsversorgung schockiert gewesen sein. Er beschloss, gemeinsam mit seinem Leibarzt Joseph Quarin, den Wiener Krankenhausbestand umzustrukturieren und eine systematische allgemeine Gesundheitsversorgung einzuführen. »Zum Heil und zum Trost der Kranken«, heißt es noch heute an den Toren des Gebäudes.

Die Administration von Josef II. sah die ungenügende Gesundheitsversorgung der Armen als eine Bedrohung des Staates an. Ein gesunder Zustand der breiten Bevölkerung wurde unter der Herrschaft des Aufklärers als ein wichtiger Faktor der Produktivität angesehen. Im Laufe des 18. und 19. Jahrhundert, kam es zusätzlich zu einigen administrativen Maßnahmen, um die Bevölkerungsgruppen systematisch zu organisieren, diese zu fördern, da eine solche Förderung sich letztlich auch positiv auf die Staatskasse auswirkte. Diese Argumente der Administration sind wichtig, weil sie helfen, den medizinischen Alltag in Semmelweis' Zeit besser zu verstehen.

Konkret haben diese Überlegungen zur Gesundheitsversorgung der Unterschicht zur Eröffnung des Allgemeinen Krankenhauses im Jahre 1784 geführt. Die Absicht von Kaiser Joseph II. war es, eine allgemein zugängliche Gesundheitsversorgung sicherzustellen, und als Vorbild galt ihm dabei das berühmte Pariser Krankenhaus Hôtel-Dieu. Das europaweit angesehene Krankenhaus nahm auch in Semmelweis' Kampf um das Händewaschen eine wichtige Rolle ein: Als dieser kurz vor dem Ende seiner Wiener Assistenzstelle eine internationale Kampagne startete, wollte er sich auch aus Paris Unterstützung holen.

Aufbauend auf der Tradition von Gerard van Swieten entwickelte sich das Wiener Allgemeine Krankenhaus im Zuge des 19. Jahrhunderts zum Zentrum der medizinischen Forschung, was später vor allem dem Pathologen Carl von Rokitansky zu verdanken war, einem Zeitgenossen und Lehrer von Semmelweis. Rokitansky ging davon aus, dass die Pathologie als wissenschaftliche Disziplin im Dienste der Klinik stehen sollte, und integrierte deshalb die pathologische Praxis noch mehr in die Ausbildung und Weiterbildung der Ärzte. Vor allem sollte sie dazu beitragen, die Krankheiten besser zu beschreiben und zu verstehen sowie ihre Entwicklung zu erklären. Das verlieh ihm unter den Medizinhistorikern den Ehrentitel »Linné der pathologischen Anatomie«, weil er so wie der schwedische Botaniker Carl von Linné ein System einführte – allerdings nicht zur Bezeichnung von Pflanzen und Tieren, sondern zur Bezeichnung der Krankheiten. Rokitansky suchte die Krankheit an konkreten Orten, in Organen oder in Geweben, nicht im Gesamtzustand des Körpers. Sein Bestreben war es, möglichst genau die Ursachen der Krankheiten zu identifizieren.

Ihm ging es um die möglichst präzise Erforschung. Seine Vorstellung von der Rolle der Pathologie war mit der Hoffnung verbunden, durch Obduktionen physiologische Prozesse im Körper systematisch und daher besser beschreiben zu können. Rokitanskys neues Konzept hatte dieser Hoffnung tatsächlich einen neuen Impuls gegeben, führte für die Wiener Ärzte zu einer grundlegenden Verbesserung ihrer Diagnostikmethoden und brachte der Wiener Medizin binnen kurzer Zeit Weltruhm ein. In der Medizingeschichte ist in diesem Zusammenhang von der Zweiten Wiener Medizinischen Schule die Rede, nach der Ersten Schule, die vor allem vom erwähnten Arzt Maria Theresias, Gerard van Swieten, verkörpert wurde. Dieser Ruhm des Krankenhauses war für die Semmelweis-Kontroverse ein wichtiger Aspekt, weil dadurch der Umgang mit seinen Resultaten mit beeinflusst wurde. Und Carl Rokitansky war es auch, der die Untersuchungen von Ignaz Philipp Semmelweis unterstützte und ihm erlaubte, die Leiber gestorbener Mütter zu sezieren, um nach den Ursachen des Kindbettfiebers zu forschen.

Die Jagd auf das Kindbettfieber beginnt

Der junge Mediziner Semmelweis wird von Zeitgenossen als fröhlich beschrieben, außerdem schien er sehr mit seinem Heimatland Ungarn verbunden gewesen zu sein. Daher ist es nicht verwunderlich, dass Semmelweis anlässlich der Verleihung seines Doktortitels im Jahre 1844 im Fakultätsregister vermerkte, dass er nicht beabsichtige, in Wien zu bleiben. Doch Wien wurde ihm zwei Jahre später zum Schicksal. Zunächst versuchte Semmelweis zwar nach Ungarn zurückzukehren, was vermutlich mit dem Tode seiner sehr geliebten Mutter zusammenhing. Doch aufgrund der bereits um diese Zeit angespannten politischen Lage in Ungarn dürfte sich dieser Wunsch etwas abgeschwächt haben. Die Revolutionsstimmung, von der dann im Jahre 1848 nicht nur Österreich, sondern ganz Europa erfasst wurde, lag schon in der Luft.

Semmelweis sah sich also in Wien nach einer Stelle um, auch um eine entsprechende Facharztqualifikation zu erlangen. Aufgrund seines Interesses an pathologischer Anatomie bewarb er sich zunächst bei Jakob Kolletschka, einem Rokitansky-Schüler, den er ebenfalls sehr verehrte. Es gelang ihm jedoch nicht, diese Stelle zu bekommen. Er suchte weiter und bewarb sich bei seiner zweiten Inspirationsquelle aus dem Studium, Joseph Skoda. Als auch das nichts wurde, widmete Semmelweis seine Aufmerksamkeit der Geburtshilfe. Zusätzlich zu seiner Ausbildung als Gynäkologe absolvierte er auch eine Ausbildung in der Hebammenlehre, die er am 30. November 1845 mit einem Magister abschloss.

Die Geburtshilfe etablierte sich in der Zeit als eigenständiges Teilgebiet der Medizin und so war die Wahl sicher nicht nur eine letzte Option gewesen. Die zwei gescheiterten Bewerbungsversuche sind außerdem für das zukünftige Bestreben von Semmelweis zentral. Sie zeigen uns die Verbindung zu den Koryphäen der Wiener Medizin, auch wenn sich diese Verbindung aus vielerlei Hinsicht später als kompliziert und doppeldeutig erweisen wird. Am Anfang der Karriere des jungen Arztes Semmelweis ermöglichten Rokitansky und Kolletschka seine pathologischen Untersuchungen an Frauenkörpern. Kolletschka wurde zu einem wichtigen Dialogpartner.

Rokitansky war dann jener Mediziner, der ihm, als der Konflikt um die Handhygiene der Ärzte ausgebrochen war, den Rücken stärkte. Auch Joseph Skodas diagnostische Methoden kamen Semmelweis in seiner Rekonstruierung der Ursachen des Kindbettfiebers zu Hilfe. Ohne statistische Daten hätte er keine Evidenz seiner Beobachtungen vorlegen können. Joseph Skoda wurde darüber hinaus einer der zentralen Akteure, als es um seine Entlassung ging.

All dies nahm am 1. Juli 1846 seinen Lauf, als der junge Arzt Ignaz Semmelweis sich mit den näheren Bedingungen seiner neuen Stelle auseinandersetzte. Die Erste Abteilung der Geburtshilfe des Wiener Krankenhauses, die seit 1823 von Johann Klein geleitet wurde, war immer häufiger damit konfrontiert, dass sich Frauen vor dem Aufenthalt in diesen Wänden fürchteten. Der Geburtshelfer Johann Klein hatte zwar eine Sterblichkeitsrate von 0,84 von seinem Vorgänger geerbt, in seinem ersten Dienstjahr als Leiter stieg diese jedoch rasch auf 7,45 Prozent. Klein teilte die Geburtshilfe im Jahre 1833 in zwei Abteilungen, um langfristig eine getrennte Ausbildung der Hebammen und der Gynäkologen gewährleisten zu können. Seit dem Jahre 1840 waren in der Ersten Abteilung ausschließlich Ärzte und Medizinstudenten beschäftigt, während die Hebammen ihre eigene Abteilung hatten: die Zweite Abteilung, an der zwar ein Chefarzt arbeitete, aber keine Medizinstudenten ausgebildet wurden – außer jene, die sich der Hebammenlehre widmeten. Der Unterschied in den Lehrgängen sollte sich für die folgenden Ereignisse als wichtig erweisen.

Im Antrittsjahr von Semmelweis arbeiteten die beiden Abteilungen problemlos miteinander, der Chefarzt war ein Schüler von Klein: Franz Xaver Bartsch. Nichts deutete auf einen Konflikt hin. Den jungen Assistenten Semmelweis nahm Klein sehr begeistert an, er hatte ihm sogar noch vor seinem Antritt der Stelle erlaubt, als externer Aspirant in der Klinik zu arbeiten, und stand ihm also gewiss nicht im Wege. In den geschichtlichen Quellen wird Klein hingegen oft als ein böswilliger Erzfeind von Semmelweis skizziert, der aus Furcht vor dem damaligen Kanzler Metternich den medizinischen Fortschritt blockierte. Diese Einschätzung können wir hier weder bestätigen noch widerlegen. Die Überlegungen für eine mögliche Abneigung zwischen Klein und Semmelweis kommen aber erst nach dem Konflikt um das Kindbettfieber zum Tragen. Daher wollen wir diese komplizierte Beziehung im Lichte des Konflikts um das Kindbettfieber und das darauffolgende Gebot des Händewaschens näher beleuchten.

Zunächst also zu Kleins alltäglicher Praxis der Ersten Abteilung, die gleichsam die Bühne für Semmelweis' Beobachtungen wird. Um die Rolle der Pathologie im Dienste des Krankenhauses zu stärken, änderte Johann Klein die Praxis der Obduktionen. Kurz zuvor erst waren auch die Studenten der Geburtshilfe in diese Praxis eingegliedert worden und führten jeden Morgen Obduktionen durch. Und nicht nur das: Es war zur üblichen Praxis geworden, dass jede Klinik die Obduktion der in ihren Wänden gestorbenen Menschen selbst durchführte. Ganz im Sinne des damaligen medizinischen Wiener Zeitgeistes sollten auch Geburtshelfer durch die systematische Untersuchung der Leichen zu einer besseren Erkenntnis der Prozesse und Komplikationen bei der Geburt kommen. Somit wusste jeder in der Wiener Abteilung, was er zu sehen und zu riechen bekommen würde, wenn er die Leiche einer am Kindbettfieber gestorbenen Frau sezieren sollte: Einen üblen Geruch, der sich vor allem durch den von Eiter gefüllten Unterleib ausbreitete.

Semmelweis ging es bei dem Kindbettfieber nicht anders. Er hatte dieses Bild des mit Eiter gefüllten Körpers vor Augen. Er hatte bereits vor seiner Stelle als externer Aspirant in diesem Krankenhaus gearbeitet, da ihm Professor Klein sofort nach der Bewerbung erlaubte, die Klinik regelmäßig zu besuchen. Zusätzlich hatte er durch die Genehmigung von Professor Rokitansky das Institut für Pathologische Anatomie besucht. Rokitansky war insgesamt eine Inspirationsquelle für Semmelweis. Diese Erfahrungen waren seine erste Begegnung mit den pathologischen Befunden der Leichen aus der Gebärklinik und mit dem Schrecken des Kindbettfiebers. Sie dürften für die ersten Überlegungen auf der Suche nach den Ursachen dieser Krankheit nicht unwesentlich gewesen sein.[3] Durch die reiche Praxis in der pathologischen Anatomie könnte man fast meinen, Semmelweis sei gleichzeitig ein ausgebildeter Pathologe gewesen. Ähnlich verhält sich das mit den bereits angesprochenen Methoden der Medizinstatistik von Joseph Skoda. Dieses unentbehrliche Instrument für seinen Kampf gegen das Kindbettfieber machte sich Semmelweis zwischen 1844 und 1846 zu eigen.

Dermaßen ausgerüstet, begann sich Semmelweis im Sommer 1846 seinen Aufgaben als Assistent sorgfältig zu widmen. Er nahm an der Ausbildung der Geburtshilfestudenten teil, untersuchte regelmäßig Frauen vor und nach der Entbindung, und führte jeden Morgen – wie alle anderen in der Abteilung – Obduktionen durch. Biografische Schriften beschreiben ihn als einen arbeitsamen und eifrigen Arzt, der seine Arbeit genau nahm. Wenn ihm nur dieses Kindbettfieber nicht in die Parade fahren würde. »Ein Kind zu gebären ist genauso gefährlich wie die Lungeninfektion des ersten Grades«[4], schrieb der junge Assistenzarzt.

Die ersten Monate in seiner neuen Anstellung lagen hinter ihm und die Ausbrüche der Epidemien des Kindbettfiebers ließen nicht nach. Sie traten immer wieder auf. Junge, gesunde Frauen sahen sich plötzlich mit diesem Fieber geschlagen und fanden in den Händen der Ärzte anstatt Hilfe den Tod. Das Wiener Allgemeine Krankenhaus war mit seinen 6000 Geburten pro Jahr das größte Krankenhaus Europas. Während in der Abteilung von Johann Klein 600 bis 800 Frauen jährlich am Kindbettfieber starben, waren es in der Zweiten Abteilung bei Franz Xaver Bartsch bis zu 80 Frauen. Somit lag die Sterblichkeitsrate in seiner Abteilung bei 11,4 Prozent, in der Abteilung, die ausschließlich von Hebammen geführt wurde, bei 2,79 Prozent.

Alle Kollegen von Semmelweis waren über die Zahlen erschüttert. Unter ihnen kursierten unterschiedliche Theorien zur Erklärung des hohen Fiebers: schlechte Luft, das Ausbleiben der Menstruation oder eine Milchstauung. Die pathologischen Befunde der sezierten Unterleiber zeigten reichlich Eiter rund um die Gebärmutter der verstorbenen Mütter. So glaubte man, dass sich durch die während der Schwangerschaft ausbleibende Menstruation im Unterleib unreine Körpersäfte ansammeln würden, die dann normalerweise mit dem Wochenfluss den Körper verlassen sollten. Am Kindbettfieber erkrankte Frauen hatten aber keinen Wochenfluss.

Das war eines der Merkmale dieser Krankheit, und so stellte sich dieser Zusammenhang als eine mögliche Erklärung dar.

Die auf dem europäischen Kontinent vorherrschende These war die der Milchstauung. Eine Laktationsstörung wurde auch tatsächlich bei Kindbettfieberpatientinnen festgestellt. Der französische Arzt Nicolas Puzos glaubte etwa an eine Art Milchübergang von den Brüsten in die Körperhöhlungen. Damit hingen die unterschiedlichen Erklärungen, die Kindbettfieber als das Irren der Organe, vor allem der Gebärmutter klassifizierten, zusammen. Der Körper funktionierte nicht mehr, wich von seinen üblichen physiologischen Prozessen ab. Grundsätzlich wurde lange eine Art Laktationsstörung als Ursache der Krankheit vermutet, denn wie wir heute rekonstruieren können, breitete sich die Entzündung auch in den Brüsten aus. Der bereits erwähnte Arzt von Maria Theresia, Gerard van Swieten, bekannte sich ebenfalls zu dieser Milchtheorie. Außerdem stimmte sie mit den Schlussfolgerungen überein, zu welchen das Pariser Ärztepersonal des prestigeträchtigen Krankenhauses Hôtel-Dieu im Jahre 1746 kam, wo das Kindbettfieber epidemisch mehrmals auftrat. Damit galt die Theorie mehr oder weniger als bewiesen.

Es ist somit nicht verwunderlich, dass Semmelweis' Vorgesetzter Johann Klein auch einer jener Kollegen war, welcher die Milchtheorie unterstützte und diese auch lehrte. So erklärte Klein den Medizinstudenten, dass die Milch anstatt in die Brüste in den Kopf steige und das hohe Fieber auslöse. Sie staue sich im Körper der Frau, spanne ihn an und bringe der Frau das sterbliche Fieber. Der Arzt Karl Gustav Carus behauptete 1829, es handle sich um einen »verwirrten Zustand« im Körper der Frau, und unterstützte damit die Annahme einer Stauung und eine dadurch ausgelöste Spannung im ganzen Körper. Die Ursache dieser Spannungen, glaubte Carus, läge an dem Druck, den der wachsende Uterus während der Schwangerschaft auf die Organe ausübe. Der Druck würde durch körperliche Arbeit während der Schwangerschaft oder andere physische oder psychische Anstrengungen der Mütter hervorgerufen.

Alle diese Hypothesen hatten eine Gemeinsamkeit: Die Krankheit wurde ausschließlich mit Schwangerschaft und Geburt assoziiert. Das machte unter den damaligen Wissensumständen auch

Sinn, und die Überlegungen der Ärzte, wie wir durch die Beispiele sehen können, schienen logisch. Praktisch jede erkrankte Frau konnte nicht stillen, fast alle hatten während der Schwangerschaft gearbeitet oder sie unterlagen dem Stress einer unehelichen Schwangerschaft. An der Klinik entbanden eigentlich fast nur Frauen aus der Unterschicht. Wer sich einen Hausarzt leisten konnte, ging grundsätzlich nicht in eine Klinik. Die sozialen Umstände in Wien spielten hingegen nur eine unterschwellige Rolle bei der Erklärung der Krankheit. Niemand kam auf die Idee, hier einen falschen Zusammenhang zu vermuten. Auch wenn alle diese Fälle auf den ersten Blick klar schienen, war dies für Semmelweis keine ausreichende Erklärung, und er begann zu polemisieren.

Woher kam der Unterschied in den Sterberaten zwischen der Ersten und der Zweiten Abteilung? Dies galt es für Semmelweis zu klären, denn ein Arzt, der seinen Beruf ordentlich ausübte, konnte doch nicht erlauben, dass sich Frauen bereits wegen der steigenden Zahlen der toten Mütter davor fürchteten, überhaupt eine ärztliche Hilfe aufzusuchen. Wenn sie es dann doch taten, baten sie den Portier des Krankenhauses – Wehen hin oder her –, zu den Hebammen gelassen und nicht in die Erste Abteilung aufgenommen zu werden.

Eduard Lumpe, ein Vorgänger von Semmelweis in der Ersten Abteilung, habe die Krankheit bereits umfassend beschrieben, erwiderten die Kollegen auf seine ersten Polemiken. Die Abteilung sei auch mit seinen Erklärungen einverstanden gewesen. Dem damaligen Wissensstand über die Krankheit entsprechend, vermutete Lumpe, dass die emotionalen Ereignisse rund um die Geburt mitschuldig waren sowie die oft damit verbundenen Änderungen in der Ernährung der Frauen, ebenso wie die Kälteeinbrüche, die insbesondere die arme Bevölkerungsschicht traf. Was die Differenz in den Sterberaten zwischen den beiden Abteilungen anbelangte, war diese für Lumpe die Folge zweier unterschiedlicher, nebeneinander ruhender Miasmen. Das war nach den damaligen Lehren ein kosmisch-tellurischer Zustand in der Luft, der – vereinfacht gesagt – bestimmte Luftbedingungen umfasste und auch Krankheitserreger ansammeln konnte. Deshalb wurde generell in Krankenhäusern nicht nur gelüftet, sondern auch geräuchert. Dies war damals eine in allen europäischen Krankenhäusern gängige Praxis.

Obwohl Lumpe in seinen Notizen bereits annahm, dass durch Blutflecken sowie durch Plazentareste der erkrankten Frauen die Krankheit von einer Frau auf die andere übertragen werden konnte, blieb das Gesamtbild der Krankheit eindeutig: Kindbettfieber ist eine Krankheit der wehenden, angespannten Mütter, und die Epidemie-Ausbrüche waren auf die Einflüsse dieser miasmatischen Zustände zurückzuführen.

Im Zuge seiner Erfahrungen aus dem Sommer weigerte sich Semmelweis immer stärker, dieser Theorie Glauben zu schenken. Da er bereits während seines Studiums die medizinische Statistik bei Joseph Skoda gelernt hatte, nutzte er nun diese, um die jeweiligen Fälle zu dokumentieren. Er zögerte nicht, der Sache auf den Grund zu gehen. Im Archiv des Krankenhauses suchte er Unterlagen zusammen und analysierte die Daten der Todesfälle seit dem Jahre 1789, dem Gründungsjahr der Wiener Klinik. Dabei fiel ihm auf, dass bis 1822 die Sterblichkeitsrate durch Kindbettfieber eigentlich niedrig war – rund um 1,3 Prozent – und erst ab 1822 tendenziell stieg. Bis 1822 war Lukas Johann Boër der Leiter der Geburtsklinik in Wien, der Gründer der modernen Geburtshilfe in Österreich.

In der ersten Begegnung mit den historischen Daten war aber für Semmelweis auffällig, dass Boër einen besonderen Wert auf den natürlichen Verlauf der Geburt legte und somit jegliche medizinische Intervention sorgsam überlegte. Infolgedessen war die Anzahl der medizinischen Eingriffe sehr niedrig. Genau dies wurde aber unter seinem Nachfolger Johann Klein anders. Es wurde im Sinne des ärztlichen Erfolgs und Fortschritts interveniert, denn es galt, die Lebenserwartungen der Mütter und der Kinder zu verbessern. Wie Semmelweis den Krankenhausunterlagen entnahm, stieg ab Kleins Antrittsjahr nicht nur die Zahl der Eingriffe, sondern auch die Zahl der Opfer, die an Kindbettfieber starben. Gegen Ende 1822 erreichten sie fast acht Prozent, hatten sich also im Vergleich zu Boërs Zeiten mehr als vervierfacht. Medizinische Eingriffe gerieten vielleicht nach dieser Entdeckung des jungen Semmelweis' zum ersten Mal unter Verdacht.

Dennoch waren seine Maßnahmen, das Kindbettfiebermonster aus dem Spital zu bannen, zunächst andere. Er nahm Kontakt mit der Zweiten Abteilung auf, um dort den Alltag möglichst genau kennenzulernen. Semmelweis wollte die feinsten Unterschiede in der Vorgangsweise der beiden Abteilungen ermitteln. Er dokumentierte die Krankheitsgeschichte jeder einzelnen aufgenommenen Patientin genau, um alle möglichen Details in Erwägung ziehen zu können. Zunächst schrieb er seinen Patientinnen eine bestimmte Diät vor, danach beobachtete er, dass bei Hebammen die Frauen in der Seitenlage niederkamen. Er fand diese Lage angeblich aus vielerlei Hinsicht unvorteilhaft, doch aus Sorgfalt und aus dem Wunsch heraus, den verborgenen Ursachen auf die Schliche zu kommen, probierte er einfach alles aus. Aber all das half nichts: Die Zahlen der Opfer stiegen und stiegen. Viele trauten sich nicht mehr in die Erste Abteilung, die Schwangeren unternahmen alles, um bei der Aufnahme die Regeln zu umgehen und doch noch zu den Hebammen zugelassen zu werden. Denn bei den Ärzten, da überlebe man sicher nicht, das passiere jeder, die dahin gehe, das hatte sich bereits in der Stadt herumgesprochen.

Diese allgemeine Furcht vor der Krankheit sahen manche Kollegen seiner Abteilung als einen Aspekt der Verbreitung an, für manche war es sogar ihr Auslöser. Der Schock löse Spannung aus und rufe das Fieber erst hervor, meinten sie. Eigentlich war es naheliegend, dass Semmelweis zu dieser Zeit bereits davon überzeugt war, dass jegliche psychosomatische Auslegung der Krankheit problematisch war: Denn jede Geburt kann derartige Schocks hervorrufen, dass daneben ein Priester mit seiner Totenglocke, der die Kindbettfieberopfer immer aufsuchte, gar nicht mithalten konnte. Außerdem blieben auch den Hebammen traumatische Verläufe der Geburten nicht erspart. Dennoch überredete Semmelweis tatsächlich den Priester, das nächste Mal eine Hintertür zu nehmen, sodass er nicht quer durch die ganze Abteilung gehen musste. Bei den Hebammen wären die Räumlichkeiten nämlich besser aufgeteilt, und da machte der Priester einen Rundgang an allen Betten und an allen werdenden Müttern vorbei. Aber alles blieb ohne Erfolg. Semmelweis fühlte sich in seiner intuitiven Annahme bestätigt. Zuerst musste das Kindbettfieber derart um sich greifen, bevor sich die Furcht davor etablieren konnte – und nicht umgekehrt.

Also beschloss Semmelweis in diesem Sommer 1846, sich die Unterschiede zwischen Ärzten und Hebammen ganz genau anzuschauen! Daraufhin setzte er die nächsten Schritte seiner Rekonstruierung fort. Als ersten Unterschied zwischen den Abteilungen merkten viele sofort an, in der Ersten Abteilung untersuchten doch Männer die Frauen, während in der anderen Abteilung dies nicht der Fall sei. Die Schamgefühle, die junge Mütter im Angesicht der untersuchenden Männer oft überkamen, hatte Semmelweis bemerkt. Vor allem fanden es die Frauen unpassend, gerade an den intimsten Stellen ihres Körpers von Männern untersucht zu werden – ja sogar von jungen Studenten, die eigentlich jenen Männern glichen, von denen sie ein Kind erwarteten. Das 19. Jahrhundert stellte diesbezüglich einen wesentlichen Bruch in der ärztlichen Praxis dar, denn während dieser Zeit wurde langsam das Untersuchen der Frauen von Männern als gängig akzeptiert, auch wenn es natürlich auch heute noch vorkommt, dass Frauen die Erfahrung mit einer Frauenärztin vorziehen. In der Ersten Abteilung vermutete man deshalb, dass dieses Schamgefühl der Frauen pathologisch werden und Verwirrungen im Körper auslösen könne und sich eigentlich hinter dem Kindbettfieber verberge. Bei den Hausentbindungen, die in der Oberschicht praktiziert wurden, waren aber fast ausschließlich Männer im Einsatz – und so konnte auch diese Hypothese leicht widerlegt werden. Die Abteilung musste weiter nach einer Erklärung suchen.

Im Herbst 1846 wurden bereits heftige Diskussionen im gesamten Krankenhaus geführt, und der schlechte Ruf der Abteilung erreichte auch die k.k. Beamtenschaft. Es wurde eine Kommission eingerichtet, die vor allem aus Ministerialbeamten und weniger aus Medizinern bestand. Diese Kommission sollte den erbärmlichen Tatbestand der steigenden Mortalität der Wiener Mütter untersuchen. Das Ergebnis der Untersuchung war bemerkenswert: Das Kindbettfieber würde durch den schlechten Zustand der Mauern in der Ersten Abteilung verursacht, die einen »genius epidemicus« unterstützen würden, der die Krankheit in diesem Ausmaß hervorrufe.

Das Beharren auf dem epidemischen Charakter der Krankheit, das die ganze Diskussion begleitete und die vorbeugenden Maßnahmen beeinflusste, wurde für Semmelweis schicksalhaft.

Nach dieser Bekanntmachung wurden die ersten Konflikte deutlich. Konnten es tatsächlich die Mauern sein? Semmelweis kritisierte während der Besprechungen die Resultate der Kommission. Die Mauern sind doch die gleichen wie in der Zweiten Abteilung! Zum Teil könnte man sogar meinen, dass die Mauern bei den Hebammen viel schlechter seien. Nichts anderes gelte bei den Lüftungsmaßnahmen, die angeblich erhöht werden müssten. Die Kommission meinte, dass jede Überfüllung der Abteilung zur Verschlechterung des Miasmas führe. Da sich jedoch eben schon viele vor Kleins Abteilung fürchteten, war die Zweite Abteilung oft überfüllter – dennoch hatte der vermutete »genius epidemicus« keine Chance bei den Hebammen. Johann Klein freilich sah sich durch die Kommission in seiner Auffassung bestätigt: Es war eine Epidemie und somit etwas, was die Ärzte selbst nicht verändern, beziehungsweise nur sehr beschränkt beeinflussen konnten.

Doch auch Semmelweis fühlte sich bestätigt und wollte, trotz der Sturheit der Vorgesetzten, seine Suche nach der Ursache nicht aufgeben. Der Kampf wurde fortgesetzt. Als Nächstes waren die Studenten an der Reihe. In der Hebammenabteilung gab es keine Studenten, die sich in der Ärzteausbildung befanden, meinten die Vorgesetzten. In der Ersten Abteilung wurden in den Semesterferien, als keine Studenten untersuchten, tatsächlich weniger Kindbettfieberfälle verzeichnet. So vermuteten die Ärzte der Ersten Abteilung, dass die unerfahrenen Studentenhände womöglich Spannungen im Körper hervorrufen könnten. Klein meinte sogar, die ausländischen Studenten seien verantwortlich, insbesondere die aus dem Balkan stammenden oder gar die Araber, die auch ab und zu in Wien Medizin studierten. Aufgrund ihrer Kultur könnten sie nicht sanft genug vorgehen und dies würde zur Körperanspannung der Frauen führen. Wir sehen hier übrigens ein erstes Zeugnis der Ausländerantipathie, die Klein oft zugeschrieben wird. Er war aber scheinbar nicht der Einzige, der solche Überlegungen offen ansprach. Und er stieß damit insofern auf Akzeptanz, als dann für eine

Zeit lang die ausländischen Studenten aus der Abteilungspraxis ausgeschlossen wurden. Semmelweis war angeblich sehr empört darüber, soviel können wir aus seinen späteren Schriften herauslesen. Er war aber zu diesem Zeitpunkt mit anderen Sorgen beschäftigt. Seine weiteren Beobachtungen wurden freilich durch Personalrochaden an der Abteilung erschwert. Dr. Breit, dessen Stelle Semmelweis übernommen hatte, entschloss sich zu bleiben, da sich seine Ernennung zum Professor an einer anderen Klinik um zwei Jahre hinauszuzögern schien. In dieser Zeit entstanden erste Gerüchte, dass Johann Klein diese Umstände eigentlich ganz recht waren, weil er den jungen ehrgeizigen Semmelweis, der nun in der Geschichte der Abteilung herumschnüffelte, bereits für einigermaßen verdächtig hielt. Die genauen Motive sind aber unbekannt, warum Semmelweis am 20. Oktober 1846 sein Engagement an der Abteilung beenden musste. Immerhin konnte er laut Aufzeichnungen in der Klinik als externer Aspirant bleiben und damit seinen Kampf – allerdings ohne jegliche Bezahlung – fortsetzen.

Sein Studienkollege Markusovszky, der mit ihm zu dieser Zeit zusammenwohnte, berichtete später, dass Semmelweis bereits im Herbst 1846 vom Dämon des Kindbettfiebers gleichsam besessen war. Fasziniert und erschüttert zugleich über den weiteren Anstieg der Todeszahlen in Wien wollte Semmelweis damals nach Dublin reisen, um seine Kenntnisse in der Geburtshilfe noch weiter zu vertiefen. Dublin hatte im 19. Jahrhundert einen besonderen Ruf unter den gynäkologischen Abteilungen. Überhaupt blickte man auf die gesamte britische Insel als auf ein Land des Fortschritts in der Geburtshilfe. Für Semmelweis dürfte die Vorstellung der Reise eine Erleichterung gewesen sein, weg von der beklemmenden Atmosphäre der Wiener Abteilung, an der sich Ärzte durch Erklärungen der schlechten Mauern und Milchtheorien mit den immer weiter steigenden Sterblichkeitsraten der jungen Mütter zufrieden gaben oder zumindest lethargisch zusahen.

Aus diesen Reiseplänen wurde aber plötzlich nichts mehr, denn Breit nahm überraschend eine Stelle an der Klinik Tübingen an. Damit war klar, dass Ignaz Philipp Semmelweis seine Stelle an der Wiener Abteilung für zwei weitere Jahre wahrnehmen konnte: Am

20. März 1847 nahm er seine Tätigkeit auf. Dass man das Kindbettfieber dort bekämpfen musste, war Semmelweis schon vor dieser erfreulichen Ankündigung klar. Seine Bemühungen hatten seit dem Sommer nicht nachgelassen. Die Erste Abteilung des Wiener Allgemeinen Krankenhauses war sein Los und der Ort seiner zukünftigen Erkenntnis. Das Schicksal der Mütter lag in den Händen der Ärzte – und genau das würde Semmelweis bald klar werden.

Dem Dämon auf der Ferse

Wir befinden uns im März 1847, Semmelweis sollte sich wieder seinen üblichen Assistentenaufgaben widmen: untersuchen, sezieren, unterrichten. Er war also wieder für die Obduktionen an der Abteilung verantwortlich, was ihm den systematischen Zugang zu den Obduktionsprotokollen eröffnete. Dies geschah bereits im Jahre 1846, weil sich Semmelweis mit dem Rokitansky-Schüler Jakob Kolletschka, dem in der Zwischenzeit sehr erfahrenen Gerichtsmediziner, sehr gut verstand und mit ihm laut seiner Aufzeichnungen stets in Kontakt blieb. Kolletschka, ein außerordentlicher Pathologe, gab sich ähnlich wie Rokitansky nicht mit Zufällen oder Einzelheiten zufrieden, sondern suchte nach einer systematischen und relevanten Erklärung der Todesursachen. Mithilfe dieser Inspiration von Kolletschka konnte Semmelweis während seiner Obduktionstätigkeit zum Beispiel feststellen, dass sich die Befunde der am Kindbettfieber gestorbenen Mütter mit jenen der daraufhin gestorbenen Kinder glichen. Konnte es dann tatsächlich eine frauenspezifische Krankheit sein, wie die Kollegen meinten? Er konnte auch dank der Protokolle vermuten, dass die Theorie eines Drucks auf den Uterus zu wenig Sinn machte, denn auch wenn der Eiter sich vor allem im Unterleib ansammelte, hatte er sich über den ganzen Körper verteilt. Der ganze Körper war vom Eiter gelähmt und die Uterustheorie war nicht auf die Todesfälle der Neugeborenen übertragbar. In der Wiener Abteilung gab es leider reichlich Fälle, um von den einzelnen Befunden Verallgemeinerungen ableiten zu können. Es kamen sogar andere Ärzte Europas, um zu beobachten, wie die Pathologie im Dienste des täglichen Geschäfts der Klinik für Aufklärung sorgen kann. Einige davon sollten Semmelweis dann als Boten der Verbreitung seiner späteren Lehre dienen.

Semmelweis stellte trotz dieser reichen Erfahrung nicht sofort eine Verbindung zu der täglichen Praxis der Obduktionen her. Um den Kampf gegen Kindbettfieber weiterführen zu können, brauchte es ein einschneidendes Ereignis. Und das ließ nicht auf sich warten. Kurz bevor Semmelweis seine Stelle an der Ersten Abteilung wieder aufnahm, reiste er mit Freunden nach Venedig und blieb dem Wiener Geschehen für eine Weile fern. Das hatte er dringend nötig, lesen wir in seiner damaligen Korrespondenz. Danach freute er sich auf seine nächsten Herausforderungen. Als er zurückkam, traf es ihn wie ein Schlag: Jakob Kolletschka, sein großer Berater und inzwischen auch ein befreundeter Kollege, war tot. Was war passiert? Kolletschka starb an einer Leichenvergiftung. Er hatte eine Fingerverletzung vom Sezieren, die nicht heilte. Er fühlte sich schwach, wurde krank, hatte Fieber. Die Ärzte hatten alles getan, um ihn zu retten, jedoch vergeblich. Semmelweis konnte das nicht glauben. Kolletschka war doch ein starker charismatischer Mann. Ein fröhlicher Mensch! Semmelweis war erschüttert, dass ihm sein wesentlicher Berater, seine Inspirationsquelle bei der Auswertung der Spuren an den Körpern der toten Frauen so abrupt verlorenging. Wie oft hatten sich die beiden über den sezierten Leichen der armen Frauen über die weiteren Möglichkeiten einer Erklärung für die Krankheit unterhalten? Wie oft hatte er den Gerichtsmediziner wegen seiner präzisen Analysen bewundert? Nun musste er ohne ihn kämpfen, und die Abteilungsagenden konnten nicht warten. Am darauffolgenden Tag begann wieder sein Assistentenalltag. Keine Zeit für Kummer und Melancholie. Das Kindbettfieber wartete nicht.

Inzwischen hatte sich die Situation an der Abteilung etwas verändert. Als Semmelweis nur mehr als externer Aspirant die Klinik besucht hatte, war eine andere Kommission einberufen worden. Diese fasste, vermutlich wegen des Rückgangs der Sterbefälle während der Abwesenheit von ausländischen Studenten, den uns schon bekannten Beschluss, dass ausländische Studenten nur in begrenztem Ausmaß aufgenommen werden durften und dass die ausländischen

Ärzte weitestgehend aus der Praxis der Klinik auszuschließen seien. In Semmelweis' Aufzeichnung gibt es über diese Periode keine Erwähnung. Womöglich sind diese Beschlüsse an ihm vorbeigegangen. Er durfte in der Zeit seiner Amtsunterbrechung zwar zum Sezieren kommen, als externer Aspirant hatte er aber nur in Ausnahmefällen die Patientinnen in der Ersten Abteilung der Geburtshilfe untersucht. Überhaupt hatte sich durch diesen Beschluss die Anzahl der Studierenden und untersuchenden Ärzte halbiert, wodurch insgesamt weniger untersucht wurde, und prompt starben weniger Frauen. Dieser Zusammenhang verlieh der Maßnahme an Gewicht. Aber nur vorübergehend, die Zahlen gingen wieder hoch.

Nun passierte etwas Seltsames. Während der ersten Wochen des Wiederantritts von Semmelweis bemerkte der junge Arzt, dass laut seinen Aufzeichnungen die Zahlen rasch wieder stiegen. Sie erreichten im April des Jahres 1847 über 18 Prozent. Semmelweis war von dieser negativen Entwicklung sehr beunruhigt. Abermals musste er an die Verantwortung der Mediziner – insbesondere seine eigene – für die steigende Sterblichkeitsrate der Frauen denken. Als er so gut wie nie anwesend war, fielen die Zahlen, als er zurückkam, schien der Dämon wieder auf Hochtouren zu kommen. Semmelweis begriff, dass er Mitverursacher in der ganzen Sache sein musste. Aber wie konnte das geschehen? Was machte er denn falsch? Das plagte ihn Tage und Wochen.

Eines Tages im Frühling 1847 bat er vermutlich den Assistenten der Pathologie, Doktor Lautner, um die Dokumente des verstorbenen Jakob Kolletschka. Wir wissen nicht, wann dies genau geschah, sehr wahrscheinlich war es aber während der ersten Wochen seiner Rückkehr an die Abteilung, als er sich bereits erste Gedanken über seine eigene Mitverantwortung für die wachsende Sterberate an der Abteilung machte. Semmelweis musste vermutlich begriffen haben, wie es zu dem schrecklichen Verlust eines hervorragenden Pathologen kommen konnte. Wahrscheinlich grübelte er schon über die Möglichkeit der grausamen Ursache dieses Verlustes und der noch grausameren Auswirkungen. Er starrte das Papier an, auf dem alles beschrieben war, und las es wiederholt durch. Zeitzeugenberichte schildern aber, dass Semmelweis einige Zeit brauchte, bis er die

Zusammenhänge begriff: Fingerverletzung durch Obduktion, Wunde heilte nicht, Patient bekam Fieber, Rötungen im breiten Bereich rund um die Wunde. Fieber? Er las weiter das Protokoll von Kolletschkas Obduktion. Im ganzen Körper gab es sich ausbreitende Metastasen, angesammelten Eiter, eine Bauchfellentzündung und eine Brustfellentzündung! Dazu noch Fieber! Es musste ihm fast das Herz stehengeblieben sein. Er griff zu seinen Notizen und nahm ein paar Obduktionsprotokolle der im Sommer verstorbenen Mütter. Er las für sich: im ganzen Körper sich ausbreitende Metastasen, angesammelter Eiter, Bauchfellentzündung, Brustfellentzündung, Fieber ... Dieses Fieber! Dieses Fieber, das man für etwas Frauenspezifisches, Schwangerschaftsspezifisches hielt! Da war es, dieses Fieber, dessen Ursache ihn seit Monaten plagte. Dieses Fieber verursachte offenbar die gleichen Eiteransammlungen in den Körpern der Mütter wie im Körper von Kolletschka!

Das war die Erklärung: Kolletschka war durch die Berührung der Leichenteile mit seinem verletzten Finger erkrankt – durch Leichengift, wie man schon seit Jahren zu sagen pflegte. Dieses Leichengift hatte jeder Arzt dieses Krankenhauses an seinen Händen. Egal wie lange oder wie oft man die Seife verwendet hatte, dieses Gift blieb an den Händen. Man roch doch den üblichen Geruch einer Leiche noch Stunden danach, das wusste Semmelweis aus eigener Praxis, denn das war auch der tägliche Geruch seiner Hände. Dieses Leichengift tötete. Es tötete Kolletschka und es könnte auch die Mütter getötet haben. Über Untersuchungen in der Vagina und dann weiter über die Gebärmutter erreichte das Leichengift den Blutkreislauf und breitete sich auf die Organe im Körper aus. So könnte es auch zu der Übertragung auf die Neugeborenen kommen.

In diesem Moment, in dieser Erleichterung, dass er endlich dem Dämon auf die Schliche gekommen war, wurde ihm auch etwas bang – angesichts seiner Mitschuld an der Misere. Einen feinen Unterschied hatte man damals im Sommer bei den Vergleichen vergessen: In der Zweiten Abteilung sezierte man nicht, und die Hebammen hatten kein Leichengift an den Händen. Das war wohl die ganzen Jahre der wesentliche Unterschied gewesen, der die bislang unlösbaren Fragen beantwortete: Warum wurde die Sterblichkeitsrate erst durch die Inklusion der Obduktion in die tägliche Praxis der Geburtshilfe so markant? Warum waren die Hausärzte nie von diesen epidemischen Ausbrüchen des Kindbettfiebers betroffen? Und warum blieben die Geburten außerhalb des Krankenhauses meistens ohne Folge des Kindbettfiebers?

Semmelweis hatte an diesem Tag verloren und gewonnen zugleich: Dem so lange gejagten Dämon des Kindbettfiebers war er nun auf den Fersen. Je eindeutiger aber das Ergebnis war, desto schmerzlicher wurde es für ihn selbst. »Nur Gott weiß die genaue Anzahl der unschuldigen Frauen, die durch meine Hände den Tod fanden«, vermerkte er im Frühjahr 1847 in seinen Notizen. Seine Forschung wurde zum Gedächtnisprotokoll. Und für uns bildet dieses Gedächtnisprotokoll die dramatische Begleitlektüre des darauffolgenden Geschehens. Denn Semmelweis schnitt sich damit in den eigenen Körper: in den Arztkörper.

Die Wahrheit findet ihre Maßnahme

Die ersten Monate dieses Protokolls sind lückenhaft, weil der junge Arzt ziemlich viel zu tun hatte. Jedoch wissen wir, dass sich Semmelweis im April und Mai des Jahres 1847 auf den Zusammenhang zwischen den Obduktionen und der Epidemie konzentrierte. Er versuchte weniger zu sezieren, er nahm nicht unmittelbar nach dem Sezieren die Untersuchung vor. Zu dieser Zeit dürfte Semmelweis mit seinen Kollegen schon offen über das Leichengift gesprochen haben. Er hatte offensichtlich auch versucht, seine Kollegen und die Studenten so wenig wie möglich an die Frauen heranzulassen. Sein Vorgesetzter Klein empörte sich später darüber, dass ihm und seinen Studenten die Untersuchungen an den Frauen oftmals nicht gestattet worden waren. Das tötende Leichengift war für Semmelweis die richtige Bezeichnung für den bereits so oft diskutierten »genius epidemicus«.

Machte Semmelweis in dieser Zeit nur wenige Aufzeichnungen, so taten dies jedoch jene, die in seiner unmittelbaren Nähe waren. Sein Zimmerkollege Lajos Markusovszky berichtete etwa, dass

Kolletschkas Obduktionsprotokoll Semmelweis tatsächlich auf die Spur des Leichengifts gebracht hatte. Ein anderer Zeitzeuge dieser Entwicklung war der uns bereits bekannte Gast der Wiener Abteilung, der junge britische Arzt Charles Routh. Wir haben bereits früher erwähnt, dass ab und zu Ärzte aus Europa die Wiener Abteilung besuchten, vor allem weil die steigenden und nicht nachlassenden Sterberaten bereits für viel Aufregung unter den Medizinern gesorgt hatten. Der Gynäkologe Routh erinnerte sich später einem Historiker gegenüber an sein Gespräch mit Semmelweis über dieses Obduktionsprotokoll, bei dem Semmelweis die Übereinstimmung der Befunde angesprochen habe.

Dank Routh wissen wir auch, dass Semmelweis am 24. Mai 1847 die Niederkunft der Frau von Ferdinand Hebra, einem angesehenen Arzt des Krankenhauses, leitete. Aus den Vermerken des Geschehens geht hervor, das Semmelweis um diese Zeit bereits fest davon überzeugt war, das Sezieren sei für die Frauen tödlich, und daher immer weniger sezierte. Wir wissen ebenfalls, dass er bei der Entbindung von Frau Hebra sehr vorsichtig vorging, höchstwahrscheinlich führte er keine unnötigen Untersuchungen durch. Dass alles gut verlaufen war, musste für Semmelweis sicher eine große Erleichterung gewesen sei. Und Semmelweis fand genau in diesen Wochen eine Lösung, wie das Leichengift aus der Ersten Abteilung zu beseitigen war. Er nannte sie später den puerperalen Sonnenaufgang über der Ersten Abteilung.

Zunächst konnte Semmelweis das Leichengift vorübergehend nur begrenzen, indem er eben weniger zum Sezieren ging. Die Sterblichkeitsquote sank im April von 18,27 Prozent auf 12,24 Prozent. Gleichzeitig war aber das Sezieren bereits ein zentraler Teil der Entwicklung seiner Diagnosefähigkeiten geworden. Es war eine entscheidende Kunstfertigkeit der Ärzte im Wiener Krankenhaus. Doch so konnte es nicht weitergehen. Außerdem wirkte sich die Beschränkung der Obduktionen nur bescheiden auf die Sterberaten aus. Er musste dieses Leichengift effizient abschaffen. Semmelweis wusste nichts von Pathogenen, Mikroorganismen oder Keimen, dafür musste die medizinische Welt noch die Erkenntnisse von Louis Pasteur und Joseph Lister abwarten, um dieses Gift besser beschreiben zu können. Semmelweis erkannte das Gift aber immer an seinem Geruch. Dieser Geruch ließ oft nicht nach, auch nach mehrmaligem Waschen der Hände mit einer Seife. Und so kam ihm die Idee zu einer zusätzlichen Waschung.

Chlorina liquida! Wie eine magische Formel klang diese Chlorlösung, die bereits seit dem 18. Jahrhundert in der Industrie zum Bleichen verwendet wurde. Die Wiener Wäscherinnen verwendeten Chlor für die Bettwäsche. Sie war danach nämlich schön sauber und weiß. Vermutlich hat sich eine Wäscherin vom Wiener Krankenhaus Semmelweis gegenüber geäußert, dass sie nach dem Waschen der Wäsche in der Chlorlösung so weiße glänzende Hände habe. Weiße glänzende Hände, genau das war die Vorstellung von Semmelweis für Hände, die kein Leichengift mehr übertrugen. Aber die historischen Quellen zeigen eine mehrmalige Erwähnung von der Macht des Chlors an unterschiedlichen Orten und Quellen. Und so kam der Vorschlag höchstwahrscheinlich aus mehreren Richtungen. Auf der britischen Insel hatte das Personal im Krankenhaus bereits dieses Mittel für die Bettwäsche verwendet. Aus dem Archiv des Wiener Allgemeinen Krankenhauses geht hervor, dass die Verwendung von Chlorkalk bereits 1832 für Wäsche empfohlen worden war. Es lag aber keine genauere Begründung vor und so stellte man auch keine Notwendigkeit fest. Es ist daher zu vermuten, dass die Verwendung nicht systematisch verlief. Zudem ist bekannt, dass Semmelweis den deutschen Chemiker Justus von Liebig konsultierte, der ihn von der Wirkung des Chlors überzeugen sollte.

Nach allen diesen Andeutungen und Argumenten wurde die magische Formel im Mai 1847 eingesetzt. Die Waschschüssel von Semmelweis eroberte die Bühne. Es wurden also mehrere solcher Waschschüsseln in der Ersten Abteilung installiert, damit sich jeder, der die Mütter anfasste und untersuchen wollte, die Hände mit dieser Lösung desinfizierte. Weil die Chlorina liquida der Abteilung zu teuer schien, wurde sie dann durch eine Chlorkalklösung ersetzt. Die Waschprozedur blieb aber die gleiche. Die Hände in die Lösung tauchen, gründlich die Finger und die Fingernägel abwaschen, zur Sicherheit auch mit einer Bürste reinigen und dann abtrocknen.

Im Mai 1847 starben noch 36 Frauen in der Abteilung, das war aber anscheinend der letzte Monat des Leichengifts. Die Sterblichkeit sank rasant und erstaunlich auf nur mehr 2,38 Prozent im Juni. Sie stieg während des Sommers nicht an, und bis zum Ende des Jahres konnte sich die Abteilung mit einer Sterblichkeitsquote von 0,19 Prozent präsentieren. Ein Wunder! Ein Wunder, mit dem die Erste Abteilung in das neue Jahr 1848 blicken konnte, währenddessen die gleichen Resultate wie in der Zweiten Abteilung erreicht wurden. Man hatte zu dieser Zeit noch keine größeren Einwände gegen die Waschmaßnahme. Selbst Klein hatte sich dieser Maßnahme unterzogen, auch wenn er nicht bereit war, seinen wissenschaftlichen Standpunkt zu ändern. Aber um den ging es nicht. Oder noch nicht. Es ging um die Sauberkeit der Hände, um die Beseitigung von Leichengift. Semmelweis hatte das Leichengift und den Dämon besiegt. Der Kampf schien zu Ende.

Die Maßnahme findet eine Diskussionsbühne

Auf einmal stieg aber die Sterblichkeit wieder auf 5,2 Prozent. Die Abteilung war beunruhigt. Die Kollegen waren nicht nur beunruhigt; es erhoben sich Stimmen, dass das Kindbettfieber doch eine unüberwindbare Epidemie wäre, Waschungen hin oder her. Semmelweis glaubte nicht daran. Aber er wusste nicht, was falsch gelaufen war. Er überlegte nochmals, ob vielleicht irgendetwas anders gemacht worden sei. Er überprüfte die Mischung der Chlorkalklösung. Hätte er doch bei der Chlorina liquida bleiben sollen? Hatte er etwa die Waschungen vernachlässigt? In dem Gedächtnisprotokoll der letzten Tage fand er dann schließlich den Grund. Eine Patientin hatte Gebärmutterkrebs und durch die Absonderungen wurden andere Mütter infiziert. Eine andere Patientin hatte ein kariöses Kniegelenk. Auch durch ihren Ausfluss hatten sich weitere Mütter in der Umgebung angesteckt. Denn zwischen den Untersuchungen desinfizierten sich die Ärzte die Hände nicht unbedingt. Diese kleine Episode sollte für Semmelweis wichtig sein. Sie dient nämlich als Nachweis, dass er ab Ende 1847 das Kindbettfieber nicht mehr ausschließlich als Krankheit begriff, die vom Leichengift herrührte, sondern dass Ansteckungsgefahr auch in anderen eiternden Stoffen bestand. »Zersetzte thierisch-organische Stoffe« nannte er alle diese Substanzen und Absonderungen in seinen späteren Aufzeichnungen. Dieses kleine Detail ist wichtig, es wird ihm nämlich später immer wieder vorgeworfen, dass er bloß Obduktionen anfechten wollte und glaubte, sie wären die einzige Begründung für das Aufkommen der Krankheit.

Dieses Missverständnis in Semmelweis' Erklärung lag auch dem Bericht von seiner Forschung zugrunde, den Ferdinand Hebra, ein angesehener Kollege, im Dezember-Heft der Zeitschrift der k.k. Gesellschaft der Ärzte in Wien publizierte. Hebra war Kollege von Semmelweis, als namhafter Dermatologe wurde er als einer von den Mitgliedern der Wiener Medizinischen Schule geschätzt und hatte bereits eine respektable Karriere vorzuweisen. Manche Historiker sehen in diesem Schritt einen Beweis dafür, dass Hebra Semmelweis unterstützen wollte und dass er deshalb die Bedeutung für die medizinische Öffentlichkeit herausstrich. Denn Semmelweis weigerte sich angeblich mehrmals, seine Resultate zu publizieren, obwohl die Kollegen ihn wiederholt dazu aufgerufen hatten, nachdem die positiven Auswirkungen der Chlorkalklösung vorlagen.

Die geschichtlichen Quellen sprechen in diesem Zusammenhang abermals von einer Aufschiebung der Publikation der Resultate, die für Semmelweis irgendwann symptomatisch wurde. Anscheinend tat sich Semmelweis mit dem Schreiben und Publizieren schwer. Mehr kann den Quellen eigentlich nicht entnommen werden, um dieses Rätsel der Verweigerung einer Publikation zu erklären. Andere Quellen – vor allem die Analyse des ungarischen Kulturhistorikers István Benedek – weisen darauf hin, dass Hebra die Ergebnisse der Waschungen zwar hochgelobt hatte, seine Erklärungen aber fehlerhaft waren, weil er das Kindbettfieber ausschließlich als eine Leicheninfektion beschrieb und damit die andere Möglichkeit der Ansteckung im Hintergrund ließ. Benedek leitet daraus ab, dass diese Publikation mit Semmelweis nicht vorher abgestimmt war und – was wahrscheinlich noch wichtiger ist – auch nachher keine Diskussionen zwischen den beiden stattfand, die diese Fehler hätten beheben können. Warum dem so war, dafür mag es unterschiedliche Erklärungen geben. Eine neutrale Erklärung wäre, dass Semmelweis die akademische Debatte der Präsentation seiner Resultate unterschätzte oder deren Bedeutung für die Entwicklung seiner Maßnahmen nicht sah. Zumindest noch nicht im Jahr 1847.

Auf jedem Fall war der Wiener Dermatologe der Erste, der von Semmelweis' erstaunlichem Erfolg der Senkung der Sterblichkeit der Mütter im Wochenbett berichtete. »Höchst wichtigste Erfahrungen über die Aetiologie der in Gebäranstalten epidemischen Kindbettfieber[5]« nannte Hebra seinen Beitrag und wie der Titel schon teilweise verriet, war Hebras Ansicht nach dieses Resultat über die Geburtshilfepraxis hinaus wichtig. Der Bericht über die tötende Wirkung von Leichengift trug auch zu der bereits laufenden Debatte um die Wundinfektionen bei. Im Allgemeinen ist Hebras Bericht als ein weiterer Stein im Mosaik des Themas der Krankenhausinfektionen zu lesen – eines Themas, das uns bis heute nicht erspart bleibt. Hebra brachte die Beobachtungen von Semmelweis in Verbindung mit der Praxis mancher Ärzte, Waschungen auch ohne Chlor zu vernachlässigen und dadurch die Infektionen hervorzurufen. Die Debatte um die Rolle der Ärzte bei der Verbreitung und möglicherweise der Auslösung von Kindbettfieber wurde damit zu einem zentralen Diskussions- und damit auch Streitpunkt.

Im April 1848 setzte Hebra seine Publikationen fort und berichtete über die noch besseren Ergebnisse der Semmelweis-Methode. Im Frühjahr 1848 wurden zudem die statistischen Aufarbeitungen von Semmelweis detailliert erarbeitet, aus denen die Wirkung der Chlorkalklösung genau abzulesen war. Hebra ging es aber nicht nur um das Lob des jungen Assistenten. Er rief die Mediziner auf, im Sinne einer allgemeinen Wahrheitsfindung diese Methode zu erproben und durch neue Resultate zu stützen oder sie eben zu widerlegen.

Die Zeitschrift hatte sich auch bereit erklärt, die Erwiderungen anderer Kollegen zu publizieren. Die erhoffte Reaktion blieb aber aus. Warum schwiegen die Geburtshelfer, obwohl ihre Empörung wuchs? Möglicherweise unterschätzte Ferdinand Hebra, der um zwei Jahre älter war als Semmelweis, die Dynamik der aufkommenden

Diskussion. Als Dermatologe sah er sich in die Lage versetzt, Gynäkologen zu belehren. Manche meinten sogar, dass er ihnen vorwerfen wolle, ihren Beruf schlampig auszuüben. Meinte Hebra, sie seien die unsauberen Ärzte? Die Debatte wurde im Hintergrund umso heftiger geführt, als die Gynäkologie sich gerade auf dem Weg befand, als gleichgestellte Disziplin anerkannt zu werden. So waren die Reaktionen verständlich und vielleicht auch absehbar. Das Gedächtnisprotokoll von Semmelweis wurde mit dieser Debatte zum Gedächtnisprotokoll der gesamten Zunft.

Auch wenn Hebra selbst in dem Vortrag nicht alleine den Geburtshelfern die Schuld zuschob und auch die anderen Fälle der Ansteckung erwähnte, blieb leider der bittere Nachgeschmack, der die falsche Erklärung verbreitete: eine durch Geburtshelfer verursachte Leicheninfektion. Das plante Semmelweis im Jahre 1847 sicher nicht. Es ging ihm damals um sein eigenes Gedächtnisprotokoll. Ob er es tatsächlich begrüßte oder nicht, als der Streit sich innerhalb der Zunft im Jahre 1848 entpuppte, werden wir nie wissen. Wir wissen aber, dass er diese Diskussion mit der gleichen Intensität verfolgte mit der er bis dahin das Kindbettfieber verfolgt hatte. Sein Kampf und sein Gedächtnisprotokoll wurden damit zum »Fall Semmelweis«. Und dieser Fall bewegte sich langsam, aber doch in Richtung eines Absturzes. Der Arzt würde bald gehen müssen.

Der Fall Semmelweis wird unerträglich

Seit Frühjahr 1848 wurde nämlich der Fall Semmelweis immer mehr von anderen Personen als ihm selbst ausgetragen, und gerade dies ist für uns interessant. Denn im Licht dieser komplexen Umstände der Vereinnahmung des Falls Semmelweis für sich oder eben einer klaren Ablehnung seiner These, im Lichte der turbulenten Zeit einer neuen wissenschaftlichen Erkenntnis, befindet man sich in einer Situation, in der man zum Teil zwischen sachlichen Argumenten und persönlichen Angriffen nicht so leicht unterscheiden kann. Für uns offenbart sich damit ein Schauplatz der Interaktion der Medizin mit der Gesellschaft und Politik. Im Fall Semmelweis sind es zwei einwirkende Umstände. Den ersten Umstand bilden die revolutionären Ereignisse des Jahres 1848, die überall in Europa, in allen möglichen Administrationsorganen, Auswirkungen finden, indem liberale Bestrebungen der Bevölkerungsgruppen zunächst im Frühjahr 1848 eine Auflockerung der Gesellschaft versprachen. An vielen Orten wurden sie auch zum Teil veranlasst. In Österreich wurden diese Bestrebungen aber dann im Oktober mit einer umso heftigeren Kraft zurückgeschlagen und somit hatten jene an der Revolution Beteiligten mit Administrationsschwierigkeiten zu kämpfen, erlebten Entlassungen oder erlitten auch nur das Abwählen aus Entscheidungsgremien. Für den Fall Semmelweis hatte dies insofern Bedeutung, als es zu dieser Zeit der Administrationsschwierigkeiten um seine Wiederbestellung als Assistent für weitere zwei Jahre ging.

Der zweite Umstand der Politik ist subtiler, aber genau deshalb wichtiger für unser Bestreben, den Fall Semmelweis zu verstehen. Er beinhaltet die allgemeinen Bedingungen einer wissenschaftlichen Praxis, die es durch ihren interaktiven Charakter ermöglichen, nicht nur von den politischen Verhältnissen, sondern von den generellen gesellschaftlichen Trends und vom Alltag beeinflusst zu werden. Der Fall Semmelweis ist deshalb als ein Fall zu betrachten, weil er gesellschaftliche Trends unmittelbar an sich zog und sich in den Alltag der Geburtshilfe im 19. Jahrhundert eingliederte. Der Fall bündelte Ängste und Hoffnungen, die mit seiner Erkenntnis einhergingen oder die als solche von den Geburtshelfern, von den Müttern oder von den Hebammen empfunden wurden. Der Fall machte es möglich, dass Personen mit dem Erfolg oder Misserfolg von Semmelweis' Thesen die eigene Karriere verbanden, weil sie dadurch, dass sie sich an einer Stelle positioniert hatten und positionieren mussten, später als die Gewinner oder Verlierer in dem Streit wahrgenommen wurden. Wie kam es dazu? Wie hatte sich Semmelweis' Bestreben Mortalität zu senken zu einem derartigen Fall verwandelt? Das zeigen uns ziemlich offenkundig Zeugnisse aus den letzten Monaten, in denen Semmelweis seine Stelle als Assistenzarzt ausübte.

Wir sind also vorerst im Frühjahr 1848 stehen geblieben, im Monat April, als Semmelweis seine Statistiken bereits erarbeitet hatte und von der Maßnahme seiner Waschprozedur überzeugt sein konnte. Sein Vorgesetzter Johann Klein wirkte jedoch weder begeistert noch empört. Das wäre aber eigentlich noch kein Problem für Semmelweis gewesen, denn Klein war bereit die Waschungen durchzuführen, das war für die Erarbeitung seiner Protokolle das Wichtigste. Auch wenn Klein freilich bei jeglicher Gelegenheit seine Auffassung weitergab, dass er das Kindbettfieber nach wie vor für eine mit den Miasmen zusammenhängende Epidemie halte, war dies noch eine übliche Abneigung, mit der jede Innovation an und für sich kämpfen musste. Auch wenn Semmelweis sich sicher eine andere Aufnahme seiner Erkenntnis gewünscht hätte, konnte er fürs Erste seine Maßnahmen und Waschprogramme fortsetzen. So weit schien die Situation also stabilisiert. Und zwischen März und August 1848 gab es überhaupt keine toten Mütter in der Ersten Abteilung zu beklagen. Das war ja der beste Beweis für die Richtigkeit seiner Maßnahme.

In der Luft schwebte aber der Vorschlag von Hebra in der Zeitschrift der Gesellschaft der Ärzte, dass sich Kollegen ebenso an Waschungen halten sollten, damit mehr Statistiken in unterschiedlichen Kontexten standen und diese Methode erprobt würde. Dies wäre natürlich ein Schritt nicht nur in Richtung der Verbreitung dieser Maßnahme über Wiener Grenzen hinaus gewesen. Semmelweis hätte eine positive Debatte außerhalb von Wien auch in der eigenen Abteilung nutzen können. Denn wer sich im eigenen Kreise nicht durchsetzen kann, probiert oft die Anerkennung von außerhalb, die sich dann auf den eigenen Berufskreis auswirkt.

In Wien gab es nämlich Carl Rokitansky, Joseph Skoda und Ferdinand Hebra, also einen Pathologen, einen Dermatologen und einen Internisten, die ihn für das Verschwinden der Epidemie lobten. Kein Geburtshelfer stellte sich hinter ihn. Die Unterstützung von Doktor Bednar vom Wiener Findelhaus, der über die Erfolge der Erprobung der Methoden berichtete und sich über den massiven Rückgang der Mortalität der Neugeborenen freute, ließ bis zum Jahre 1850 auf sich warten. Andere Geburtshelfer hatten keine so einflussreiche Position, als dass sie eine Meinungsänderung hätten erwirken können. Und die Unterstützung außerhalb von Wien? Auf den ersten Blick war sie durchaus positiv.

Christian Bernhard Tilanus meldete sich aus Amsterdam bereits im März 1848, weil er über einen Kollegen von den Semmelweis-Untersuchungen erfahren hatte. Er bestätigte Semmelweis' These und begrüßte die Waschungen als eine Maßnahme. Dennoch sah er keinen Grund dafür, die Theorie des periodischen Auftretens von Kindbettfieberepidemien dadurch zu widerlegen. Das eine muss ja notwendig nicht das andere ausschließen. So blieb – wie bei Klein – der Geist des Miasmas über Semmelweis' Theorie hängen. Der Straßburger Geburtshelfer Friederich Wieger – der um die Zeit auf einer Studienreise in Wien weilte – kehrte nach Frankreich zurück und wollte die Maßnahmen dort durchsetzen. Er schrieb auch einen Artikel in der Zeitschrift der Französischen Ärztegesellschaft und stellte sich hinter Semmelweis.

Ein anderer Brief an Semmelweis kam von Gustav Adolf Michaelis, einem Geburtshelfer von der Universitätsklinik in Kiel. Wie Michaelis berichtete, starben während 1847 in seiner Abteilung mehr als dreizehn Frauen während sechs Wochen. Er bedankte sich bei Semmelweis für die Erklärung der Ursachen und ließ die bisher fahrlässige hygienische Praxis von den Ärzten nachholen. Auch er verstand sofort – wie Semmelweis damals im Frühling 1847 –, dass die eigene Rolle des Geburtshelfers mitschuldig war. Michaelis erkannte dadurch aber auch, dass er auf diese Weise seiner Cousine den Tod gebracht hatte, weil er bei ihrer Geburt geholfen hatte. Er nahm sich am 8. August 1848 aus Verzweiflung das Leben. Das Gedächtnisprotokoll von Semmelweis hatte das erste Opfer seiner Zunft gefordert.

Noch bevor dieses Unglück geschah, bekam Semmelweis eine weitere Unterstützung von Charles Routh, der ja zum Teil bei der Einführung seiner Erkenntnis in die Praxis der Ersten Abteilung dabei gewesen war. Im Mai 1848 reichte dann der britische Geburtshelfer einen Artikel über Semmelweis' Beobachtungen in der Zeitschrift der ärztlich-chirurgischen Beiträge (»Medico-chirurgical Transactions«) ein. Er trug seine Reflexion dieser Thesen im November 1848 in London vor und daraufhin wurde auch ein Protokoll von dem Vortrag in der berühmten Zeitschrift »The Lancet« publiziert, die bis heute über aktuelle medizinische Entwicklungen berichtet.

Der Vortrag von Routh wurde gut aufgenommen, können wir dem Protokoll entnehmen. Ein Brief an Semmelweis in lateinischer Sprache des Kollegen Routh diente als ein zusätzliches Beweismittel dieser positiven Aufnahme.

Nur schien Routh in der britischen Debatte in Bedrängnis geraten zu sein, denn von der britischen Insel kamen leider auch negative Meldungen. Der Geburtshelfer aus Edinburgh James Young Simpson war empört über die Entdeckung von Semmelweis, weil er darin keine Entdeckung sah. Er verwies auf die bereits gängige Praxis der britischen Geburtshelfer, auf hygienische Maßnahmen zu achten, und warf Semmelweis vor, nicht mit der englischen Literatur vertraut zu sein. Die sogenannte Edinburgh-Schule war vielen ein Begriff. Die britische Reaktion ist für uns von Bedeutung, nicht nur weil sie auf das zusätzliche Interaktionsfeld von Semmelweis mit der britischen Tradition hinweist, sondern weil sie auch zeigt, wie jemand, der de facto seine Entdeckung bestätigte, ihm durch die Abneigung gegenüber dem neuen Charakter dieser Entdeckung schadet und sich auf die Seite der Gegner stellt.

Weitere Besuche in Wien und Reaktionen auf das Geschehen in der Ersten Abteilung wurden dann immer erbärmlicher. Dabei hätte man aber erwartet, dass es umgekehrt zu einer positiven Wende kommen würde. Joseph Skoda nutzte nämlich seine Verbindungen nach Prag und schrieb dem Arzt Ignaz von Nadherny über die erfreulichen Entwicklungen an der Wiener Geburtsklinik. Skoda forderte Nadherny auf, diese Waschungsprozeduren auch bei ihnen an der Prager Geburtshilfe auszuprobieren. Die Reaktion war zwar begrüßend, allerdings wollte Nadherny die Methode nicht ohne vorheriges Einstudieren an seiner Klinik einführen. Er verwies nach Würzburg, wo sein Schwiegersohn, Hofrat Kiwisch von Rotterau, Professor für Geburtshilfe war.

Kiwisch weilte dann zweimal in Wien, er war an dem Thema selbst interessiert. Er war ein international bekannter, angesehener Geburtshelfer, und zufälligerweise machte er gerade auch eigene Recherchen zum Kindbettfieber. Es schien, dass Skoda genau den Mann gefunden hatte, der die Akzeptanz von außerhalb verschaffen konnte. Die erste Reise unternahm Kiwisch noch im Jahre 1848 und danach kam er noch ein zweites Mal im Jahre 1849. In beiden Fällen sah er sich aber, laut den historischen Aufzeichnungen, nicht überzeugt. Warum ihn die Wiener Abteilung nicht überzeugen konnte, bleibt bis heute ungeklärt. Die Wissenschaftshistoriker weisen hier auf eine Mischung von mehreren Aspekten hin. Zum einen könnte Kiwisch wegen seines Engagements für die eigene Forschung am Kindbettfieber gezögert haben, da seine eigene Arbeit dadurch widerlegt worden sei. Die Akte der Würzburger Klinik zeigt nämlich interessanterweise, dass nach den Reisen nach Wien die Sterblichkeit der Patienten von fürchterlichen 26 Prozent rasch sank. Über Chlorwaschungen gibt es allerdings in der Akte keinen Vermerk. Aber es könnte eine logische Überlegung gewesen sein, dass er einfach ohne großes Aufheben die notwendige Maßnahme einsetzte.

Das wäre nämlich der zweite Aspekt gewesen, der nicht nur Kiwisch betreffen würde und der uns zurück zum tragischen Schicksal von Michaelis, der nun auch noch über dem Fall Semmelweis hing, bringt. Semmelweis' Entdeckung stand in direkter Beziehung zur Verantwortung der Ärztezunft und warf die Schuldfrage auf. Eine nicht groß diskutierte Einführung wäre ein gutes strategisches Mittel gewesen, um sich sozusagen den Argumentationsschritt zu ersparen, wer die Schuldigen an dem bisherigen Geschehen rund um das Kindbettfieber waren. So weit die Gerüchte, die aber im Lichte der anderen Reaktionen durchaus Sinn machen würden. Für den Sommer 1848 ist allein die nach außen getretene Information relevant: Kiwisch unterstützte Semmelweis nicht.

Skoda gab aber nicht auf. Im Oktober 1848 berichtete er in einer Sitzung der Kaiserlichen Akademie ausführlich sowohl über die Erkenntnisse von Semmelweis als auch über den Schriftverkehr Semmelweis' mit den anderen Geburtshelfern. Die Reaktion des Publikums war nicht nur negativ, also konnte man hoffen, dass sich die Akademie der Bedeutung dieser Maßnahme und des Potenzials, das diese im Angesicht des internationalen Fachpublikums haben könnte, bewusst werde. Skoda war überhaupt der eifrigste Kämpfer für Semmelweis' Erkenntnis. Und gerade dies scheint in der weiteren Folge des Geschehens interessant. Die Geschichte verfügt über keine Aufzeichnungen einer besonderen Sympathie oder Antipathie, die

Skoda gegenüber Semmelweis hegte. Semmelweis besuchte seine Kurse. Er benutzte seine Methoden. Er schätzte ihn sicher sehr, aber im Gegensatz zu Rokitansky erwähnte Semmelweis Skoda nicht im Bezug auf eine Freundschaft. Es ist sehr naheliegend, dass Skoda einfach aus dem Gegenstand heraus ein Handlungsbedürfnis verspürte. Manche sehen darin aber den Beginn der Instrumentalisierung von Semmelweis für die Zwecke der Politik des Revolutionsjahres 1848 und der damit zusammenhängenden stürmischen Zeiten an der Wiener Universität.

Damit kommen wir zu den politischen Umständen des Falls Semmelweis, zu dem, was außerhalb der ärztlichen Wände inzwischen in Wien geschah. Wir kommen zum Revolutionsjahr 1848. Fassen wir kurz zusammen: Wir befinden uns in der Zeit des europäischen Absolutismus. In Österreich regiert Kaiser Ferdinand I., aber das tägliche Geschäft und der Geist der österreichischen Administration wird von Kanzler Klemens Wenzel Lothar von Metternich (1773–1859) verkörpert. Nach der Zensur und anderen befürchteten Praktiken der absolutistischen Administration Metternichs kommt plötzlich eine Möglichkeit der Auflockerung der Verhältnisse in Sicht. Am 13. März 1848 tritt der gefürchtete Kanzler Metternich zurück und flieht nach England. Daraufhin hebt der Kaiser die Zensur auf, die liberale Sonne schien über der Monarchie aufzugehen. Diese Bewegung war bei Weitem keine rein österreichische, sondern sie breitete sich über den ganzen europäischen Kontinent aus. Für die österreichischen Zusammenhänge ist wesentlich, dass parallel zu den liberalen Bestrebungen gegenüber der Administration von Metternich in Böhmen und Ungarn nationale Unabhängigkeitsbestrebungen an diese liberale Bewegung gekoppelt waren. Somit werden die ausländischen Intellektuellen in Wien in einem besonderen Maße die Mitstreiter des Geschehens. Nach Kämpfen Anfang Oktober 1848 wird die Revolution am Ende des gleichen Monats von der österreichischen Administration niedergeschlagen. In Wien hat dies Konsequenzen auch für viele im universitären Bereich.

Semmelweis selbst war laut mancher historischen Analysen, wie etwa der Biografie von György Gortvay und Imre Zoltán, einer von den Mitgliedern der sogenannten Akademischen Legion, die am

6. Oktober 1848 die Wiener Armee daran hinderte, nach Ungarn auszurücken. Es gab Kämpfe rund um Wien und auch in der Innenstadt. Etliche Studenten und an der Universität tätige Dozenten haben sich damals dieser Legion angeschlossen. Später kamen auch Wiener Künstler hinzu. Der erste englische Biograf von Semmelweis, William Sinclair, sieht das revolutionäre Engagement von Semmelweis als Grund für den kommenden Absturz und sein Ausscheiden aus der Klinik an. Semmelweis erschien angeblich oft in Uniform der Legion beim Unterricht. Fritz Schürer von Waldheim, ein anderer Biograf vom Anfang des 20. Jahrhunderts, berichtet, dass Semmelweis bei der zweiten Geburt von Hebras Frau in Uniform erschien und von den Entwicklungen der Revolution sprach. Doch manche Historiker bestreiten dies. Dieses kleine biografische Detail ist deshalb wesentlich, weil man vermutet, sein revolutionäres Verhalten hätte tatsächlich um die Zeit einen ungünstigen Einfluss auf seine spätere berufliche Laufbahn in Wien gehabt. Denn genau diese Monate waren für Semmelweis wichtig, weil es um die Entscheidung über die Verlängerung seiner Assistenzstelle an der Ersten Abteilung ging.

Doch bei Semmelweis geschah nichts in der Richtung. Er wurde weder verhaftet noch kaltgestellt. Ende des Jahres 1848, als die Revolution bereits niedergeschlagen worden war, reichte sein Vorgesetzter Johann Klein ein Gutachten ein, in dem er seinen Assistenten für die Verlängerung empfahl. Andere Kollegen aus dem Krankenhaus, wie etwa der bereits erwähnte Pathologe Ferdinand Lautner, wurden zum Beispiel im Zuge des Jahres 1849 verhaftet. Außerdem hätte man Semmelweis genau dieses Engagement vorwerfen und ihn somit einfach beseitigen können. In keinem der vorliegenden offiziellen Dokumente tat sein Vorgesetzter Klein aber so etwas. Auch in seinem letzten sehr kritischen Gutachten, das er kurz vor dem Auslaufen der Stelle von Semmelweis im Jahre 1849 an das Ministerium schickte, erwähnte er dieses Verhalten nicht. Das macht das Argument der Involvierung wirklich relativ unwahrscheinlich.

Noch dazu fehlt der Name von Semmelweis in den historischen Auflistungen der Mitglieder der Akademischen Legion. Demgegenüber stehen die Berichte von Zeitzeugen, die ihn mehrmals gesehen haben wollen, wie er in der Uniform der Akademischen Legion unterrichtete. Einige Zeitzeugenberichte meinen sogar, er habe zu den Studenten von seiner Begeisterung gesprochen. Sein mögliches Engagement und die Diskussion über dessen Ausmaß sind für unsere Rekonstruktion wichtig, weil es die Möglichkeit des Einfließens jeweiliger politischer Ambitionen oder Präferenzen in die wissenschaftliche Debatte thematisiert. Das würde den Fall Semmelweis gleichzeitig und parallel zu einem wissenschaftlichen Beitrag und einem politischen Fall machen. Und für manche ist er das wahrscheinlich auch gewesen, abgesehen davon, ob und wie Semmelweis tatsächlich an der Revolution beteiligt gewesen war.

Wir begegnen hier den ersten Interaktionen des wissenschaftlichen Geschehens mit den gesellschaftlichen Zusammenhängen. Dieser Abschnitt in Semmelweis' Kariere an der Wiener Abteilung stellt einen wichtigen historischen Moment dar, denn genau hier setzen viele Interpretationen an, die Semmelweis, und damit seine Entdeckung, als Opfer der Revolution betrachten und somit die wissenschaftlichen Schwierigkeiten, seine Maßnahme zu akzeptieren, in den Hintergrund rücken. Aber genau dieser Interpretation wollen wir nicht folgen. Also zurück zum Geschehen vom Kindbettfieber in dieser Zeit.

Allerdings hat der Niederschlag der Revolution für das Krankenhaus und die Debatten um das Kindbettfieber insofern Bedeutung, da dies den Einfluss der jungen Generation – Skoda, Rokitansky und Hebra – erschwerte. Wie aus den Dokumenten der Universitätssitzungen dieser Zeit hervorgeht, begrüßten gerade Skoda und Rokitansky die Revolutionszeit und hofften, die Zeiten an der Universität würden sich ändern und die junge Generation, sprich ihre, würde mehr Macht gewinnen können. Vor allem was die Personalbesetzungen betraf. Somit sind einige Informationen aus dieser Zeit notwendig, um das komplexe Bild des Sturzes von Semmelweis, oder besser gesagt des Falls Semmelweis, innerhalb des Universitätsgeschehens verstehen zu können.

Noch vor Weihnachten 1848 wurde eigentlich ausgemacht und schriftlich bestätigt, dass Semmelweis eine Verlängerung der Assistenzstelle um weitere zwei Jahre bekommen würde. Das Gutachten von Klein aus dieser Zeit dient als Nachweis dafür, dass er noch damals für das weitere Geschehen an der Abteilung vorgesehen war. Klein lobte seinen Assistenten und erwähnte eben keineswegs irgendwelches Engagement in Verbindung mit der Revolution. Es ist möglich, dass Klein davon nichts wusste, dass er sich dafür nicht interessierte. Aber genau das ist für die Betrachtung und das Verstehen des Falls Semmelweis wesentlich. Wenn sich nämlich Klein dafür interessiert hätte – und das hätte er getan, wenn er zu dieser Zeit Semmelweis hätte beseitigen wollen –, dann hätte er zumindest eine Anspielung auf die bedenkliche Verbindung zur Revolution geäußert. Das wäre von der neuen Administration Wiens durchaus gut aufgenommen worden.

Doch Kleins Einstellung änderte sich möglicherweise erst während der nächsten zweieinhalb Monate, am Anfang des Jahres 1849. Oder Kleins Meinung kulminierte erst in diesen Wintermonaten zu einer Antipathie und zu dem Entschluss, den Fall Semmelweis einfach aus dem Weg zu räumen. Die Ereignisse in der Universitätspolitik mögen einige Hinweise liefern. Denn Klein alleine wäre für die Beseitigung zu schwach gewesen. Dafür bedurfte es der Zustimmung zur Bedenklichkeit oder gar Gefährlichkeit des Falls Semmelweis von mehreren Stellen. Dazu sollte es letztendlich kommen.

Im Januar 1849 ersuchte Joseph Skoda die Krankenhausdirektion, eine Kommission zusammenzustellen, die den Wert von Semmelweis' Theorie und deren Nutzen für die Praxis des Wiener Allgemeinen Krankenhauses überprüfen sollte. Er wollte dieser wichtigen Entwicklung jene Bedeutung beimessen, die ihr zustand. Zu der gleichen Zeit wurde Anton von Rosas, der weltberühmte Augenarzt und der Verbündete von Johann Klein, Vizedirektor für Studienangelegenheiten, und von seiner Funktion aus war er jenes Bindeglied zwischen den Professoren und dem Ministerium. Aus den Akten geht hervor, dass Skodas Vorschlag zur Bildung einer Kommission über den Fall Semmelweis die Geister schied. Man spricht von einem offenen Konflikt zwischen Anton von Rosas und Joseph Skoda, der zum Teil auf die Revolution zurückzuführen war. In mancher Hinsicht kann man ihn auch als ein Generationsstreit sehen, der sich bereits während der Revolution zeigte.

Am Anfang des Geschehens waren Rosas und Skoda eher Verbündete. Die Revolution hatte sich jedoch auf die Dynamik der Universitätsstrukturen ausgewirkt. Die liberalen Bestrebungen der jungen Generation hatten zunächst ein neues Entscheidungsgremium ins Leben gerufen, das die Uni-Agenden wie Lehre und Personal mitbestimmen sollte. Es sollte unter anderem darum gehen, die Universität aus dem Staatseinfluss zu befreien, ebenso wie die ältere Generation der Professoren zu schwächen zugunsten der uns bekannten jungen Generation von Skoda, Rokitansky und Hebra. Es ist bekannt, dass in diesen Bestrebungen gerade Skoda stark involviert war. Angeblich stellte sich Anton von Rosas noch am Anfang der Revolution auf Skodas Seite, vermutlich weil er in ihm in der Tat einen Mediziner der Zukunft sah. Es ist aber gleichzeitig zu vermuten, dass nach dem Niederschlag der Revolution und nachdem die alten Verhältnisse wiederhergestellt waren gerade Skodas Position delikat war. Das mag einer der Gründe gewesen sein, weswegen sich Anton von Rosas dann entschied, auf der Seite der vorrevolutionären Ordnungen, die nun wieder an der Macht waren, zu agieren. Die genaue Dynamik dieses Konflikts lassen wir hier im Hintergrund der für uns wesentlichen Tatsache. Uns geht es vor allem darum zu zeigen, dass die Erkenntnis von Semmelwis, der Fall Semmelweis, einer Verhandlung über nachrevolutionäre Universitätsordnungen als Austragungsthema diente.

Die Einschätzung, dass der Fall Semmelweis für die Universitätspolitik bloß instrumentalisiert wurde, halten manche Historiker für zu kurz gegriffen. Aus einer wissenschaftsgeschichtlichen Perspektive wirkt sie ebenfalls etwas ungenügend. Der Fall Semmelweis musste einfach auch über diesen Konflikt hinaus die Geister scheiden, um das folgende Geschehen in Gang bringen zu können. Dass sich solch eine Dynamik auch in anderen wissenschaftlichen Kontroversen immer wieder entwickelte, kennen wir aus der Geschichte anderer kontroverser Wissenschaftler. Für den Fall Semmelweis ist diesbezüglich bemerkenswert, dass hier unterschiedliche Akteure mit unterschiedlichen Absichten antraten. Wie sich aus der Universitätsdokumentation ablesen lässt, wollten sich manche mit den Annahmen von Semmelweis bloß nicht mehr auseinandersetzen. Nach dem Motto »genug Lärm«, führen wir die Waschungen ein, machen wir doch jetzt kein großes Aufheben mehr. Die Erkenntnis war für sie mit einer unangenehmen Schuldzuweisung verbunden, so vor allem für Klein, der sich als Leiter der Abteilung keine weitere Diskussion wünschte. Jedes Wort mehr hätte auch den schlechten Ruf aus den früheren Jahren wieder ins Gedächtnis gebracht.

Manche sahen in dem Vorschlag zur Bildung einer Kommission mehr den Einfluss von Skoda als Semmelweis und mochten Skoda, so die Historiker, einfach nicht. Trotz dieser ungünstigen Ausgangslage für Skoda setzte sich sein Vorschlag durch und die Bestellung der Kommission wurde Anfang des Jahres 1849 beantragt. Insbesondere bei Klein durfte aber der Kommissionsvorschlag dermaßen Widerstand ausgelöst haben, dass er den Antrag beim Minister für öffentliche Erziehung thematisierte und ihn quasi als Angriff auf seine Ehre verstand. Er war dabei von Anton von Rosas unterstützt worden, das geht aus den Sitzungsprotokollen hervor. Rosas hatte diese als Vizedirektor dem Ministerium vorzulegen und in einem Begleitschreiben seiner Post ans Ministerium beschreibt er die Art, in der Skoda den Antrag für die Kommissionsbildung eingebracht hatte, als beleidigend. Sie stelle eine Beleidigung für Klein dar und beleidige somit auch die alten Professoren. In einer späteren Korrespondenz des gleichen Monats mit der Ministerialbehörde multiplizieren sich Rosas' Vorwürfe gegen Skoda und werfen ein Licht auf den politischen Aspekt der Kommission zur Untersuchung des Falls Semmelweis.

In dieser Situation war es für Klein eigentlich nicht mehr so schwierig, das Ministerium auf seine Seite zu bringen, als er gegen den Kommissionsvorschlag protestierte. Das Ministerium wusch seine Hände in Unschuld und überließ das weitere Geschehen der Direktion des Krankenhauses. Es ging dem Ministerium dabei gar nicht um den Fall Semmelweis, sondern um Ruhe und Ordnung. Klein sollte selbst Mittel und Wege finden, wie der Forschung über das Kindbettfieber der Weg geebnet werden sollte. Er sollte sich selbst ins Bild setzen und die zahlenmäßigen Unterschiede der Sterblichkeitsraten unter die Lupe nehmen. Dagegen war die bereits etablierte Kommission. Viele wussten, dass Klein dies nicht tun würde. Er hatte bei der Ausrufung der

Kommission offen gezeigt, dass ihm eine solche Suche in der Geschichte der Abteilung unangenehm war. Und somit brach eine Debatte aus, die zur Auflösung der Kommission führte. Klein hatte sein Ziel erreicht, in den Dokumenten seiner Abteilung wurde nicht mehr gespitzelt. Ob Klein das Schreiben ans Ministerium aus Zorn gegenüber Semmelweis und dessen Erkenntnis, die ihn seit 1847 zu verfolgen schien, einbrachte oder ob es ein durchaus taktischer Schachzug gegen Skoda war, dessen Einfluss er zerstören wollte, lassen wir hier offen. Für uns ist nämlich die genaue Instrumentalisierung des Falls Semmelweis sekundär. Für uns ist diese Instrumentalisierung nur interessant und zutreffend, weil sie uns als Bindeglied die Auswirkungen auf den Alltag des Krankenhauses eröffnet.

Semmelweis weckte mit seinen Überlegungen bereits bestehende Ängste und Hoffnungen. Er stach in eine offene Wunde, die eine breite Instrumentalisierung ermöglichte. Und genau dieses gesamte Dekorum der Ängste und Hoffnungen bildete die Grundlage für die Entscheidung Kleins, dass Semmelweis gehen musste. Skodas Kommissionsvorschlag mag der letzte Tropfen gewesen sein, aber er hätte dies nicht sein können, wenn das Fass rund um die Semmelweis-Zahlen nicht bereits voll gewesen wäre. Und das war es durch die Ereignisse der letzten zwei Jahre definitiv.

Dazu kommt noch, dass Semmelweis während der letzten Monate als Assistenzarzt selbst nicht ganz schweigsam blieb. Am 23. Februar 1849 hielt er noch einen Vortrag vor der Pathologischen Sektion der Gesellschaft der Ärzte. Er wurde von dem stellvertretenden Direktor des Allgemeinen Krankenhauses Carl Haller eingeladen. Haller war eigentlich einer der einflussreichsten Ärzte, die Semmelweis in Wien unterstützten. Aber wiederum handelte es sich um einen Internisten und nicht um einen Geburtshelfer. Semmelweis' Entdeckung sah Haller als zentral für die Entwicklung der Krankenhäuser allgemein an. Sein ärztlicher Bericht, der diese Bedeutung hervorhob, wurde dann später im 8. Heft der Zeitschrift der k.k. Gesellschaft der Ärzte im Jahre 1849 publiziert. Dieser Vortrag vor der Ärzteöffentlichkeit, bei dem Semmelweis nichts anderes tat als seine Zahlen darzulegen, dürfte Klein Angst gemacht haben. Nicht etwa, weil er über die Zahlen nicht Bescheid wusste. Es ging nicht darum, dass er nicht geahnt hätte, dass Semmelweis vorhatte, auch die kommenden Jahre auf einer verlängerten Stelle weitere Forschungen über das Kindbettfieber anzustellen. Das schrieb Semmelweis selbst offen in seinem Antrag auf Verlängerung seiner Stelle, und noch gegen Ende 1848 äußerte auch Klein offiziell keine Bedenken an der Fortsetzung dieser Forschung. Dass aber dieser Fall so ein Ausmaß angenommen hatte; dass Persönlichkeiten wie Carl Haller ihn für sich einnahmen; dass er bereits zum Teil der postrevolutionären Kämpfe um die Universität geworden war; all das wurde Johann Klein wahrscheinlich zu viel.

Im Archiv ist sein neues Gutachten aus dem Jahre 1849 zu lesen, in dem er dem Ministerium eifrig und fast verzweifelt erklärt, dass er diesen Assistenten nicht weiter beschäftigen könne. Er beschwerte sich über sein Verhalten, darüber, dass er eigenständig und eigenmächtig das Geschehen an der Abteilung bestimme, ohne dass er seinen Professoren folgen würde. Klein erklärte sogar, warum er seine Meinung über Semmelweis geändert hatte und warum er ihn plötzlich nicht mehr lobte, wie noch zu Ende 1848, als er ihm seine Stelle in der Tat verlängern wollte. Er meinte, dass Semmelweis sich seit der Bekanntgabe über die Verlängerung seiner Stelle arrogant verhalten hätte.

Aus Zeitzeugenberichten von Kußmaul oder Markusovszky wissen wir, dass die Beziehung zwischen Klein und Semmelweis nie heiter war, dass Semmelweis durchaus kein besonderes Vertrauen zu seinen Vorgesetzten verspürte und oft einfach auf seine eigenen Entschlüsse baute. Wir kennen auch viele Ausführungen über Kleins böse Absichten, über seinen Zorn gegenüber Semmelweis' Erfolgen. Wenn diese Zeugenaussagen stimmen, dann wäre dies aber schon vor dem ersten Gutachten der Fall gewesen. So wäre es merkwürdig, dass Klein dieses Verhalten plötzlich erst im Jahre 1849 für unerträglich hielt. Aus den Zeilen des Gutachtens spritzt Zorn und Angst nicht vor Semmelweis selbst, sondern vor dem Fall Semmelweis, der Kleins Karriere zum Verhängnis werden konnte.

Anfang März 1849 spitzten sich die Ereignisse immer mehr zu. Es kamen turbulente Zeiten für alle Beteiligten. Für Semmelweis, für Klein und nicht zuletzt auch für Skoda. Unter anderem wurde

Semmelweis vorgeworfen, dass seine Rapporte die Klinik denunzieren würden. Klein wurde wiederum vorgehalten, dass er plötzlich einen jungen frischen Absolventen auf die Assistenzstelle setzen wollte, einen gewissen Carl Braun, der knapp einige Monate im Krankenhaus arbeitete und bei Weitem nicht die übliche Qualifikation vorzuweisen hatte, die ein Assistenzarzt am Anfang seiner Dienstzeit haben sollte. Er war, eine bittere Ironie des Schicksals, ein Internist und verfügte nur über ein paar Wochen Praxis als Geburtshelfer. Aber Klein hielt fest, dass Braun ein talentierter junger Arzt sei und alles nachholen werde. Und die Kollegen würden ihm auch zur Seite stehen, das solle doch kein Problem sein. Das Problem war nur der Fall Semmelweis. Und es wurde wohl auch daran erinnert, dass er durch den Konflikt zwischen Skoda und dem Vizedirektor Rosas ein großes Ausmaß angenommen hatte.

Die Tage rund um den 20. März 1849 sind gefüllt von Beschuldigungen, Angriffen und angespannten Wortwechseln. Über diese Tage wurden in den Biografien unterschiedliche Vermutungen und Interpretationen des Geschehens ausgearbeitet und unterschiedliche Gedankenstränge in den Köpfen der Beteiligten platziert. Wir wollen hier keinesfalls schlichten und verfügen auch nicht über solche Informationen, mittels derer wir dies tun könnten. Aber dennoch können wir auf die Gesamtheit dieser Vermutungen einen vergleichenden Blick werfen und davon zwei Aspekte herausstellen. Der Fall Semmelweis wurde im Lichte der turbulenten Entwicklungen an der Klinik unerträglich. Das schrieb auch Rosas an das Ministerium, dass er schließlich die Entlassung von Semmelweis im Sinne des Wohles der Anstalt ansah. Die Intentionen und die genauen Formen dieser Unerträglichkeit des Falls Semmelweis mögen bei den Akteuren unterschiedlich sein. Aber sie seien schlichtweg unerträglich und als solche so schnell wie möglich zu beseitigen. Die Erkenntnisse von Semmelweis waren durch diese Unerträglichkeit plötzlich unerwünscht. Ob sie stimmten oder nicht, sie bedeuteten ein Fehlmanagement im Krankenhaus, und darauf hatte offensichtlich niemand wirklich Lust. Weder Rosas noch Klein und schließlich auch nicht die anderen Ärzte, die die Bestellung von Carl Braun als Semmelweis' Nachfolger abgesegnet hatten.

Der Kampf geht weiter

Am 20. März 1849 schied also der Assistenzarzt Ignaz Philipp Semmelweis aus dem Wiener Dienst aus. Der Antrag auf Verlängerung wurde nichtig gemacht und dieser wunderbare junge Kollege Carl Braun, der sich nicht einmal ein paar Monate an der Geburtsklinik aufhielt, bekam am Tag zuvor die Stelle zugesprochen. Zwei Jahre waren vergangen, seitdem Jakob Kolletschkas Tod ihn auf eine der wesentlichen Spuren für seine Entdeckung geführt hatte. Eine Spur, die sich gleichzeitig als ein Gewissensbiss erwiesen hatte. Der Pathologe Carl Rokitansky betrat noch kurz die Bühne. Dieser Verbündete von Joseph Skoda, der aber vielleicht taktischer vorging als sein Kollege, stellte sich hinter Semmelweis. Seine Stelle müsse einfach verlängert werden, im Namen seiner Erkenntnis, im Namen der Wissenschaft. Semmelweis sollte Berufung einlegen. Am 31. März befasste sich dann das Professorenkollegium damit, wieso der Umstand der Entlassung von Semmelweis überhaupt eingetreten sei. Genau hier wurde durch den Konflikt mit den üblichen Verdächtigen Skoda, Rosas und Klein die bereits angewachsene Größe und Breite des Semmelweis-Falls ersichtlich. Er entbrannte nochmals an jenem Tag. Aber ohne Erfolg für Semmelweis. Der Beschluss, den bereits bestellten Internisten Carl Braun vorzuziehen, blieb bestehen. Der Arzt Semmelweis musste das Haus verlassen.

Interessant ist hier die offizielle Argumentationslinie. Die mehrmaligen konfliktvollen Auseinandersetzungen zwischen Klein und Semmelweis, so wie sie in dem zweiten Gutachten von Klein über Semmelweis dargelegt wurden, schadeten dem Ruf der Klinik. Das war die offizielle Argumentation des Umstands, so Rosas und so auch letztendlich das Ministerium. Und der Ruf als Frauenmörder schadete nicht? Das könnte sich Semmelweis im Angesicht seines Scheiterns der weiteren Erforschung des Kindbettfiebers an seiner nun ehemaligen Abteilung gedacht haben. Die Zeiten wurden daraufhin noch stürmischer. Diesmal verbot ihm Klein jeglichen Zugang zur Abteilung. Er war zu ihm nicht mehr so freundlich oder zumindest verständnisvoll wie damals im Herbst 1846. Semmelweis wurde zum Feind der Abteilung. Umso eifriger sollte sein Kampf daraufhin weitergehen.

Empört über diese Ereignisse zog sich Semmelweis zunächst zurück, und hier geben die historischen Quellen unterschiedliche Informationen über seine Gedanken und Beweggründe, die seine letzten Monate in Wien bestimmt haben. Jedoch wissen wir, dass Semmelweis gemeinsam mit Ferdinand Lautner, Assistenzarzt der Pathologie, und ein paar anderen eine Gruppe gründete, um Experimente an Kaninchen durchzuführen. Dies dürfte eine Idee von Rokitansky und Skoda gewesen sein, die Semmelweis anrieten, die Zeit zu nutzen und mittels Experimenten seinen Nachweis bezüglich des Kindbettfiebers zu präzisieren. Mehrere Kollegen sahen aber in den Experimenten einen Weg der Beweisführung. Ein anderer Grund mag auch gewesen sein, dass Semmelweis diese Experimente noch im März veranlasste, also noch bevor über seinen Einspruch gegen die Entlassung entschieden worden war. So hatte sich diese Tätigkeit als eine kulante Zwischenlösung angeboten. Sollte er danach doch wieder an die Erste Abteilung zurückkehren, dann könnte er auf den Resultaten aufbauen und somit hätte er keine Zeit verloren.

Semmelweis hatte gemeinsam mit seinen Kollegen zunächst das Material der an Kindbettfieber gestorbenen Frauen in die Vagina von Kaninchen, die gerade geworfen hatten, eingeführt. Sie wollten in einem ersten Schritt die Reaktionen in der Gebärmutter beobachten und in einem zweiten Schritt, nachdem die Kaninchen gestorben waren, feststellen, ob die Tiere die gleichen Anzeichen in ihrem Körper aufwiesen: Bauchfellentzündung, Eiter überall, sich bildende Metastasen. Das bekannte Bild eines vergifteten Körpers zeigte sich wieder. Insgesamt wurde dieses Experiment sechsmal wiederholt. Es wurden unterschiedlich starke Weibchen ausgesucht, da Semmelweis sehen wollte, ob die Physiologie der Körper einen Unterschied machte. Auch wurde das Leichengift in unterschiedlichen Zeitabständen eingeführt, um die Wirkung des Leichengifts nachskizzieren zu können. Die These, dass Leichengift und faulender tierisch-organischer Stoff der Krankheit zugrunde lagen, wurde dadurch bewiesen.

Die Experimente wurden später im August 1849 eingestellt, da Ferdinand Lautner aufgrund seiner revolutionären Tätigkeit im Jahre 1848 verhaftet wurde. Für Semmelweis durfte aber dieser Bruch nicht so wichtig gewesen sein. Aus seinen Briefen und Abhandlungen geht hervor, dass diese Experimente für ihn bei Weitem nicht so bedeutsam waren wie die statistische Bearbeitung der gesamten Situation in der Ersten Abteilung. In seinem späteren Werk verlor er kaum ein Wort über diese Experimente zum Kindbettfieber, er berichtete lediglich von der Durchführung und den jeweiligen sechs Befunden, bezog sie aber nicht in seine Argumentation mit ein. Er stützte sich da eher auf seine Beobachtungen vor und nach der Einführung der Waschungen.

Aber für die Kollegen schienen die Experimente wichtig zu werden. So hob Carl Haller diese in dem bereits erwähnten unterstützenden Bericht hervor. Er kündigte feierlich an, dass sie gerade durchgeführt würden und dass er sich davon einen Beweis über das Zustandekommen des Kindbettfiebers und seine Verbreitung erwarte. Für Semmelweis waren diese Experimente aber lediglich eine Vervollkommnung seiner präzisen statistischen Auflistung, nicht der Beweis an sich. Das geht unter anderem aus seinem späteren Vortrag in der Gesellschaft der Ärzte im Jahre 1850 hervor. Als er sich gegenüber den Prager Geburtshelfern Scanzoni und Seifert verteidigte, die ihn in der Prager Vierteljahresschrift kritisiert hatten, blieb er relativ gelassen gegenüber den geäußerten Einwänden. Beide hatten die üblichen Argumente geäußert. Sie wollten die Epidemie-These vom Kindbettfieber nicht komplett aufgeben und hatten ebenfalls die Tierversuche kritisiert, um zu zeigen, dass das Problem der Infizierung durch Leichengift oder faulenden Stoff überspitzt sei, denn bei Kaninchen handle es sich um eine verhältnismäßig größere Menge, die bei den Frauen doch fast eine Kleinigkeit darstellen würde. Semmelweis konterte mit seinen Zahlen und Erfolgen. Diese Auseinandersetzung rund um die Größe der Gefahr der Infizierung zeigt die wissenschaftlichen Streitpunkte, um die sich die Erkenntnis von Semmelweis noch Jahre nach dem Wiener Konflikt drehen sollte.

Wie wurde also dieser Konflikt zunächst an dem Wiener Standort beendet? Semmelweis verbrachte noch knapp achtzehn Monate in der Stadt und hielt nach seiner Entlassung noch drei Vorträge. Sie sind auf sein Bestreben zurückzuführen, eine Privatdozentur in Wien zu bekommen. Es war doch nicht alles verloren, schien man ein wenig aus den Reaktionen seiner Unterstützer abzulesen. Ermuntert durch Ferdinand Hebra und Carl Rokitansky publizierte Semmelweis tatsächlich einen Bericht in der Zeitschrift der Gesellschaft der Ärzte. Auch wenn wir die zum Teil verlegenen und strittigen Reaktionen des Ärztekörpers bereits kennen, gab es auch solche, die seine Thesen nicht vollkommen ablehnten.

So sprach noch einmal im Oktober 1849 Joseph Skoda die Erkenntnisse an. Sein Vortrag ist eine beeindruckende Zusammenfassung der logischen Schlussfolgerungen derer, die in den letzten Jahren an der Macht gewesen waren und über das Schicksal von Semmelweis' Erkenntnis mitzuentscheiden hatten. So beschreibt Skoda sorgfältig alle falschen Thesen über die Ursachen vom Kindbettfieber, um dann den eigentlichen Vorgang der Infektion in den Frauenkörpern zu beschreiben. Bei der Widerlegung der bisherigen Theorien stützt er sich eigentlich immer wieder auf den Unterschied zwischen den beiden Abteilungen. Einen Unterschied, dessen Heraushebung Semmelweis zunächst Anerkennung brachte, um ihn dann erfolgreich zu beseitigen. So ist Skodas Vortrag durchaus politisch zu lesen, nämlich noch einmal den wichtigen Verdienst des Geburtshelfers herauszuheben und besonders darauf hinzuwiesen, dass die Wiener Ärztezunft ihm hier noch eine Anerkennung schuldig sei.

Am 9. Februar 1850 erschien dieser Vortrag im Druck. Semmelweis fügte den druckfrischen Beitrag seinem Dozentengesuch hinzu, das er am gleichen Tag einreichte. Eigene Publikationen hatte er nicht vorzuweisen. Er strebte eine Dozentur über theoretische Geburtshilfe an und wollte sowohl an Leichen als auch an Phantomen unterrichten. Dieses scheinbar technische Detail ist nicht unwichtig. Denn als Privatdozent, und ohne Zugang zur Klinik, konnte er nur schwierig an Leichen herankommen, an denen er seinen Unterricht demonstrieren könnte. Er brauchte eine Zusage, dass er von der Klinik Leichen bekommen würde, und das empfanden die Gutachter seiner Dozentur als schwierig. Aber im Zuge der Diskussion rund um das Habilitationsverfahren versprach Carl von Rokitansky, dass ihm die Prosektur des Allgemeinen Krankenhauses Leichen überlassen könnte. Es schien also, dass sich trotz einiger Einwände von Klein alles in die Richtung der Privatdozentur bewegen würde. Die fachliche Begutachtung von Professor Bartsch aus der Zweiten Abteilung fiel positiv aus, auch wenn sich Bartsch diesbezüglich im Jahre 1849 auf die Seite von Klein gestellt hatte. Aus diesen Ereignissen kann man folgern, dass die Vergabe der Dozentur an Semmelweis kein selbstverständlicher Schritt ohne Reibungen war. Es war aber auch klar, dass, wenn der Fall Semmelweis die Abteilung nicht mehr beherrschen würde, was durch eine Privatdozentur ja nicht passieren würde, sich manche Kollegen mit seiner Entdeckung irgendwie abfinden würden. Semmelweis konnte also mit seinen Vorträgen auf die Dozentur hinarbeiten.

Die genaue Textvorlage der Teile seines Vortrags, über drei Sitzungen verteilt, aus dem Sommer 1850 sind nicht erhalten geblieben. Im Mai 1850 stellte Semmelweis seine Thesen der Gesellschaft der Ärzte vor. Im Juni reagierte er dann auf die Kritiker und deren Einwände, die inzwischen in der Zeitschrift der Gesellschaft erschienen waren. Im Juli gab es dann noch eine allgemeine Diskussion zu seinen Thesen. Wir können uns hier auf das Protokollierte aus den drei Sitzungen stützen. Damit erhalten wir aber gleichzeitig einen Einblick in die Dynamik der Diskussion und in die Gemüter der Zunft und deren Hauptpunkte der wissenschaftlichen Debatte, mit denen Semmelweis bis zum Ende seines Lebens den Kampf um seine Erkenntnis führen musste. Erstens: dass wir es hier mit einer Endemie zu tun hätten – und nicht einer Epidemie – und deshalb liegt es an den Ärzten, etwas gegen das Kindbettfieber zu tun. Zweitens: dass die Praxis der Obduktionen – so sehr auch im Dienste der medizinischen Forschung stünde – hier hinsichtlich ihrer Rolle in der Verbreitung faulender Stoffe diskutiert werden müsse und auch weiterhin diskutiert würde. Drittens: dass solange keine andere logische und wissenschaftliche Erklärung für den Rückgang der Sterberaten vorläge, die Chlorwaschungen durchaus geholfen hätten und diese nicht anzugreifen wären.

Wir begegnen hier einer bereits verfeinerten Argumentation der Ereignisse zwischen 1846 und 1849 von Semmelweis und einer durchaus emotional geladenen Diskussion mit den Kollegen. Semmelweis wurde infrage gestellt, aber er wurde gehört, man reagierte auf ihn. Die Diskussion fand statt und niemand schien in den drei Sitzungen Semmelweis die Wissenschaftlichkeit seines Vorschlags absprechen zu wollen. Semmelweis bewährte sich als Diskussionspartner. Es meldeten sich sowohl Gegner als auch Unterstützer, der Fall Semmelweis schien in einer in der Wissenschaft üblichen Diskussion zu münden. Und das sollte eine wesentliche Grundlage für seine erfolgreiche Habilitation bilden.

Zu der ist es letztendlich auch gekommen. Allein an einem sogenannten technischen Detail scheiterte sein vollkommener Erfolg. Semmelweis wurde Privatdozent, er durfte aber keine Leichen des Krankenhauses verwenden. Auch ein Einspruch half nicht. Herr Dozent Semmelweis sollte am Phantom unterrichten. Fünf Tage nach der Bekanntgabe im Herbst 1850 reiste Semmelweis nach Budapest ab. Zurück ins Vaterland, hieß es in Briefen an Zeitgenossen. Wiederum gab es allerlei Gerüchte, warum und wie diese Entscheidung von Semmelweis zustande gekommen war. Berichten wir hier das Wesentliche für den Fall Semmelweis. Aus den Bestrebungen des jungen Arztes über die letzten vier Jahre lässt sich schließen, dass ihn die Demonstration an einem Phantom langfristig nicht zufriedengestellt hätte. Aus seinem Eifer an wissenschaftlichen Beobachtungen über das Kindbettfieber lässt sich aber auch ableiten, dass die Lehre allein auf die Dauer nicht seine Sache gewesen wäre.

Während seine Biografen Nuland oder Gortvay und Zoltán diesen Schritt als einen eiligen und verzweifelten Akt der Flucht in die Heimat sehen, bietet István Benedek eine nüchterne Interpretation an. Semmelweis ging es lediglich um den Dozententitel, der ihm ermöglichte, eine gute Stelle in Ungarn zu finden. Der Wiener Dozent Semmelweis sollte in Budapest auf bessere Zeiten hoffen, auf neue Herausforderungen im Dienste der Medizin, denn ihr war er mit Leib und Seele verschrieben, das war sein Alltag und dem wollte er seine ganze Energie widmen. Wir wissen auch, dass Semmelweis noch vor seiner Abreise aus Wien in Budapest war, es wird aber nicht belegt, ob er sich nach beruflichen Möglichkeiten umsah oder ob er nur aus persönlichen Gründen einen Ausflug machte. Der

Schritt, Wien endgültig zu verlassen, war auf jeden Fall günstig, da Semmelweis ein paar Monate später eine Stelle an der Budapester Geburtsklinik Sankt Rochus übernahm. Somit konnte er sich nach eineinhalb Jahren ungewollter Pause wieder der Rettung der Mütter widmen. Der Wiener Fall Semmelweis schien ihn nicht loszulassen, sondern wurde lediglich in eine andere Stadt verlagert. Die Zeitbombe des Konflikts tickte weiter.

Wir wissen nicht, was Semmelweis schließlich dazu bewog, nach Budapest umzusiedeln, und werden die genauen Beweggründe seiner Abreise nicht mehr rekonstruieren können. Wir ahnen aber, was ihn an seinem Kampf festhalten ließ, um ihn noch heftiger und schlagkräftiger zu führen. Dieser würde noch zehn Jahre andauern. So lange wird Semmelweis noch brauchen, bis er endlich sein Lebenswerk über das Kindbettfieber veröffentlichen wird, damit die Geschehnisse an der Wiener Abteilung in die Geschichte der Medizin eingehen können. Zehn Jahre schwieg er über die Ereignisse in Wien. Dann erreichte ihn das Schreiben des hannoverschen Geburtshelfers Louis Kugelmann. »Ich hoffe deshalb, Sie werden in dem ehrenvollen Kampfe nicht ermüden, der Ihnen noch übrig bleibt", schrieb Kugelmann am 10. August 1861 in einem Brief an Ignaz Philipp Semmelweis. Kugelmann war ein Schüler von Michaelis, er kannte das Gedächtnisprotokoll der Zunft fast aus erster Hand. Kugelmann wird Semmelweis zwei Briefe schreiben und er wird zu einen der wenigen Ärzte, die ihn öffentlich unterstützen werden. Zehn Jahre wird es dauern bis Semmelweis seine Briefe an die Professoren der Geburtshilfe losschicken wird, in denen er nicht nur über seine Erkenntnis, sondern mit der gleichen Sorgfältigkeit und entsprechend auch über ihren peinigenden Weg schreiben wird. Nach zehn Jahren wird er das Schweigen durch die Publikation seines Lebenswerks brechen und so verblasst der Fall Semmelweis nicht. Die Ausgangslage seiner Erkenntnis, die Frauenkörper einerseits und die Hände der Ärzte andererseits, liefern uns die Anhaltspunkte, warum dem so war.

Von dieser Ausgangslage ging es einerseits um die Sicherung der Gesundheit der wichtigsten Bevölkerungsgruppe, die für den Nachwuchs zuständig war: der Mütter. Andererseits ging es um den ärmeren Teil der Bevölkerung und dessen Versorgung, der an der Entwicklung der Geburtskliniken maßgeblich beteiligt war. Die Mütter gelangten in die Hände der Ärzte und ermöglichten ihnen mittels ihres Körpers praktische Erfahrungen bei der Geburt. Auch ihr Tod brachte weiteres Material für die Forschung. Die Mortalitätsstatistiken waren aber ein Makel im Ansehen einer Geburtsklinik, und gleichzeitig waren sie auch ein Makel im Ansehen der österreichischen Administration, die sich die Verbesserung der Gesundheit breiter Teile der Bevölkerung zum Ziel gesetzt hatte. Andererseits ging es im Fall Semmelweis auch um das Gesamtbild des sich gerade etablierenden Berufs der Geburtshelfer. Es ist nicht unwichtig, dass die Gynäkologie erst 1872 Teil des Pflichtstudiums der Medizin wurde. Zu Semmelweis' Zeit wurde die Ausbildung bereits seit mehreren Jahrzenten durchgeführt, neben den anderen medizinischen Untergebieten konnte sie dennoch als Neuheit betrachtet werden. Logischerweise weigerten sich die Geburtshelfer umso mehr, die Schuldzuweisung, die mit Semmelweis' Erkenntnis einherging, zu akzeptieren. Darüber hinaus muss man die Etablierung der Geburtshilfe auch als Teil der Entstehung der modernen Medizin betrachten, und zwar als einen äußerst sensiblen Teil. Es ging hier um einen intimen Bereich des Lebens, die Geburt, die noch vor einiger Zeit ausschließlich in Händen der weiblichen Heilerinnen gelegen war. Es kam der Zeitpunkt, an dem Grundsätze der modernen Geburtshilfe an allgemeine Prinzipien der Gesundheitsversorgung gekoppelt wurden. Es wurde bestimmt, wie Krankheiten diagnostiziert wurden und wie ihnen dementsprechend vorzubeugen war. Das Kindbettfieber spielt hierbei eine zentrale Rolle. Die Erkenntnis von Semmelweis machte Frauenkörper und die Hände der Ärzte, in die sie ihr Schicksal legten, zu wichtigen Mitstreitern. Diese Hintergründe beeinflussten die damalige Wahrnehmung der Erkenntnis, sie bestimmten die Reaktionen mit und wirkten sich auf die gesellschaftliche Dynamik der Erkenntnis aus. Deshalb verdienen sie eine genaue Betrachtung.

Im Namen der Rettung der Frauen

Wer waren diese Wiener Frauen, diese Bausteine des Falls Semmelweis, denen die neue Erkenntnis die Erhaltung ihres Lebens versprach? Ledige Mütter, Prostituierte, Frauen aus der Unterschicht, die sich keinen Geburtshelfer zu Hause leisten konnten. Oder Frauen, die gar kein Zuhause hatten, weil sie zum Beispiel wegen einer unehelichen Schwangerschaft von den Eltern als Ehrverlust betrachtet wurden. Die Schicksale dieser Mütter waren unterschiedlich, aber eines verband sie: Sie hatten oft keine andere Wahl, als in die Geburtsklinik zu gehen. Getrieben von Verachtung und Verbannung suchten sie Zuflucht, um ihr Kind in Sicherheit auf die Welt bringen zu können. Nicht so wie manche, die ihr Kind einfach auf der Straße entbunden haben. Die sogenannten Gassengeburten waren ein Phänomen der armen Stadtbevölkerung, eine unwürdige Situation, die die österreichische Administration mit dem Ausbau der Wiener Geburtshilfe teils zu beseitigen suchte. Diese armen Frauen wurden auf die Möglichkeit verwiesen, in die Klinik zu gehen und dort kostenlos gepflegt zu werden. Kam es dennoch schon auf dem Weg zur Klinik zur Niederkunft, wurde die Mutter mit ihrem Kinde trotzdem aufgenommen, als hätte sie es im Krankenhaus entbunden. So wollte man zum Wohlstand von beiden beitragen.

In Wien diente die Geburtsklinik primär diesen sogenannten »entehrten Schwangeren«, also jenen, die sich keine Pflege leisten konnten. Genaue Angaben über die Wiener Frauen existieren nur begrenzt. Es war nämlich einer der Grundsätze der Wiener Geburtsabteilung, dass die Frauen hier ihre Kinder auf die Welt bringen konnten, ohne ihre Identität offenlegen zu müssen. Ihr Name wurde zwar vermerkt, aber in einem geschlossenen Umschlag gehalten. Nur die gestorbenen Mütter identifizierte man im Nachhinein, um die Familie – wenn es eine gab – verständigen zu können. Die

Gesunden bekamen den Umschlag bei ihrer Entlassung wieder zurück. Zeithistoriker berichten sogar über die Möglichkeit, während des Aufenthalts eine Maske zu tragen, damit nicht einmal das Personal verraten konnte, wer hier gerade ein Kind gebar.

Wie schon angedeutet, ging es oft um Frauen, die ihre Kinder dann an Findelhäuser gaben. Meistens taten sie dies, weil sie das Kind einfach nicht ernähren konnten. Die Findelhäuser waren eigentlich eine Art Verlängerung der gemeinnützigen Gesundheitsversorgung, weil man damit versuchte, dem Kindsmord vorzubeugen. Auch diese Einrichtungen wurden mit dem Anspruch der allgemeinen Gesundheitsversorgung verbunden. Die Findelhäuser hatten aber oft mit Infektionen, Unterernährung und nicht zuletzt auch mit Kindbettfieber zu kämpfen.

Sehen wir uns die Lage der Orte, wo die Frauen gepflegt wurden, genauer an. Das historische Gebäude des Allgemeinen Krankenhauses steht heute noch. Es ist zum Campus der Universität Wien geworden, in der Alser Straße, im 8. Bezirk von Wien. Ursprünglich verfügte die Wiener Geburtsklinik in dieser Gebäudeanlage über 178 Betten. Das war der Bestand unter der Leitung von Johann Lukas Boër. Im Jahre 1821 übernahm der uns schon bekannte Johann Klein die Abteilung. Im Jahre 1834 wurde der Raumbestand aber als unzureichend empfunden und man baute aus. Die zwei neuen Höfe, der achte und neunte Hof des Alten Allgemeinen Krankenhauses, wurden als die neue Geburtsklinik ausgebaut. Diese neuen Gebäude lieferten an die sechshundert zusätzliche Betten für die Wiener Mütter. Jeder Raum hatte Platz für dreißig Patientinnen. Somit stellte die Geburtshilfe ungefähr ein Drittel der Kapazität des Krankenhauses dar. In vielerlei Hinsicht eine zentrale Einrichtung also.

Es waren übrigens genau diese neuen Bettplätze, die meistens für die Patientinnen vorgesehen waren, die in der Geburtsklinik Zuflucht suchten. Sie wurden von einem Universitätsprofessor und seinen Assistenten sowie den Studenten betreut. Man bemerkte allerdings, dass ein Professor für so eine große Abteilung zu wenig war. Deshalb teilte man im Jahr 1839 die Klinik in die uns schon bekannten Abteilungen auf. In der Ersten Abteilung befand sich vorwiegend das Männerpersonal, ungefähr zwischen zwanzig und vierzig Studenten und einige Hebammenstudenten. In der Zweiten Abteilung arbeiteten grundsätzlich die Hebammen, ungefähr dreißig waren sie in der Regel, und die Abteilung wurde ebenfalls von einem Professor der Geburtshilfe geleitet. Der Kollege von Johann Klein war Franz Xaver Bartsch. Die Aufteilung implizierte, dass all die auffälligen Fälle, bei denen man eine spezielle Intervention zu erwarten hätte, automatisch der Ersten Abteilung zugeteilt wurden, alle anderen Fälle teilte man einfach nach Wochentagen auf, je nachdem, an welchem Tag die Mütter die Klinik aufsuchten.

Die Geburt kommt in die Hände der Ärzte

Die Geburtsabteilungen des Wiener Allgemeinen Krankenhauses waren in der Tradition der französisch-österreichischen Geburtskliniken entstanden, die vorwiegend in Frankreich und Österreich entwickelt wurden. Diese Einrichtungen waren auf allgemeine kostenlose Versorgung ausgerichtet und stellten somit einen Kontrast zur britischen Tradition der Geburtskliniken dar. Die britischen Geburtskliniken wurden auch von anderen Bevölkerungsgruppen genutzt, nicht nur von der Unterschicht. Dies wirkte sich natürlich auf das Angebot der Pflege und ebenfalls auf die Praxis der Geburtshelfer auf der britischen Insel aus.

Die britische Tradition der Geburtskliniken stellt einen in vieler Hinsicht wichtigen Kontrast zum Geschehen in Wien dar. Dieser Kontrast kommt auch durch die Auseinandersetzungen von Semmelweis mit britischen Kollegen rund um das Kindbettfieber zum Ausdruck. Im Zuge der Kontroverse rund um seine Chlorkalklösung war gerade der Vergleich zwischen beiden Traditionen von Geburtskliniken zu einem wesentlichen Knackpunkt geworden. Die Briten waren sehr fortgeschritten in ihren Vorbeugungsmaßnahmen gegen das Kindbettfieber und zeigten Semmelweis gerade deshalb die kalte Schulter. Darüber hinaus wurde die britische medizinische Versorgung im Allgemeinen als eine »sanftere« bezeichnet, weil sie sich mehr nach dem allgemeinen Wohlbefinden der Frau bei der Geburt richtete.

Dies soll aber nicht heißen, dass die Wiener Geburtsklinik grundsätzlich unterversorgt gewesen wäre, im Gegenteil. Die Krankenhauspflege in Wien hatte, verglichen mit anderen Städten des kontinentalen Europas, sehr gute Voraussetzungen zu bieten. Es war zum Beispiel Standard, dass jeder Patient und jede Patientin ein Bett für sich hatte. Dies war in anderen Krankenhäusern Europas oft nicht der Fall, weil die Plätze sonst nicht ausgereicht hätten. Dies brachte Wien einen hygienischen Vorteil, auch wenn die Untersuchungen der Frauen und auch die Geburten in ein- und demselben Bett stattfanden, ohne dass die Bettwäsche dazwischen gewechselt worden wäre. Dafür wurde nach jeder Patientin das Bett neu bezogen und in einer gemeinsamen Wäscherei beider Abteilungen gereinigt. Chlordämpfe waren die gängige Praktik der Reinigung. Die Wäscherin, die Semmelweis Chlor als Reinigungsmittel für die riechenden Hände empfohlen hatte, arbeitete hier.

Die Frauen, denen Semmelweis bei seinen Beobachtungen und Untersuchungen begegnete, waren für seine Erkenntnis fast schicksalhaft. Sie hatten die medizinische Bühne erst frisch betreten, obwohl sich Untersuchungen an Frauenkörpern langsam zu einer gewöhnlichen Praxis etablierten. Vor dem 19. Jahrhundert kam das nur selten vor. Natürlich gab es vorher bereits Untersuchungen an Frauenkörpern, die von Männern durchgeführt wurden. Die ersten Leistungen auf dem Feld der medizinischen Geburtshilfe vollbrachte bereits Ambroise Paré am Ende des 16. Jahrhunderts. Diese Untersuchungen wurden aber in Großkliniken nicht systematisch durchgeführt. Vor allem für die Frauen war es nach wie vor oft unannehmbar, von Männern untersucht zu werden. Die Frauen wurden oft im Stehen examiniert, sie waren dabei ganz angezogen, die Ärzte knieten vor ihnen und führten ihre Untersuchungen unter der Kleidung durch.

Die Angst und das Schamgefühl waren daher eine typische Begleiterscheinung des Ausbaus der Geburtskliniken. Die Scham der Frauen war umso größer, als es um die intimsten Teile ihres Körpers ging. Manche dachten sogar, sie würden für ihren unehelichen Geschlechtsverkehr bestraft werden, weil ihnen ständig junge Männer die Hände in die Vagina einführten. Sie fanden es abscheulich, und es verbreitete sich zu Anfang das Gerücht, diese Geburtskliniken existierten in Wirklichkeit aus purer Frauenverachtung. In manchen Kreisen, vor allem auf dem Land, war es oft unakzeptabel, dass sich Frauen vor Männern entblößen sollten, selbst im Dienste der Medizin nicht. In manchen Regionen ging die medizinische Versorgung der Geburt nur sehr langsam voran. Beziehungsweise konnte man den Dienst der Medizin als das zu befürchtende Übel betrachten. Der Anspruch der Medizin, in das natürliche Geschehen einzugreifen, wurde im Fall der Geburt, die als ein Geschenk Gottes betrachtet wurde, von manchen religiösen Kreisen als problematisch angesehen. Dies wirkte sich ebenfalls auf die Akzeptanz der unterschiedlichen Vorbeugungsmaßnahmen bei der Geburt aus.

Ein Beispiel war die Taufspritze, mittels welcher man das Kind noch in den Geburtswegen mit Weihwasser taufte, wenn man eine lebensbedrohende Gefahr bei komplizierten Geburten vermutete. Die Taufspritze wollte lebensrettend sein, und im Fall, dass das Kind tot auf die Welt kam, war dieses bereits getauft und damit ohne Erbsünde. Denn ungetaufte Kinder würden nicht in den Himmel kommen. Anfang des 19. Jahrhunderts, als langsam die wiederholte Erscheinung des Kindbettfiebers registriert wurde, weigerten sich manche Ärzte oder manche Hebammen die Taufspritze zu verwenden, weil sie den Eindruck hatten, da gäbe es einen Zusammenhang. Wie wir heute wissen, hätte die Spritze sowie das Wasser durchaus die Infektion in den Körper der Frau übertragen können. Aber die Taufspritze abzulehnen, war bei vielen an einen festen Glauben gekoppelt, die Geburt liege in Gottes Hand.

Zu der Zeit von Semmelweis waren die Frauen mit der gesamten großzügigen Reorganisierung der Geburt und deren systematischen, Eingliederung in die Gesundheitsversorgung konfrontiert. Dieser Schritt, der eigentlich eine Medikalisierung der Geburt bedeutete, bewirkte zugleich eine partielle Verdrängung der Hebammenkunst von der medizinischen Wissenschaft. Damit ging einher, dass sich der ausschließlich weibliche Beruf veränderte und die männliche Dominanz eingeleitet wurde. Für Mütter bedeutete das, dass die medizinische Diagnose die entscheidende für ihre Gesundheit wurde. Kritische Stimmen der Geschichtsschreibung der Hebammen merken hier an, dass Hebammen von diesem Zeitpunkt an einem systematischen Lehrgang im Krankenhaus unterzogen wurden, wodurch die männliche Dominanz noch gesteigert wurde. Zuerst sollten sie ihre Prüfungen bei einem Leibarzt ablegen.

Nicht dass Hebammenkunst vorher keinen Regeln unterworfen war. Schon seit dem 15. Jahrhundert finden wir allerlei Vorschriften und ebenfalls Ansprüche an die Persönlichkeit der Hebammen selbst. Zum Beispiel musste eine Hebamme von verheirateten Eltern abstammen und selbst auch ein Kind auf die Welt gebracht haben. Aber diese Regeln waren anders organisiert, kurzum in der Hand der Frauen. In den Lehrbüchern der Geburtshilfe aus dem 19. Jahrhundert finden wir auch Anspielungen auf diesen Unterricht. Von den Ärzten wurde die komplexe Erfahrungsübermittlung der Hebammenkunst nicht als Unterricht wahrgenommen oder anerkannt. Die Geburtshelfer sprachen in dieser Hinsicht nicht von einem geregelten Unterricht. Dieser wäre eben erst mit der medizinischen Expertise eingetreten. In Wien wurde im Jahre 1748 ein solcher Unterricht für die Hebammen eingeführt. Die meisten Geburtskliniken in Europa folgten diesem Trend, und so wurde um 1800 die Hebammenkunst als medizinisch organisierter Unterricht beinahe in allen Städten Europas eingeführt.

Auch die Hebammen hatten jedoch, wie später die Ärzte, mit religiösen Praktiken der Bevölkerung zu kämpfen. Die Hebammen wurden früher in manchen Situationen sogar als jene unerwünschte Expertise empfunden, jene Intervention von außen, die sich gegen den natürlichen Geburtsvorgang richtete. Dies ist ein interessanter Aspekt in der Wahrnehmung der wachsenden Rolle der Ärzte im 19. Jahrhundert. Denn die Geschichte der Hebammen und deren Kämpfe mit den religiösen Geboten bieten eine interessante Parallele und veranschaulichen, dass sich der Konflikt um die Geburt im Grunde genommen nur verlagert hatte; von den Hebammen auf die Ärzte. Die Medikalisierung der Geburt war nur ein anderes und weiterführendes Ausdrucksmittel der Spannung zwischen der loslassenden, als natürlich bezeichneten Praxis, das Kind auf die Welt zu bringen, und einer systematisierten, medizinischen Praxis, die

Auffälligkeiten von Regelmäßigkeiten aussortierte. Es ging in beiden Fällen um einen Konflikt zwischen dem neuen und dem alten Wissen.

Für uns ist diese historische Entwicklung auch interessant, weil sich das verfügbare Wissen über Frauenkörper dadurch veränderte. Gegen den wissenschaftlichen Vorgang der Ärzte setzten die Hebammen den Vorteil einer langjährigen praktischen Erfahrung, die sich im Einklang mit der gesamten geistigen Lage der Körper entwickelt hatte. Hebammen fungierten als Frauenbegleiterinnen, ihr Expertenwissen war und ist noch heute nicht nur auf die Schwangerschaft und Geburt beschränkt. Nun wurde der Geburtsvorgang zu einer wissenschaftlichen Disziplin erklärt. Für die Hebammenzunft hieß diese Veränderung die Trennung vom praktischen Wissen, die als Bruch in der Kontinuität und Tradition für die Mütter gefährlich werden konnte. Zahlreiche sozialwissenschaftliche Studien, die diese Entwicklung und die damit zusammenhängende Auseinandersetzung zwischen Hebammen und Ärzten mit einem kritischen Auge untersucht haben, bewerten diesen Konflikt als einen, der sich über die Art des Wissens und über den Zugang zu Patientinnen entfachte. Dem praktischen Bezug und der breiten Erfahrung einer Hebamme, die durch mündliche Überlieferungen und Anweisungen über Jahrhunderte weitergegeben wurden, wurde mit der systematisierenden, medizinischen Diagnose ein Ersatz geschaffen.

Die Geburt der Klinik

Die Mütter waren nicht die Einzigen, die von diesen Veränderungen und der systematischen Einführung dieser neuen Art des medizinischen Expertenwissens betroffen waren. Insgesamt wurde im Zug des 19. Jahrhunderts das Heilen der Menschen in öffentliche Krankenhäuser verlegt. Patienten wurden systematisch untersucht. Es wurde nach konkreten Ursachen von Krankheiten geforscht. Die Ärzte befanden sich mit dem Ausbau der Kliniken in einer neuen Situation, wo sie das Heilen der Patienten mit der medizinischen Forschung direkt verbinden konnten. Daher kommt auch der

Ausdruck »Klinik«, der sich von dem griechischen Begriff für Bett (κλίνη) ableitet.

Am Patientenbett wurde Forschung betrieben, nicht nur in Wien, sondern auch in Paris oder in Leyden. Und dies geschah nicht nur im Dienste der Wissenschaft, sondern auch im Dienste des Staates. Administrationen europäischer Nationen führten Schritte aus, um die Bevölkerung zu beobachten, um sie gesund zu erhalten, um eine erste Art sogenannter Bevölkerungspolitik zu betreiben. Die Geburtskliniken sind ein hervorragendes Beispiel dafür. Sie zeigen uns die Doppeldeutigkeit der neuen Schritte. Die ledigen Mütter waren per Gesetz nicht mehr strafbar, sie erregten im Alltag eher Mitleid, und aus Mitleid wurden sie mit einer grundlegenden Gesundheitsversorgung versehen. Wie in Wien wurden auch in anderen Großstädten Europas solche allgemeinen Krankenhäuser geschaffen. Die bekanntesten Beispiele befanden sich in Berlin und Paris. Aus Fürsorge und Mitgefühl heraus entwickelte sich das Konzept der allgemein zugänglichen Pflege.

Natürlich erwartete man sich dadurch einen sozialen Fortschritt, der durchaus ökonomische Aspekte hatte. Denn man versprach sich den Rückgang an verzweifelten Kindstötungen, gesündere Mütter, mehr Arbeitskräfte und so weiter. Der gesamte Finanzaufwand, die neuen administrativen Schritte der allgemeinen Gesundheitsversorgung mussten aber noch mehr versprechen. Mitleid und partielle Verbesserung der sozialen Lage reichten als Motiv nicht aus, um das Projekt der allgemeinen Gesundheitskliniken ins Leben zu rufen und vor allem nicht, um es am Leben zu erhalten. Deshalb war der Ausbau der gemeinnützigen Kliniken mit dem Versprechen verbunden, dass diese gleichzeitig als Ausbildungsstätten junger Mediziner und als Forschungszentren fungieren könnten. Und die Körper dieser namenlosen Frauen boten sich als eine naheliegende Ressource an. Die modernen Ausbildungsstätten der jungen Mediziner, die Universitätskliniken, wurden mit jenem Anspruch ins Leben gerufen. Es verstand sich als eine Art Gegenleistung, dass man, für die unbezahlte Pflege im Krankenhaus, jungen Studenten erlaubte, ihre Kenntnisse und praktischen Fertigkeiten am eigenen Leib auszuprobieren.

Die frauenkritischen Analysen der Entstehung der modernen Geburtshilfe, die insbesondere während der letzten dreißig Jahren, auf die Unterschiede in der Wahrnehmung der medizinischen Geschichte und des medizinischen Fortschritts aus der Perspektive der Frauen hinweisen, sehen genau in diesen Veränderungen organisatorischer Natur rund um die Hospitalisierung der Geburt wichtige Entwicklungen im Geschlechterverhältnis. So berichten sie über die erwähnte Verdinglichung der Patientinnen, die der Forschung bedingungslos ausgeliefert waren. Sie sprechen auch die Medikalisierung der Schwangerschaft an, die gerade seit dem 19. Jahrhundert aufblühte, da in dieser Zeit die heute bekannten Maßnahmen, wie der Kaiserschnitt, langsam als Teil der medizinischen Versorgung entwickelt wurden.

So können wir in der Geschichte der Frauen in der Medizin nicht nur soziale Reibungspunkte sehen, sondern auch einen Kampf der Geschlechter. Man sollte deshalb der anderen Seite des medizinischen Fortschritts das Wort erteilen, um zu sehen, wie Frauen und Frauenkörper in dieser Zeit aus den Entscheidungsprozessen, die Geburt betreffend, ausgeschlossen wurden. Aus dieser geschlechtskritischen Sicht ging es in der Geschichte der Geburtshilfe darum, dass die Männer des bürgerlichen Milieus ausgebildet wurden, um langsam, Schritt für Schritt, die Geburten in ihren Diagnosebereich zu übernehmen. Die Frauen bekamen dagegen eine Ausbildung zweiten Grades als Krankenschwester oder Hebamme, obwohl sie eigentlich jahrhundertelang in den präindustriellen Gesellschaften als die Heilerinnen fungiert und insbesondere in der Entbindungskunst eine Vorreiterrolle ausgeübt hatten.

Auf diese Aspekte der Geschichte der Hebammen geht auch die Kulturhistorikerin Barbara Duden in ihren zahlreichen Studien über die Frauen in der Medizin ein. Der Verlauf der Geburt wird von nun an von den Ärzten systematisch beobachtet. Es werden Regelmäßigkeiten sowie Auffälligkeiten vermerkt und es leitet sich daraus ein Begriff der normalen Schwangerschaft ab, den wir eigentlich bis heute kennen. Die Zeit von Semmelweis bietet uns daher den Ausgangspunkt, denn der Ausbau der Kliniken seit dem 19. Jahrhundert hat zu einer bedeutenden Zahl der Hospitalisierung der Schwangeren geführt.

Diese historische Ausgangslage der Frauen und der Bedeutung ihrer Körper für die Forschung wirkte sich in zweifacher Weise auf die Wahrnehmung des Kindbettfiebers aus. Es geht nicht nur darum, ob und wie Frauenkörper in der Geschichte der Medizin eine Sonderstellung innehatten. Oder wir könnten auch sagen, an einer Sonderstellung litten. Je eher die Frauen eine komplizierte gesellschaftliche Position hatten, desto größer war die Wahrscheinlichkeit, dass sie dem Gebot des medizinischen Fortschritts ausgeliefert waren, das war eine logische Konsequenz. Der medizinische Fortschritt wurde generell oft an jenen ausgeübt, die sich eigentlich auch sonst keiner Achtung der Gesellschaft erfreuen konnten. Man kann diesbezüglich anmerken, dass jene untersuchten Körper, die sich im Dienste des medizinischen Fortschritts den Experimenten auslieferten oder diesen ausgeliefert wurden, sogenannte unedle Körper, oft namenlose Körper waren, die aus der Sicht der Gesellschaft nicht so wichtig waren. Im Fall der entehrten Mütter in den Geburtskliniken bezahlten sie ihre medizinische Versorgung durch die Möglichkeit, an ihrem Körper neue Methoden auszuprobieren, oder indem sie den Studenten einen praktischen Lehrstoff boten. Dadurch wurde die Auslieferung an die Forschung erst gar nicht thematisiert. In diesem Zusammenhang entwickelten sich die Geburtskliniken logischerweise sowohl zu sozialen Projekten als auch zu Prestigeprojekten der Medizin. Treffend merkt die Historikerin Martina Hilber an, dass die Institution der Geburtsklinik, die Wiege der modernen Geburtshilfe, einerseits die Versorgung für breite Teile der Bevölkerung bot, andererseits Schaufenster für den Unterricht war und einen effektiven Raum für die Forschung und für die Weiterentwicklung der Medizin darstellte.

Dieser historische Umstand wirkte sich auch auf das damals verfügbare Wissen über den Frauenkörper aus. Man könnte meinen, dass, je frischer das medizinische Wissen rund um die Geburt war und je weniger komplexe langjährige praktische Erfahrung zur Verfügung stand, desto weniger die komplexen physiologischen Prozesse im Körper der Frauen den Medizinern bekannt waren. Darauf ging zum Teil der Konflikt mit den Hebammen zurück, die sich unter anderem deshalb wehrten, weil in ihrer Sicht die gerade neu aufkommende medizinische Expertise einige Beobachtungen der Hebammen einfach nicht übernehmen wollte. Dadurch drohte laut Hebammen die Gefahr, dass die Ärzte kurzschlüssig reagierten. Das war auch damals ein alltägliches Gerücht, die Ärzte würden auf diese Weise den Frauen Schaden zufügen.

Dieses fehlende praktische und lange Wissen über die Besonderheiten der Physiologie der Frauen hatte zum Teil auch die Entwicklung des Kindbettfiebers ermöglicht. Schwer auszuräumende falsche Schlüsse über den Frauenkörper wurden gezogen, in einer Zeit, in der sich die medizinische Wissenschaft rund um die Geburt erst verfestigen sollte. Einige dieser Schlüsse haben wir bereits geschildert, zum Beispiel die These über die emotionale Belastung als Ursache für das Kindbettfieber. Oder die »Milchtheorie« als medizinische Diagnose, die das Aufkommen von Kindbettfieber als eine Art Milchstörung erklärte, wo die Milch als mütterliches Merkmal und Eigenschaft für Fieber im Körper verantwortlich gemacht wurde. Daraus wurden dann Vorbeugungsmaßnahmen abgeleitet, die natürlich nichts halfen. Vom heutigen Wissensstand der Medizin ergibt sich, dass es durchaus eine Verbindung zwischen Stillen und Fieber geben kann: Der Zusammenhang ist aber ein anderer und konnte erst durch weitere systematische und in die Tiefe gehende Kenntnisse festgestellt werden.

Während im 19. Jahrhundert etwa ein Prozent der Geburten in Geburtshäusern stattfanden, sind es am Anfang des 20. Jahrhunderts bereits 15 Prozent. Die Zahlen steigen dann im Laufe der Siebziger- und Achtzigerjahre von 35 Prozent bis auf die heutigen 99 Prozent der Geburten, die durchschnittlich in europäischen Geburtskliniken betreut werden. Die Geburt wurde somit institutionalisiert und medikalisiert. Mit Semmelweis' Geschichte beginnt dieser Prozess und es tritt eine Phase der Sensibilisierung der neuen Praxis ein. Kindbettfieber ist ein zentraler Teil dieser Sensibilisierung. Wir wollen hier also keinesfalls als Schlichter um die Geschichte der Konflikte der Hebammenkunst und der sich neu entwickelnden Geburtshilfe fungieren. Es geht darum zu begreifen, welche Spannungen ans Licht kommen. Die Spannungen zwischen der Hebammenkunst und der medizinischen Expertise sind ein Aspekt, der die ablehnende Haltung gegenüber Semmelweis' Theorien mit ausgelöst haben könnte. Bei diesem unklaren Wissen und schwammigen Begriff des Kindbettfiebers begann eigentlich seine Suche. Es gab unterschiedliche Erklärungen und unterschiedliche, oft in Gegenrichtung gehende Maßnahmen der Vorbeugung. So sah die Lage in der ersten Hälfte des 19. Jahrhunderts nicht nur in Wien aus.

Das Kindbettfieber auffangen

Wir haben bereits die üblichen Erklärungen skizziert, die man Semmelweis vorlegte. Fassen wir diese kurz zusammen: Störung bei Milchproduktion und Stillen, Stauung der Menstruation, ungewöhnlicher Druck auf die Gebärmutter, Angst und Scham vor den untersuchenden Männern, Angst vor dem Tode, traumatische Erlebnisse bei der Geburt. Die Krankheit wurde als eine frauenspezifische Erscheinung betrachtet, und es wurden daher die weiblichen Körperteile und Organe als Krankheitsorte und Krankheitsursachen gesehen. Die Obduktionen bestätigten dies auch, denn sowohl die Brüste als auch die Gebärmütter waren mit Eiter gefüllt. Hier wirkte auch das traditionelle Gerede unter der Bevölkerung, dass eine Schwangere eigentlich »unrein« wäre. Alles wirkte daher kompakt und machte Sinn.

Allerdings hatte nicht nur Semmelweis die Ahnung, diesem immer wieder auftauchenden Fieber liege eine andere Logik zugrunde als die Verbindung zu dem geistigen und körperlichen Zustand einer schwangeren Frau. Wir merken hier insbesondere die sich immer wiederholende Verweisung auf »junge«, »kräftige« Mütter, die sich vom Fieber bezwingen ließen. Die Ärzte grübelten, wie jemand so schnell und so gewaltig zugrunde gehen konnte. Noch mehr, wenn man im Auge behielt, dass diese Frauen von der Straße oder aus der Unterschicht bisher auch mit großen geistigen und körperlichen Herausforderungen fertiggeworden waren. Die Straße war ein gefährlicher Ort, ein Ort voller Schmutz und Kälte. So entstanden die ersten Theorien, die sich dem Phänomen Kindbettfieber anders näherten.

So etwa die britischen »Kontagionisten«, also »Vertreter der Theorie der Ansteckung«. Laut dieser Theorie war Kindbettfieber keine Erscheinung der Geistes- oder Körpererschöpfung. Es war als eine ansteckende Krankheit zu betrachten, die sich von einer Frau auf die andere übertragen konnte. Sie entwickelte sich im Körper der Frau, wobei das Gesundheitspersonal als das Übertragungsmedium fungierte. Die britischen Geburtshelfer waren eine der wenigen, die mit den zu der Zeit häufig kursierenden Theorien kollektiv Schluss machen wollten. Aufsätze und Debatten an vielen Geburtskliniken gleichzeitig sind hier zu verzeichnen. Seit dem Ende des 18. Jahrhunderts waren die britischen Geburtshelfer überhaupt sehr fortgeschritten, das haben wir bereits gesehen. Sie führten einen systematischen Kleiderwechsel bei den Ärzten ein sowie eine dreiwöchige Abstinenz von der Praxis, sollte der Arzt mit Kindbettfieberfällen zu tun gehabt haben. Sie achteten auf die übliche Handhygiene und auf die Reinigung der Wäsche. Es gab auch Versuche mit Chlor, aber diese hatten keinen Vorrang.

Semmelweis war über die britische Schule der »Kontagionisten« informiert und hatte einiges von ihnen übernommen. Wir wissen, dass er während der ersten Unterbrechung seiner Stelle im Oktober 1846 nach Dublin reisen wollte. Mit der Idee, dass das Kindbettfieber eine ansteckende Krankheit sei, war er aber nicht einverstanden. Er sah die Ursache des Kindbettfiebers in dem zersetzten Stoff, nicht im Körper der Frau. Wir werden diesen Unterschied zwischen beiden Auffassungen noch genauer herausarbeiten. Zunächst ist aber für uns wichtig, dass den britischen Ärzten die Übertragung der Krankheit von einer Frau auf die andere aufgefallen war und dass sie dies, als Erste überhaupt, rekonstruierten.

Der schottische Geburtshelfer Alexander Gordon aus Aberdeen war in diesem Zusammenhang einer der wichtigsten Vorgänger von Semmelweis. Für viele, vor allem im angelsächsischen Raum, war er sogar der wahre Entdecker der Ursachen des Kindbettfiebers, weil er seine Beobachtungen bereits im Jahre 1789 anstellte. Gordon fielen während seiner Praxis Ähnlichkeiten zwischen dieser Krankheit und der Wundrose auf, die zur gleichen Zeit in Aberdeen wütete. Wundrose – Erysipel – ist eine Hautrötung, und wie wir heute wissen, wird diese Rötung durch eine sich rasch ausbreitende Streptokokken-Vermehrung im Körper verursacht. Die Krankheit wurde schon damals in Zusammenhang mit den Wunden gebracht, auch wenn damals nicht klar war, dass der Grund dafür war, dass Wundsekrete eine sehr große Menge von diesen Streptokokken enthalten. Man bemerkte lediglich, dass, wenn sich Menschen eine Wunde zuzogen und diese nicht wirklich heilte, sich eine Rötung ausbreitete – daher auch der Name Wundrose. Heute wissen wir, dass die Wundrose ein Zeichen der Infektion im Blut ist oder eine Blutvergiftung, also auf die gleiche Ursache wie Kindbettfieber zurückzuführen ist. Gordon war somit auf der richtigen Spur. Allerdings hielt er die Wundrose ebenso für eine ansteckende Krankheit wie das Kindbettfieber, was so nicht stimmt, weil die Ursache der Wundrose die Verunreinigung einer Wunde ist, auch wenn eine Übertragung durch die Infizierung über verwundete Körperhöhlen erfolgen kann. Dies geschieht vor allem, wenn das Immunsystem insgesamt geschwächt ist. In der Zeit der beschränkten Hygiene, in der Zeit der Unterernährung der armen Bevölkerung war es daher durchaus möglich, dass die Wundrose in der Stadt bei mehreren Personen gleichzeitig auftrat, weil es die Infektionserreger bei geschwächten Menschen besonders leicht haben.

Damit wäre Gordon mit seinen Überlegungen der Erste, der das Kindbettfieber nicht unbedingt dem Frauenkörper zuschrieb, sondern eine Art Krankheit in Verbindung mit dem Umfeld jeglicher Wunde feststellte. Er brachte die Geburtshelfer dazu, eine andere Ursache als die emotionale Befindlichkeit der Frauen, deren soziale Herkunft oder ihr Alter zu suchen. Er ermöglichte, die Krankheit ein wenig zu entpersonalisieren, und versuchte, sie aus den Fesseln unterschiedlicher Scheinzusammenhänge, wie der Milchtheorie, zu befreien. Das Interessante an Gordons Geschichte ist für uns, dass so wie bei Semmelweis auch seine Erkenntnis im Spannungsfeld mit allen damals üblichen Theorien, wie Milchstauung, Wochenflussstau und anderen frauenspezifischen, physiologischen Erscheinungen landete. Gordon hatte die Rolle der Ärzte und Hebammen bei der Übertragung der Krankheit erkannt. Er führte Aufzeichnungen darüber, welche Hebamme und welcher Arzt sich wo aufhielten, und versuchte somit den Infektionspfad zu rekonstruieren. Er verlangte in seinen Schriften, dass Hände und Kleider desinfiziert würden. Er stellte selbst seine Dienste ein, wenn er sah, dass eine Epidemie sich in seiner Praxis ausbreitete. Er sprach die Ansteckungsgefahr konkret an. In seinem Buch finden wir genaue Beobachtungen, welche Hebamme welche Frau infizierte, wie sie danach erwartungsgemäß weitere Frauen ansteckte und wie dies bei den Ärzten genau den gleichen Ansteckungspfad auslöste. Gordon beschrieb in seiner Korrespondenz, dass er voraussagen könne, welche Patientin infiziert werden würde, als er feststellte, dass entweder er oder andere Ärzte Kindbettfieberfälle in seiner Praxis hatten. Bei Gordon nahm aber Leichengift keine besondere Stellung ein, sondern die ungenügenden Hygienemaßnahmen allgemein wurden für die Krankheit verantwortlich gemacht.

Gordon konnte nicht sagen, wie die Ansteckung übertragen wurde, was eigentlich übertragen wurde. Er erklärte auch nicht, woher diese Ansteckung kam. Er beschrieb lediglich den Pfad, ohne den Auslöser zu identifizieren. Anhänger von Semmelweis bemerkten dies, um ihm den ersten Platz in der Entdeckungsgeschichte zu sichern. Ob Semmelweis Gordons Schriften kannte, ist uns nicht bekannt. In seinem Buch verweist er nicht auf sie, soviel lässt sich sagen. In seiner Diskussion mit den britischen Ärzten nannte er seinen Namen nicht. Wir wissen aber, dass auch Gordon sich mit seiner Entdeckung unter seinen Kollegen unbeliebt machte. Die Idee, dass Kindbettfieber direkt mit der ärztlichen Versorgung der Mütter etwas zu tun hatte, beunruhigte also die Gemüter nicht nur in Wien.

In der Geschichte zur Erforschung der Ursachen des Kindbettfiebers, in der auch nach anderen als frauenspezifischen Erklärungen gesucht wurde, muss auch der zweite Schotte Sir James Young Simpson erwähnt werden, der die Analogie zwischen Kindbettfieber und dem sogenannten »Chirurgie-Fieber« erkannte. Dieser Analogie zwischen Kindbettfieber und Chirurgie-Fieber, unter der um diese Zeit manchmal Mediziner selbst litten, begegnen wir also nicht nur im Fall von Jakob Kolletschka. Es waren zwei Phänomene, deren Verbreitung mit dem Aufkommen der medizinischen Interventionen und dem Ausbau der großen Krankenhäuser einhergingen. Gleichzeitig erklärt uns diese parallele Erscheinung das Interesse der anderen medizinischen Disziplinen am Fall Semmelweis, wie zum Beispiel des erwähnten Wiener Internisten Carl Haller, der die Bedeutung der Erkenntnis von Semmelweis für Krankenhäuser allgemein hervorhob.

Er arbeitete an seinen Theorien über Kindbettfieber zur gleichen Zeit wie Semmelweis. Auch wenn Simpson hier den ähnlichen Weg wie Semmelweis ging und nach einer über die frauenspezifischen Prozesse im Körper hinausgehenden Erklärung suchte, hatte Semmelweis bei ihm keinen unterstützenden Dialogpartner gefunden. Wie wir bereits aus seiner Wiener Korrespondenz wissen, war Simpsons Reaktion auf die Erkenntnisse von Semmelweis ziemlich unfreundlich. Die Theorie des Wiener Arztes bezeichnete er als bedeutungslos, vermutlich weil sie so sehr seiner eigenen glich. Beide beschritten den gleichen Weg des Vergleichs, der sie darauf brachte, dass Kindbettfieber keine frauenspezifische Krankheit war. Simpson schien in seiner Suche nach den Ursachen weiter zu sein als Semmelweis, in der britischen Geburtshilfe kannte man die Wirkung der Chlorwaschungen. Er konnte aber – wie Semmelweis – die üblichen Vorurteile in Europa nicht bezwingen. Die beiden hatten sich also nichts vorzuwerfen.

Für viele Wissenschaftshistoriker und Medizinhistoriker ist der amerikanische Gynäkologe Oliver Wendell Holmes der wichtigste Vorreiter von Semmelweis oder sogar der wahre Entdecker des Kindbettfiebers. Ein Mitstreiter, könnte man sagen, denn die zwei Geburtshelfer ergänzten sich. Holmes hielt sich im Rahmen seiner Ausbildung in Paris auf, was ihm einen Einblick in die Umstände großzügiger Krankenhausorganisation in Europa gewährte. Gleichzeitig konnte er sich dadurch auch mit den reichen Pariser Erfahrungen betreffend Kindbettfieber vertraut machen. Paris wurde zu einem bekannten Wallfahrtsort der amerikanischen Ärzte. Holmes war Arzt am Massachusetts General Hospital und später wurde er Professor des Dartmouth College. Für uns ist das Jahr 1846 wesentlich, in dem Holmes seinen Vortrag über die »Ansteckungsfähigkeit des Kindbettfiebers« vor der Bostoner Gesellschaft medizinischer

Entwicklung hielt. Das Jahr, in dem Semmelweis erst mit seinen Beobachtungen begann.

Holmes war kein Wissenschaftler in dem Sinne, wie Semmelweis es für sich verstand. Er war ein Praktiker und was er sah, war, dass die Krankheit häufig durch Ärzte und Schwestern von Patientin auf Patientin übertragen wurde, wie er in seinem Aufsatz schrieb. Er meinte sogar, dass die ärztlichen Instrumente die Krankheit verbreiteten. Er sprach auch von einer »giftigen Atmosphäre des Krankenhauses«[6]. Holmes wurde von dem bekannten Gynäkologen Charles Meigs aus Philadelphia kritisiert, der ihm vorwarf, seine Argumente wären schwammige Träume eines Schreiberlings, und festhielt, dass jeder Arzt, der das Kindbettfieber genauer betrachte, zu der einzig gültigen Meinung kommen müsse, dass die Epidemie ein Unglück sei, bei dem der Arzt nicht viel tun könne.

Die amerikanische Debatte bietet darüber hinaus ergänzende Überlegungen zum Wiener Fall Semmelweis, die sich im Verlauf interessanterweise ähneln. Einerseits bemerkten nach den Hinweisen von Holmes auch andere Ärzte, so etwa ein gewisser Doktor Gooch, dass sie die gleichen Ansteckungspfade in ihrer Umgebung feststellen konnten. Gooch schreibt in seinem Bericht sogar über die Krankenschwester, welche die Leiche einer am Kindbettfieber gestorbenen Frau wusch und bei der die Tage darauf weitere von ihr bei der Geburt betreute Frauen an Kindbettfieber starben. Andererseits meinte ein gewisser Doktor Condie, dass er an die beschriebene Ansteckung von Holmes nicht glaube, aber dass er die Maßnahmen trotzdem treffen würde. Eine ähnliche Haltung nahm eigentlich Johann Klein in Wien an, der sich nicht davon abbringen ließ, dass das Miasma schuld sei. Trotzdem führte er aber die Händehygiene, so wie es Semmelweis vorgeschlagen hatte, ein. Ein anderer Kollege von Holmes namens Blundell warf ihm vor, dass er durch seine Aufzeichnungen den Ansteckungspfad der Krankheit personalisiere. Wolle er etwa die Ärzte denunzieren? Auch weitere Ärzte sprachen diese Personalisierung der Krankheit rund um eine Praxis und einen Hebammenkreis an und empfanden das als sehr heikel. Holmes wolle Schuld zuweisen. Und das wurde natürlich nicht akzeptiert. Holmes fehlten einfach die Beweise, meinten viele. Es fehlten ihm die gleichen

Beweise, die auch Semmelweis fehlten. Die Beweise über die Existenz der Mikroorganismen.

Uns geht es aber nicht um die Feststellung, wer als Erster auf die Idee kam, das Kindbettfieber aus dem Rahmen einer frauenspezifischen Krankheit zu lösen. Wir wollen auf die historische Dynamik der Debatten um das Kindbettfieber hinweisen. Diese Diskussionen wiesen durchaus Parallelen auf. Am Anfang stand die feste Überzeugung, diese Krankheit sei an den weiblichen Körper gebunden, und die feste Ansicht, dass sie epidemisch auftrete. Diese zwei festen Bausteine standen nicht nur Ignaz Semmelweis im Wege, sondern allen Geburtshelfern, die versuchten, einen anderen Weg der Erklärung zu finden. Die historischen Debatten in Großbritannien und in den Vereinigten Staaten waren nicht so vernetzt, wie wir es heute kennen. Hier und da erhoben sich Stimmen, die diskutiert oder wieder eingedämmt wurden. Der Weg war für viele holprig, weil sie sich nicht in dem mehrheitlichen Diskurs der Geburtshelfer bewegten. Das geht aus den Reaktionen auf die Überlegungen der drei Vorreiter klar hervor. Auch das muss uns bei der Betrachtung des Falls Semmelweis klar sein. Auch wenn die anderen Geburtshelfer ähnliche Ideen vertraten und eigentlich alle gemeinsam auf der richtigen Spur waren, so war der Weg der Akzeptanz dieses neuen Wissens noch lange nicht geebnet.

Gleichzeitig ist die Argumentation von allen diesen Mitstreitern von Semmelweis deshalb für uns interessant, weil sie uns zeigt, welch ein zentraler Stellenwert auf die Erfahrungen, auf die Praxis und das alltägliche Geschäft gelegt wurde. Dies ist keinesfalls als Zeichen des Mangels an Mitteln zu verstehen, etwa dass den Herren keine Labors mit Mikroskopen zur Verfügung standen oder sie noch nicht von Mikroorganismen und deren tötender Wirkung auf Lebewesen gehört hatten. Der britische Arzt Joseph Lister, der im Jahre 1865 im Vergleich zu Semmelweis ein Mikroskop besaß und die Existenz der Keime an den Händen der Ärzte nachweisen konnte, hatte ebenfalls lange mit einer Abneigung der Fachkollegen zu kämpfen. Trotz seiner Beweise der Existenz dieser Keime und deren entzündungserregender Wirkung wollten sich viele zu seiner Theorie, dass Kindbettfieber praktisch eine Blutvergiftung sei, nicht bekennen.

Noch zwanzig Jahre nach Semmelweis' Tod, in einer Zeit, in der sich diese antiseptischen Maßnahmen von Lister in Großbritannien bereits verbreitet hatten und in der das medizinische Fachpublikum dank der Arbeiten von Louis Pasteur und Robert Koch über die Existenz von Mikroorganismen Bescheid wusste, finden wir nach wie vor Lehrbücher der Geburtshilfe, die die hygienischen Vorbeugungsmaßnahmen nicht in den Mittelpunkt der Bekämpfung des Kindbettfiebers stellen. Diese Lehrbücher gehen zum Beispiel eher auf Beobachtungen der medizinischen Intervention bei der Geburt ein und argumentieren von dieser heraus, als dass sie die Existenz von Mikroorganismen in den Mittelpunkt der Argumentation stellen würden. So lehrt uns etwa ein Buch der Geburtshilfe aus dem Jahre 1899, dass statistisch erwiesen sei, dass »je tiefer die Hand eingeführt werden muss, desto größer ist die Zahl der Todesfälle an Kindbettfieber«[7]. Man beugt durch sorgsame Intervention vor, nicht aber durch Händedesinfektion.

Auch werden noch lange nach Semmelweis und nach der Ausbreitung der Theorie der antiseptischen Maßnahmen von Lister die frauenspezifischen Merkmale wie Alter oder soziale Herkunft nach wie vor als Ursachen des Kindbettfiebers wahrgenommen. In einer Dissertation der Leipziger Universität aus dem Jahre 1934 werden die Kindbettfieberfälle und die Statistiken in Deutschland seit dem Jahre 1890 bearbeitet. Es fällt kein Wort über hygienische Vorbeugungsmaßnahmen, keine These der Infektion durch das Gesundheitspersonal. Das Alter der Frauen wird hier als Risikofaktor genannt. Drei Jahre später wird in einer Dissertation der Erlanger Medizinischen Fakultät die Antisepsis erwähnt. Wenn auch nur am Rande, denn hier wird auf die mechanischen Maßnahmen der Entfernung der entstandenen Infektionen aus der Gebärmutter mittels eines Sauggeräts eingegangen. Diese mechanischen Maßnahmen waren übrigens bis zur Entdeckung der Antibiotika ein wesentlicher Bestandteil der Behebungen des Kindbettfiebers. In einem deutschen Lehrbuch für Geburtshilfe wird im Jahre 1886 zum Beispiel von der Gebärmutterentfernung als Maßnahme gegen Kindbettfieber geschrieben.

Im Jahre 1884 beschrieb man die zweite Folge der puerperalen Sonne, die diesmal in Göttingen aufging. Anton Rosenbach, ein

Chirurg aus Göttingen, entdeckte im »streptoccocus haemolyticus« den häufigsten Erreger des Kindbettfiebers. Er lieferte Beweise für die Vergiftung des Blutes durch diese Streptokokken, die das Fieber verursachten. Man machte sich an die Bekämpfung, die bis heute andauert. Heute wird Kindbettfieber im modernen Ärztejargon als »puerperale Sepsis« bezeichnet, noch immer registriert und dokumentiert. Eine puerperale Sepsis wird festgestellt, wenn die Frau im Wochenbett zweimal Fieber über 38 Grad hatte. Die heutige Abteilung für Frauenheilkunde des Wiener Allgemeinen Krankenhauses hatte zum Beispiel im den letzten fünf Jahren eine durchschnittliche Fieberrate von 0,25 Prozent. Die Situation ist natürlich ganz anders als in der von uns untersuchten Periode. Das Fieber wird schneller festgestellt, es werden auch bei einer Gefahr der Infektion vorbeugend Medikamente eingesetzt. Zwar kommt das Fieber noch vor, aber nur selten, und es kann mittels Antibiotika leicht behoben werden, die in der Geschichte des Kindbettfiebers als das Mittel zur Rettung der Mütter angesehen werden. Bis zu ihrer Verwendung und der Durchführung der Vorbeugungsmaßnahmen war eine holprige und konfliktreiche Entwicklung nötig, heraus aus Mythen einer Frauenkrankheit und Scheinzusammenhängen, hin zu einer allgemeinen Infektion, die jeden von uns treffen kann. Semmelweis sowie seine Mitstreiter musste sich gegen ihre eigene Zunft stellen, um eine Veränderung zu erwirken. Wir möchten uns hier noch einmal genauer den Ursprung dieser Zunfterhebung ansehen. Denn diese Entwicklung geschieht parallel zu der immer systematischer werdenden Identifizierung von Krankheiten in der Entwicklung der Medizin. Die Mütter von Semmelweis leiden unter der medizinischen Entwicklung so wie sie auf diese warten müssen, um endlich gerettet zu werden.

Gegen die Götter in Weiß

»Ja, die Ärztewelt befand sich sogar in dem verhängnisvollen Irrtum, dass man ohne Gefahr für die Pflegebefohlene unmittelbar nach vorausgegangenen Leichenuntersuchungen geburtshilflich tätig sein könne, wenn man nur für eine gute Reinigung der Hände mit Wasser und Seife gesorgt habe.«[8] So schildert Theodor Wyder 1906 die Ausgangslage in der Zeit, als Ignaz Semmelweis Assistenzarzt in Wien war. Das war der hygienische Alltag nicht nur an der Wiener Geburtsklinik, sondern an vielen anderen Geburtskliniken weltweit. Gegen diese nicht ausreichende Gepflogenheit schritt Semmelweis mit seiner Chlorkalklösung als zusätzlicher Reinigung für die Hände der Ärzte ein. Dass sich der medizinische Alltag so hartnäckig gegen Neuerungen sträubte, hatte nichts mit Böswilligkeit zu tun. Einerseits fehlte in der Sicht der Ärzte der wissenschaftliche Beweis, andererseits lag es sicher auch an der Eitelkeit einer über Jahrzehnte etablierten medizinischen Alltagspraxis. Da diese Praxis halbwegs funktionierte, wollte man gerade in der Phase der Sensibilisierung des Fachs Gynäkologie als medizinische Teildisziplin vorsichtig vorgehen und Neues nicht gleich ohne Weiteres akzeptieren. Entgegen dieser Alltagspraxis stand Semmelweis mit seiner Erkenntnis und machte sie zu einem Diskussionsthema.

»Dass es mir durch meine Maßregeln gelungen ist, vom Mai 1847 angefangen bis zum heutigen Tag, den 19. April 1859, also durch 12 Jahre an drei verschiedenen Anstalten, welche früher alljährlich von furchtbaren Kindbettfieberepidemien heimgesucht waren, das Kindbettfieber in dem Grade auf einzelne Fälle zu beschränken, dass selbst der hartnäckigste Verteidiger des epidemischen Kindbettfiebers dies keine Epidemie nennen kann.«[9] Zwölf Jahre. Drei Kliniken. Drei rasante und deutliche Senkungen von Kindbettfieber. Ignaz Philipp Semmelweis fasste sein Bestreben und seinen Kampf in seinem Lebenswerke *Ätiologie, der Begriff und die Prophylaxis des*

Kindbettfiebers kurz und prägnant zusammen. In allen drei von ihm genannten Fällen hatte er tatsächlich die furchtbare Mortalitätsrate durch seine Maßnahme besiegt. Auch wenn hinter ihm bis zum Jahre 1859 keine wissenschaftliche Veröffentlichung lag, verfügte er über bemerkenswerte Erfolge in der Praxis. Trotzdem weigerten sich die Ärzte, ihm recht zu geben.

Wir haben Ignaz Semmelweis vorerst im Jahre 1850 in seinem Zug nach Budapest verlassen. Die darauffolgenden Ereignisse – und das Schicksal des Arztes, das bis zu diesem Werk geführt hat – sind für uns insofern von Bedeutung, als sie das Wiener Geschehen spiegeln. Deshalb beschreiben wir hier die Spannungsfelder der Diskussionen nach 1850. Somit gehen wir gleich zum Jahr 1854. In diesem Jahr verzeichnete Semmelweis seinen zweiten Erfolg der Bekämpfung des Kindbettfiebers. Er hatte seit dem Jahre 1851 eine relativ unbedeutende Stelle am Sankt Rochus Krankenhaus inne, einer kleinen Geburtsklinik, die bis heute in Budapest existiert und inzwischen nach Semmelweis benannt worden ist. Dort führte er kurz nach seinem Antritt die Waschungen ein. Warum wohl, fragten zunächst die Kollegen, denn im Sankt Rochus wurden keine Leichen geöffnet. Kein Leichengift konnte somit an die Hände der Ärzte gelangen. Dann wäre das schon ein Beweis dafür, dass das Kindbettfieber doch eine Epidemie war?

Semmelweis glaubte dies offenbar nicht und beobachtete den Alltag, so wie er es in Wien getan hatte. Ihm fiel dabei auch die Praxis seines Vorgesetzten auf, der gleich nach chirurgischen Interventionen, während seine Hände fast noch mit Blut bedeckt waren, weitere Patientinnen behandelte. Wir haben von den Parallelen zum Chirurgie-Fieber und Kindbettfieber schon gehört. Auch Semmelweis hatte in Wien seine Erfahrung mit anderen Wundsekreten gemacht. Er führte das Kindbettfieber nicht nur auf das Leichengift zurück, wie ihm oft von seinen Kritikern vorgeworfen wurde. So lag es nahe, dass er genau diese Praxis als verantwortlich für die Kindbettfieberfälle in Sankt Rochus ansah. Oder zumindest es wagte und versuchte, die Waschungen dagegen einzusetzen. Die Waschungen wurden auch vorgenommen und das Ziel wurde damit erreicht. Die Sonne der Chlorkalklösung ging auch in Budapest auf. Sein Resultat war sogar besser als damals in Wien. Das Krankenhaus konnte sich über eine Sterblichkeitsrate von 0,85 Prozent freuen. Ein zweiter Erfolg für Ignaz Philipp Semmelweis.

Gestärkt durch diese Bestätigung, bewarb er sich um die Position des Professors der Geburtshilfe an der Universität Pest, die durch das Ableben von Flórian Bilby gerade frei wurde. Allerdings blieb seine Leistung im Sankt Rochus Krankenhaus, so die historischen Quellen, ohne jegliche Anerkennung der ungarischen Kollegen. Die Bewerbung auf die Professur war daher kein leicht zu gewinnender oder gar kein einfacher Sprung. Er war sogar fast schicksalhaft. Semmelweis trat nämlich gegen Carl Braun an, der fünf Jahre zuvor seine Wiener Assistenzstelle übernommen hatte. Angeblich zogen die Budapester Geburtshelfer auch Carl Braun vor. Ironischerweise setzten sich die Wiener Ärzte in der Kommission für die Bestellung von Semmelweis ein und haben dadurch darüber entschieden, weil sie letztendlich Semmelweis gegen Carl Braun durchsetzten.

Wiederum finden wir hier unterschiedliche Thesen, wie dies geschah. Wir möchten manche anführen, um den Wiener Konflikt noch einmal beleuchten zu können. Eine nicht unwesentliche Rolle spielt Semmelweis' Studienkollege und Freund Lajos Markusovszky. Der hatte während der Verhandlungszeit der Kommission einen unterstützenden Brief in der Wiener Medizinischen Wochenschrift veröffentlicht. Markusovszky hatte sich nach seinem Abschluss mehr der Organisation des Gesundheitswesens als seinem Beruf der Chirurgie zugewandt. Er gründete 1857 die ungarische Medizinische Wochenzeitschrift, die bekannte »Orvosi Hetilap«, in der dann auch Semmelweis mehrmals publizierte. Der Einfluss von Markusovszky auf das Berufungsverfahren war daher durchaus möglich. Angeblich hatte aber der Wiener Teil der Entscheidungskommission nur deshalb für Semmelweis gestimmt, weil Braun keine ungarischen Sprachkenntnisse besaß. Das stimmte auch und würde Sinn machen. Diese Begründung finden wir ebenfalls in dem Ernennungsdekret vom 18. Juli des Jahres 1855. Dennoch rankten sich um das Berufungsverfahren Gerüchte. Ob sich die Wiener Ärzte auf diese Weise absichern wollten, dass Semmelweis und mit ihm sein Fall nie wieder an der Wiener Abteilung Fuß fassen konnten? Ob sie nur ein paar

Jahre später begriffen haben, dass seine Maßnahmen geholfen haben und nur seine Person in der damaligen Dynamik der Ersten Abteilung ungünstig wirkte? Das werden wir wohl nie genau erfahren. Aber am Fall Semmelweis schieden sich weiter die Geister, soviel können wir sagen. Auch Jahre nach der Revolution, in einer anderen Stadt, in der er kein Ausländer mehr war. Der Fall Semmelweis war scheinbar wie Salz in der Wunde der Ärztezunft. Sehen wir uns genauer an, warum.

Der Streit um die Zunft

In den Biografien über Semmelweis bilden oft seine Angriffe auf die anderen Ärzte den Mittelpunkt der Darstellung des Konflikts zur Akzeptanz seiner Erkenntnis. Semmelweis hätte zu sehr und zu oft gestritten. Die gegen Ende seines Lebens gestartete, internationale Kampagne mittels offener Briefe zeigt für viele die Heftigkeit seines Angriffs auf die Ärzte und bringt seinen emotionalen Stil auf den Punkt. Das mag durchaus sein, aber so eine Erklärung greift ein wenig zu kurz. Es wäre zu einfach, den Konflikt um Semmelweis und das Kindbettfieber als einen Niedergang eines Wissenschaftlers an seiner Wut zu bezeichnen. Selbst der größte Zorn Semmelweis' würde für die Tragweite und für die Dauer des Konflikts noch Jahre nach seinem Tode nicht reichen. Die besagten Angriffe wurden noch dazu erst viel später, als der Konflikt bereits über Jahre diverse Bestrebungen erschwert hatte, geführt.

Außerdem war Semmelweis kein Feind seiner eigenen Zunft, dies zu behaupten wäre kurzsichtig. Semmelweis war ein stolzer Teil der Ärzteschaft und als solcher präsentierte er sich auch nach außen. Ironischerweise beendete Semmelweis noch im Jahre 1844 seine Abschlussarbeit an der Medizinischen Fakultät Wiens mit der Feststellung »Kein Gift kann es in der Hand des Arztes geben«[10]. In ähnlichem Ton schrieb er auch in der Einleitung seines Buches offen darüber, dass in dem Moment, als er im Frühling 1847 die Ursache des Kindbettfiebers feststellte, nur Gott die eigentliche Anzahl der Opfer gewusst habe, die durch die Leichenreste an seinen Händen

den Tod gefunden hatten. Seine Forschung war daher ein Gedächtnisprotokoll, wie wir es schon erläutert haben, und kein Pamphlet gegen seine Zunft. Aber vielleicht war es gerade die Natur dieses Gedächtnisprotokolls, die bei vielen Gewissensbisse, Schuldzuweisungen und Ähnliches hervorgerufen hatte. Die ungarischen Historiker merken in den Biografien immer wieder an, dass gerade jene Gynäkologen, die Semmelweis nicht öffentlich unterstützten, die Waschungen eingeführt hatten, wie man den Entwicklungen an den betreffenden Kliniken entnehmen kann. So hatte die Zunft seine These durch eine Hintertür in die medizinische Praxis einfließen lassen, ohne dass sie sich mit diesem Gedächtnisprotokoll abgeben musste.

Will man dann die Gründe des Scheiterns von Semmelweis in Wien verstehen, muss man über seine Charaktereigenschaften und Persönlichkeitsspezifika hinausgehen. So zeigen die Umstände der Wiener Gynäkologie und der Umstand der Frauenheilkunde auf dem europäischen Kontinent überhaupt, auf welch einem schmalen Grat sich die Diskussion der Ärzte bewegte. Wir haben die zum Teil brüchigen Kenntnisse, Frauenkörper betreffend, bereits im vorigen Kapitel erwähnt. Wie wurde das aber konkret in der medizinischen Alltagspraxis in Wien reflektiert? Dies wäre für uns nun die wesentliche Frage, die uns weitere Bausteine im Mosaik des Konflikts erklärt. Der Unterschied zwischen den Sterblichkeitsraten in der Ersten und Zweiten Abteilung der Geburtsklinik in Wien und die Zusammensetzung des Personals machten Semmelweis' Thesen zu einem implizierten Vorwurf, dass die Mediziner der Wiener Abteilung in ihrer Alltagspraxis etwas falsch machten. Vor allem weil Semmelweis immer wieder betonte, dass die Sterblichkeit erst ab dem 2. April 1839 so rasant gestiegen sei, das heißt an jenem Tage, als die Klinik in zwei Abteilungen, die der Mediziner und die der Hebammen, getrennt wurde[11]. Davon musste sich die Wiener Ärztezunft angegriffen fühlen.

Außerdem ging Semmelweis in seiner Argumentation auf jedes einzelne Detail ein und gab seine ausführliche Beobachtung der gesamten Lage wieder. Er zeichnete alles – bis zu der Art der Reinigung der Wäsche – auf und lieferte ein wichtiges Gedächtnisprotokoll des medizinischen Alltags seiner Abteilung. Und das war nicht alles. Die auf den Vorschlag von Joseph Skoda zusammengestellte Kommission hätte damals unter anderem zum Ziel gehabt, die Assistenten und Studenten neben den jeweiligen Entbindungen an der Abteilung zu vermerken. Semmelweis wollte die Vorgänge um die Entbindungen mit den Sezierdiensten abgleichen, um so dem Infektionspfad näherzukommen. Was für Semmelweis als logischer und rekonstruierender Beweis seiner These klang, war für viele eine Suche nach Schuldigen, bei der sie nicht mitmachen wollten. Dieser Gedächtnisspiegel wurde tatsächlich immer unangenehmer.

Hatte die Zunft wirklich etwas zu befürchten? Waren die Wiener Standards nicht überdurchschnittlich? Hatten sich die Wiener nicht durch Gerard van Swieten Ruhm in Europa verschafft? Die Reaktion der Kollegen wirkte ein wenig übertrieben. Die Medikalisierung der Geburt erfolgte in allen Phasen der Geburt und verzeichnete Erfolge. Man befasste sich bereits üblicherweise mit der Möglichkeit eines Kaiserschnitts, der allerdings auch sehr kontrovers aufgenommen wurde. Manche sahen im Kaiserschnitt die Technologie der Zukunft für Mütter mit Beckenenge und versprachen sich in der Tat, dass schwierige Geburten nun erfolgreicher sein würden. Manche hielten sich eher skeptisch zurück, denn die Überlebensquote der Patientinnen war noch immer nicht besonders hoch. Nachholbedarf wurde allerdings immer wieder im Bezug auf die Fähigkeit festgestellt, die Herztöne des Kindes richtig abhören und rechtzeitig evaluieren zu können. Viele Ärzte kritisierten die beschränkte Praxis und zum Teil beschränkte Erfahrung, die wir schon im Zusammenhang mit den Hebammen erwähnt haben. Es wurden auch neue Instrumente entwickelt, die für eine bessere Versorgung sowohl der Mütter als auch der Kinder führen sollte.

Es wurden auch Fachdiskussionen zu besonders komplizierten Fällen, wie etwa der außergebärmütterlichen Schwangerschaft, geführt und Erfahrungsberichte ausgetauscht. In diesem Sinne waren es eigentlich Forschungsberichte. Wir haben geschildert, dass die medizinische Geburtshilfe ein Teil des neuen Trends war, da die Kliniken als Orte des Forschens und des Unterrichtens ins Leben gerufen wurden. Man befand sich in einem intensiven Kontakt mit Patienten als Bedürftige und mit Patienten als Untersuchungsmaterial.

Und da schlug die Besonderheit von Wien zu. In Wien etablierte sich während Semmelweis' Studium eine weitgehende pathologische Praxis, die sich auch auf die Praxis der Geburtshilfe auswirkte. Die Wiener Gynäkologen hatten, im Vergleich zu den britischen, täglich mit Leichen zu tun. Sie sezierten und lernten von Leichen, das war das Besondere an Wien. Und nun griff Semmelweis, ein junger Assistenzarzt, diese Praxis an, indem er seine Zahlen und Beobachtungen vorlegte. Unser hochgelobtes Expertenwissen tötet die Mütter, so wurden Semmelweis' Zahlen auch interpretiert. Es ist wohl naheliegend, dass diese Entwicklung nur kontrovers beginnen konnte.

Die Leichen im Keller der Wiener Medizin

Der hohe Stellenwert des pathologischen Expertenwissens hatte in Wien eine nicht unwesentliche Vorgeschichte. Um die Zusammenhänge dieser Situation in Wien besser verstehen zu können, müssen wir noch einmal zurückgehen in die Zeit von Johann Lukas Boër. Boër war der Begründer der modernen Geburtshilfe in Österreich und er war bis 1822 der Leiter der Geburtshilfe im Wiener Allgemeinen Krankenhaus. Auch Boër glaubte an die Milchtheorie und betrachtete das Kindbettfieber als eine geburts- oder schwangerschaftsspezifische Krankheit. Allerdings glaubte er gleichzeitig an die Heilkraft der Natur und war fest davon überzeugt, dass die Überbetonung der Pathologie in der Klinik eine überzogene Einmischung sei. Auch wenn Boër die Kindbettfieberfälle nicht erspart blieben, hielten sich seine Sterberaten unter einem Promille. Es soll nicht unbeachtet bleiben, dass Boër für seinen Unterricht ein Holzmodell und keine Frauenleichen verwendete. Für viele in der Stadt war daher Boër nicht nur der sichere Geburtshelfer, der die Mütter nicht in den Tod trieb, sondern der Geburtshelfer, der einen eher friedlichen und natürlichen Übergang der Frauenheilkunde in medizinische Hände schaffte.

Johann Lukas Boër war in vieler Hinsicht der Vorzeigeschüler der josephinischen Tradition, über die wir schon berichtet haben.

Schließlich war er jener, der die erste Lehrkanzel für die Geburtshilfe in Wien bekam. Dies ist sicherlich seiner reichen internationalen Erfahrung zuzuschreiben, er war auch an der Dubliner Geburtsklinik tätig, kannte also den britischen fortschreitenden Geburtshilfediskurs. Anzumerken ist auch, dass er der Studienkollege von Eduard Caspar von Siebold war, der später zu einem der prominentesten Gegner von Semmelweis wurde. Angesichts all dieser Umstände muss Boër in europäischen Medizinkreisen als der erste Gynäkologe des Kontinents bezeichnet werden. Allerdings hatte er auch Feinde. Dies waren Experten aus seinem Fach, die seine Herangehensweise kritisierten, die ihn auch ein wenig um seine Nähe zum Kaiser beneideten.

Adolf Kußmaul, der Heidelberger Geburtshelfer, der eine Zeit lang in Wien weilte, schilderte in seinen Schriften die Ereignisse, die Boër zum Verhängnis wurden und seine Karriere eigentlich vernichteten. Boër hatte die erste Gemahlin des Erzherzogs und späteren Kaisers Franz, die Erzherzogin Elisabeth, bei der Entbindung begleitet. Alles schien gut zu laufen, aber die Erzherzogin starb leider wenige Stunden nach der Geburt an Eklampsie, an einem Krampfanfall, der bei der letzten Phase der Schwangerschaft oder bei der Geburt vorkommen kann und der heutzutage nur ungefähr eine von 3500 Schwangeren betrifft.

Dieses Unglück machte den begabten und berühmten Arzt am Hofe plötzlich unbeliebt. Aufgrund dieses Missfallens am Hof legte er dann vermutlich 1822 sein Lehramt in Wien nieder. Kußmaul schrieb in seinen Erinnerungen, dass aufgrund der Zwistigkeit mit dem Hof Johann Klein als Nachfolger gewählt wurde. Boër hätte Klein als einen inkompetenten Kandidaten bezeichnet und die Administration des Krankenhauses wollte sich angeblich, im Sinne der Meinung des kaiserlichen Hofes, an ihm rächen. Wir können hier die Wahrhaftigkeit dieses Geredes nicht bestätigen. Allerdings sehen wir hier wieder eine mögliche Verstrickung der Administration und das Auftauchen einer bösen Gestalt, die im Fall Semmelweis immer wieder vorkommt: Johann Klein. Noch viel wichtiger für unsere Geschichte ist aber, dass uns dieses Ereignis die Reichweite des Bruchs zeigt, der durch die Anstellung von Johann Klein eingetreten war.

Die Etablierung des neuen Alltags an der Geburtsklinik wurde wesentlich durch eine Abgrenzung von Boër bestimmt. Klein führte einen großzügigen Unterricht an Leichnamen ein, auch für die Hebammen, im Sinne der Weiterentwicklung der Medizin, im Sinne eines Bruchs mit der Tradition von Boër. Solch eine Praxis des Hebammenunterrichts wurde auch an der Pariser Geburtsklinik eingeführt, worauf dann Semmelweis in der Diskussion um die Ursache des Kindbettfiebers verwies. Aus der eben erwähnten frauenkritischen Sicht könnten wir dieses Unterrichtsangebot als eine Art Zulassung der Hebammen zum medizinischen Fachwissen betrachten. Hebammen konnten die Medikalisierung der Geburt aus erster Hand verfolgen und dadurch hatten sie eine wesentlich bessere Möglichkeit ihrer Einflussnahme. Die Argumentation der Pariser Ärzte war aber, dass sie sich dadurch einen stärkeren Einfluss auf die Hebammenkunst versprachen. Bei Klein ging es hingegen primär um eine Maßnahme im Sinne des damaligen Trends, der in Wien im Aufkommen war: sezieren und an sezierten Leichen den Unterricht und somit die Kenntnisse der jungen Mediziner verbessern. Erst als die Abteilungen getrennt wurden, wurde den Hebammen das Sezieren erspart.

Diese immer stärkere Ausbreitung des pathologischen Fachwissens wäre ohne die wesentliche Mitgestaltung durch den jungen Pathologen Carl von Rokitansky undenkbar. Rokitansky erhielt im Jahre 1844 den ersten Lehrstuhl für Pathologische Anatomie. Was Boër für die Geburtshilfe war, das verkörperte Rokitansky für die Pathologen. Rokitansky hatte den Trend nicht nur verstärkt, sondern auch verfeinert. Der junge Pathologe glaubte an die systematische Untersuchung der Krankheiten, er sah in der Pathologie die Grundlage zur Wahrheit der Medizin. Deshalb war es nach ihm unabdingbar, dass das Sezieren ein fester Bestandteil des klinischen Unterrichts wurde. Noch heute wird dies als wesentliches Zeichen des medizinischen Fortschritts durch die Wiener Medizinische Schule angesehen.

Das Ausmaß von Rokitanskys Einfluss wurde aber an der Wiener Klinik nicht nur uneingeschränkt begrüßt. Nicht immer mochte man die Pathologie in Wien. Wieder verrät uns hier einiges die

Geschichte des Wiener Allgemeinen Krankenhauses. Bis 1818 war Johann Valentin von Hildenbrand der Direktor des Krankenhauses, der diametral entgegengesetzte Vorstellungen hatte. Hildenbrand glaubte an die giftige Wirkung der Luft, also an das Miasma. Er war dagegen, die Diagnose an zerstückelten Organen und Körperstellen zu prüfen, er sah die Luftbedingungen als verantwortlich für den gesamten Gesundheitszustand des Körpers an. Hildenbrand sezierte zwar, machte dies aber nicht so systematisch, wie die spätere Schule von Rokitansky dies tat. Auch war Hildenbrand davon überzeugt, dass man im Sinne des traditionellen hippokratischen Ideals nicht allzu viel intervenieren, sondern dass man die eigenen Heilprozesse des Körpers der Patienten fördern sollte. Er verordnete ausreichend Ruhe und Nahrung. Hildenbrand war also ein Mitstreiter des Geburtshelfers Boër. Aus Hildenbrands Zeiten stammt auch die Ansicht, das Fieber sei eine Reaktion auf das Miasma. Seine Tradition bringt uns also auf die Spur des besonderen Stellenwerts des Miasmas bei der Darstellung des Krankheitsbildes des Kindbettfiebers. Nicht nur gegen die Obduktionen, auch gegen ihren Stellenwert richtete sich Semmelweis mit seiner Erkenntnis.

Der Zahlenvergleich der Geburtsklinik aus den Zeiten von Boër und Klein, den Semmelweis in seinen Untersuchungen anführte, ist somit auch als ein Aufeinanderprallen unterschiedlicher Theoriemuster zu verstehen. Natürlich hatte die Kontroverse durchaus pragmatische Auswirkungen. Dass sich Klein durch die Zahlen angegriffen fühlte, wie historische Quellen immer wieder erwähnen, war wohl abzusehen. Jeder Arzt hätte in seiner Berufsausübung alles getan, um jeden Zweifel an seinen Kompetenzen auszuräumen. Die neue Erklärung der Ursachen des Kindbettfiebers war aber ein implizierter Kompetenzzweifel an allen Ärzten. Das zeigt auch die tragische Geschichte des Kieler Geburtshelfers Michaelis, der die Schwere seiner Mitschuld am Tode seiner Cousine nicht ertrug. Klein fürchtete noch dazu berechtigter- und verständlicherweise, dass die Zahlen dem Ruf seiner Klinik schaden würden. Wir haben bereits an der amerikanischen Diskussion um die Kollegen von Oliver Wendell Holmes gesehen, dass die neue Theorie über die

Ursachen des Kindbettfiebers, den Ausbruch der Krankheit, das Gewissen der Ärzte belastete.

Andererseits war es aber weder Böswilligkeit noch Unwissenheit, die Johann Klein dazu brachten, auch den Medizinstudenten in seiner Abteilung die Obduktionen als Pflichtteil der Praxis vorzuschreiben. Klein wollte dem Fortschritt der Medizin nicht im Weg stehen. Im Gegenteil, er glaubte genau im Sinne des Fortschritts zu handeln. Und noch immer wusste niemand, dass gerade dies der Grund für die immer höher werdenden Sterblichkeitsraten gewesen war. Übrigens war Semmelweis von der Modernität und Richtigkeit der anatomischen Ausrichtung des medizinischen Fachwissens fest überzeugt. Er war ja selbst ein begeisterter Anhänger von Rokitansky. Für uns eröffnet sich damit ein wichtiges Spannungsfeld, das weit über Semmelweis hinausgeht. Das Spannungsfeld um den Stellenwert der Obduktionen, das gerade durch das Kindbettfieber ans Tageslicht kam. Das Spannungsfeld der »Götter in Weiß«, die geglaubt haben, ihr Wissen und ihren Fortschritt im Griff zu haben.

Dieses Spannungsfeld floss dann in die jeweiligen Interaktionen ein. Dieser Aspekt bringt uns näher an die kontroverse Stimmung, die Semmelweis' Thesen ausgelöst haben. Es ging nicht nur um Semmelweis oder Klein, es ging um die Diskurse rund um die Pathologie, rund um die Geburtshilfe, rund um die Rolle der Ärzte bei der Geburt. Die Aufteilung dieser Diskurse war gleichzeitig nicht eindeutig: Das Miasma ruhte neben dem Respekt vor dem Sezieren. Dies machte es eigentlich für Semmelweis unmöglich, sich nur an die Seite von Boër zu stellen. Dieser stand zwar für das respektvolle Vorgehen beim Sezieren, er stand aber auch für die Miasma-Theorie, die Semmelweis widerlegen wollte.

Die Praxis von Johann Klein präsentierte sich hingegen als selbstbewusst, da sie der damals vorherrschenden Meinung entsprach. Gegen die neue Erkenntnis von Semmelweis stellte Klein eine Mischung aus zwei ursprünglich gegensätzlichen Traditionen. Bei Betrachtung des Kindbettfiebers stützte er sich auf die Theorie der Miasmen, die auf die alte Tradition von Hildenbrand zurückzuführen war, und auf den in der Zeit immer wichtiger werdenden Stellenwert der Obduktionen, die mit dem Aufstieg von Rokitansky gerade hochmodern wurden. Denn während die Theorie des Miasmas sich noch einer Zustimmung erfreute, waren es die Obduktionen, die sich schon, und gerade jetzt, eines großen Zuspruchs erfreuten. Der Zeitpunkt war für Kleins Argumentation also bestens gewählt, auch wenn er sich dessen nicht bewusst war. Er hatte das Alte noch an seiner Seite und das Moderne stand schon hinter ihm. Nicht so bei Semmelweis.

In dieser Hinsicht war auch das 19. Jahrhundert für Semmelweis schicksalhaft. Denn die Medizin erfuhr eine grundlegende Veränderung, welcher wir heute noch die systematischen Diagnosen der Krankheiten verdanken. Diese Entwicklung basierte allerdings auf dem methodischen Sezieren der Leichen, Leichen, die Mikroorganismen verbargen, mit welchen Frauen infiziert wurden. Aus diesem Paradox des medizinischen Fortschritts ragt die Zweischneidigkeit von Semmelweis' Erkenntnis hervor. Denn je bedeutender in der Geschichte des Krankenhauses die pathologisch-anatomische Richtung der Wiener Medizinischen Schule wurde und die damit verbundene steigende Praxis der Obduktionen, umso mehr Frauen starben am Kindbettfieber. Diese Frauen fielen dem medizinischen Fortschritt zum Opfer. Das zu behaupten beeinträchtigte nicht nur den Alltag der Ärzte, sondern war eine Anfeindung der Zunft selbst.

So stellte sich auch der deutsche pathologische Anatom Rudolf Virchow vehement gegen Semmelweis und gegen seine Schlussfolgerungen. Dies hatte jedoch nichts mit der Person Semmelweis zu tun. Virchow war generell gegen die Auffassung, dass Mikroorganismen Krankheiten verursachen, auch wenn Lister, Pasteur und Koch die Bühne der Medizin schon betreten hatten. Virchow bezeugte damit den festen Stand, den die Pathologie hatte. Um solche impliziten Vorwürfe an eine bedeutende Ausrichtung des medizinischen Fortschritts richten zu können, waren handfeste, unabdingbare Beweise notwendig. Da ging es um mehr als nur um Instrumentalisierungen von Personen.

Es wird in die Hände gespuckt

Semmelweis wollte keinen Konflikt. Zumindest am Anfang nicht. Sein Anliegen war es, die Zahl seiner erkrankenden Patientinnen zu verringern. Dabei konnte er nicht ahnen, dass er mit dem Kindbettfieber in den Mittelpunkt der aktuellen Spannungen rund um den medizinischen Fortschritt geriet. Es war ihm anfangs nicht bewusst, dass er durch seine Zahlen eine unfassbare Wahrheit ans Licht brachte: Die Epidemie des Kindbettfiebers war mit dem medizinischen Fortschritt eng verbunden. Bis zum 18. Jahrhundert waren die Kindbettfieberfälle eher sporadisch aufgetreten. Noch zu Semmelweis' Zeiten herrschte zum Teil die allgemeine nichtmedizinische Meinung, dass eine gewisse Opferzahl bei der Geburt von den Naturgesetzen her unabdinglich sei. Dies spielte natürlich bei der Verharmlosung der Opferzahlen von manchen Kollegen mithinein. Es gab durchaus solche, die gelassen den Statistiken zusahen, ohne etwas zu unternehmen. Klein erfuhr keinen Handlungsdruck, selbst vom Ministerium nicht. Ähnlich war es auch bei Semmelweis' Vorgänger Eduard Lumpe. Es hatte sich lange niemand besonders erregt, wenn es um das Kindbettfieber ging.

Dann kamen aber die Epidemien. Immer wieder. Und immer heftiger. Die ersten Epidemien wurden zwar in Paris schon im 17. Jahrhundert festgestellt, diese waren aber nicht so gewaltig und nicht so weitreichend. Im Laufe des 18. Jahrhunderts wurde auch der britischen Insel dieses Phänomen nicht erspart. Solche großen Epidemien wurden im Laufe des 18. und 19. Jahrhunderts in London, Dublin oder Aberdeen verzeichnet. Wien hatte daher auf keinen Fall den Schwarzen Peter unter den Geburtskliniken gezogen, die Stadt lag im europäischen Durchschnitt. Nichtdestotrotz waren die Zahlen ärgerlich und der österreichischen Administration immer unangenehmer.

Wir wissen heute, dass diese Epidemien mit der Ausbildung der Krankenhäuser und Geburtskliniken zunahmen und dass sie gerade mit diesem Ausbau zusammenhingen. Semmelweis lieferte uns eine der ersten und wichtigsten Spuren der Krankenhausinfektionen, die bis heute verfolgt wird. Damals fiel das niemandem so schnell auf.

Statistiken wurden zwar geführt, aber nicht systematisch. Zum Beispiel wurde manchmal anstatt Kindbettfieber eine Bauchfellentzündung in den Totenschein eingetragen. Die Zahlen wurden auch nicht systematisch analysiert oder für die Diskussion über Vorbeugungsmaßnahmen verwendet, Austausch unter den Geburtshelfern gab es nur zu einem begrenzten Maße mittels Briefen unter einzelnen befreundeten Kollegen. Die Ärzte publizierten zwar, aber die heutige Reichweite der Rezeption der Artikel erreichten sie nicht. Man verfügte über keine Vergleiche, keine systematischen Aufzeichnungen, wie wir sie aus der heutigen Zeit kennen. Dafür musste man Semmelweis' sorgfältige Aufarbeitung der Geschichte der eigenen Abteilung abwarten, um solche Zahlen als einen Teil eines Beweises miteinbeziehen und daraus Vorbeugungsmaßnahmen ableiten zu können.

Vieles aus der Geschichte des Kindbettfiebers rund um den Globus deutet darauf hin, dass möglicherweise schon während der ersten Jahre des wiederholten Auftretens der Kindbettfieber-Epidemien der Verdacht aufgetaucht sein mag, dass die Geburtshelfer selbst die Krankheit verursachen oder übertragen könnten. Aber es gab auch schon früher Kindbettfieber, nur nicht so häufig. Laut wurden deshalb diese Überlegungen nicht gedacht. Die Ärzte wären ja gegen sich selbst gewesen. Gegen die versprochene Professionalisierung des Personals rund um die Geburt, welche die europäische staatliche Administration vorsah und großzügig förderte.

In diesem Kontext sind auch viele der konkreten Angriffe auf Semmelweis und seine Erkenntnis zu lesen. Wir haben schon gezeigt, dass manche Reaktion gar nicht ablehnend war, da Semmelweis einige Geburtshelfer aus Deutschland durchaus überzeugt hatte. So den schon erwähnten Adolf Kußmaul aus Heidelberg. Den bekannten Göttinger Gynäkologen Caspar von Siebold hatte er zwar von der tödlichen Wirkung des Leichengifts nicht überzeugen können, aber er war zumindest bereit, einer gewissen Nützlichkeit der Waschungen zuzustimmen. Manche Reaktion wirkte aber ein wenig gleichgültig, womit der junge Semmelweis nur schwer punkten konnte, wollte er nun mittels einer Anerkennung seine Forschung und womöglich seine Position in Wien stärken. Er brauchte

Unterstützung, aber seine Dialogpartner waren entweder empört oder teilnahmslos.

Die Wiener Reaktionen ein paar Monate vor seiner Entlassung haben sich durchaus als diese Mischung aus Gleichgültigkeit und einer gewaltigen Ablehnung einer solchen These dargestellt. Sehen wir uns jene Reaktionen an, die Semmelweis auch nach seiner Entlassung in Wien noch weiter verfolgten. Sie offenbaren uns nämlich das Spannungsfeld zwischen dem alten und neuen Wissen, eine Wand aus Miasma und Obduktionen, an der Semmelweis hoffnungslos abprallen musste.

Eduard Lumpe, sein Vorgänger an der Wiener Abteilung, verkörperte genau die Basis der Alltagspraxis an der Ersten Abteilung, gegen die Semmelweis mit seinen Zahlen und Beobachtungen ab dem Jahre 1847 argumentierte. Lumpes Überzeugungen beruhten, wie wir ja schon wissen, primär auf der Theorie des schlechten Miasmas. Lumpe hielt an dieser Hypothese noch jahrelang fest. Er erinnerte an sie auch in der Diskussion um Semmelweis' Vortrag im Jahre 1850 und argumentierte gegen Semmelweis mit der ungleichen Aufteilung der Patientinnen zwischen beiden Abteilungen. Die Erste Abteilung nahm vier Tage die Woche auf, die Zweite Abteilung nur drei Tage die Woche. Dieses Ungleichgewicht sei der klare Beweis dafür, dass man die Erste Abteilung nicht so oft lüften könne. Dann wäre es doch logisch, so Lumpe, dass das Miasma ein schlechteres und giftigeres sei.

Semmelweis' Zahlen brachte er dann in den Kontext einer Epidemie, deren genauen Verlauf man nicht vorhersagen könne. Während Lumpes Anstellung in Wien hielt sich die Epidemie etwa acht Monate lang zurück. Wieso hatte sie das nun im Falle der von Semmelweis verzeichneten Periode bloß drei Jahre lang nicht getan? Damit brachte Lumpe ein interessantes Argument ein, das wir eigentlich aus vielen aktuellen wissenschaftlichen und gesundheitspolitischen Diskussionen kennen. Es handelt sich um ein Argument, das schwierig zu widerlegen ist. Etwas kann ein Zufall sein, eine pure Koinzidenz. Dagegen hatte Semmelweis außer seinem Erfolg keinen anderen Beweis. Es konnte auch keinen geben, das war eigentlich das Bösartige an Lumpes Argumentation. Er nahm die Tatsachen nicht als Tatsachen wahr, er verharmloste sie. So ähnlich argumentierte auch der Amerikaner Charles Meigs, der die beschriebenen Tatsachen von Oliver Wendell Holmes nicht wahrhaben wollte und sie eine wilde Schreiberei nannte, ohne ein sachliches Argument, einen Tatbestand, ein Experiment mit den Waschungen oder etwas Ähnliches dagegen einzubringen.

Interessant ist diesbezüglich auch die Begründung von Lumpes Ablehnung der Waschungen als Maßnahme. Die Sterblichkeitsraten, so der Geburtshelfer, waren nie die gleichen, sie schwankten doch seit jeher. Wäre die Ursache in der Tat das Leichengift, ein fester Bestandteil der medizinischen Praxis der Ersten Abteilung, dann hätte dies doch nicht der Fall sein können. Wir wissen heute, dass die Wahrscheinlichkeit der Infizierung durchaus variieren kann, dass viele Faktoren, wie die Häufigkeit des Unterrichts, den die jungen Ärzte erfuhren, und damit die Häufigkeit der untersuchten Hände bei den Zahlen der Opfer mitspielen können. Wir können heute durch das Wissen über Mikroorganismen und deren Verbreitung auch genau zeigen, dass die Sommer- und Wintermonate durchaus eine Rolle bei der Infizierung spielen können. Das ist aber nicht Lumpes Anliegen. Lumpe versucht einen Zufall zu konstruieren, um Semmelweis nicht recht geben zu müssen. Persönliche Animositäten sind zwischen den beiden eigentlich kaum zu vermuten, denn ihre Assistenzen folgten aufeinander und es ist dazu nichts in den Berichten und Quellen zu finden. Nur die konsequente Ablehnung Lumpes gegenüber den Waschungen findet sich. Außerdem war Lumpe nicht der Einzige, der auf diese Weise die Waschung für unnötig erklärte. Es war umgekehrt Semmelweis, der der Einzige unter den Gynäkologen zu sein schien, der in seinen Zahlen einen ausreichenden Beweis sah.

Die Verharmlosungs-Strategie gegenüber der Semmelweis'schen Infektions-These verfolgte auch zum Teil der Würzburger Geburtshelfer Scanzoni, der etwa in der Prager Zeitschrift meinte, dass das Leichengift zu minimal sei, um eine derartige Entwicklung im Körper hervorzurufen. Er knüpfte seine Argumentation an Semmelweis' Kaninchen-Experiment: Was bei diesen tödlich sei, könne bei den Frauen nicht so einen heftigen Verlauf haben. In seinem eigenen Buch über Geburtshilfe verlor Scanzoni über Händedesinfektion kein Wort. Angeblich wechselte er gegen Ende seines Lebens aber noch auf Semmelweis' Seite. Der Medizinhistoriker Sándor Fekete wirft ihm verletzte Eitelkeit vor, weil er angeblich in seinem Buch anerkennt, dass ein zersetzter Stoff Entzündungen hervorrufen könne. Dies wäre eigentlich eine Zustimmung zu Semmelweis' Erkenntnis. Vom zersetzten Stoff war nämlich bei ihm schon immer die Rede, auch wenn die Diskussion ihm mehrmals die alleinige Anfechtung der Obduktionen und als einzige Ursache das Leichengift in den Mund legen wollte. Scanzonis Zustimmung zu Semmelweis' Erkenntnis fand jedoch weder in öffentlichen Gremien noch in persönlichen Korrespondenzen statt, und so blieb die damalige Diskussion gegen Semmelweis gerichtet.

Starre Beharrung auf den alten Theorien und etablierten Praktiken verkörperte auch Semmelweis' Nachfolger Carl Braun. Wer denkt, dass diesem Neuling an der Wiener Abteilung und eigentlich zufälligem Nutznießer des Falls Semmelweis sein Vorgänger gleich gewesen wäre, irrt sich. Braun war einer der eifrigsten Gegner von Semmelweis, schon vor dem Aufeinandertreffen im Budapester Kampf um den Posten des Professors. Carl Braun erbte von Semmelweis die niedrigste Sterberate in der Ersten Abteilung seit ihrer Trennung von den Hebammen. Ironischerweise kann festgehalten werden, dass er diese ziemlich rasch in den drauffolgenden Monaten auf dreizehn Prozent erhöhen konnte.

Trotz dieser eigentlich skandalösen Entwicklung hielt Braun daran fest, dass die Infektion durch Luft übertragen werde und nicht an den Händen der Ärzte zu suchen sei. Er schlug immer neue Lüftungsmaßnahmen vor. In seinem gemeinsamen Lehrbuch mit den Kollegen Chiari und Spaeth griff Braun Semmelweis später noch einmal vehement an und führte sogar eine Namensliste der Gegner an, damit klar war, dass viele die Lehre von Chlorwaschungen ablehnten. Übrigens war die Anführung des Namens von Chiari angeblich falsch und vermutlich auf die willkürliche Absicht Brauns zurückzuführen, Semmelweis zu schaden und zu treffen. Und tatsächlich traf die Namensauflistung Semmelweis sehr. Johann Baptist Chiari war ein ehemaliger älterer Kollege von Semmelweis und wurde später 1853 Professor für Geburtshilfe in Prag. Chiari war aber bei der Veröffentlichung des Buchs nicht mehr am Leben. Wir finden außerdem eine Äußerung von Chiari, die ihn klar als Anhänger von Semmelweis ausweist. Der Prager Geburtshelfer deutet in einer seiner Schriften auf Semmelweis und seine These der Entstehung von Kindbettfieber hin. Er teilte mit, dass er auf die gleiche Weise wie Semmelweis die Gebärmutterschleimhautentzündung behandelte. Damit unterstützte Chiari Semmelweis' These, dass das Fieber von einer Entzündung im Gebärmutterbereich kam.

Braun wollte jedoch Semmelweis keinesfalls recht geben, nicht im Geringsten. In seinem eigenen im Jahre 1858 erschienenen Lehrbuch über Geburtshilfe hält er plötzlich das Händewaschen mit einer Nagelbürste und Seife für notwendig. Mit der Nagelbürste fingen Semmelweis' Bemühungen um die Handhygiene damals an. Aber Braun erwähnte dies in seinem Lehrbuch nicht. Hingegen sagte er, dass er die Chlorkalklösung von Semmelweis nicht annehmen möchte. Warum er dies nicht tat? Er führte eine Reihe eigenartiger Begründungen an. Zunächst empfahl er die inzwischen vom Edinburgher Geburtshelfer Simpson vorgeschlagene und erprobte Lösung auf der Basis von Blausäure. Diese sei aber sehr teuer, fügte Braun hinzu, und daher sei sie eigentlich für die Praxis der Geburtshelfer unbrauchbar. Das Argument der Kosten kennen wir ja auch von Semmelweis selbst: Genau deshalb nahm er die Chlorkalklösung als Ersatz für eine Lösung mit purem Chlor. Es wäre noch die zusätzliche Möglichkeit der Desinfizierungen der Räumlichkeiten mit Chlorgas anzuführen, die wurde nicht von Semmelweis, wohl aber von anderen Geburtshelfern während der zweiten Hälfte des 19. Jahrhunderts vorgeschlagen. Auch das akzeptierte Braun nicht, weil das Gas einfach sehr unangenehm roch. Beschwerden über den unangenehmen Geruch von Chlor finden wir auch gegenüber der Anwendung von Semmelweis'scher Chlorkalklösung. Viele Studenten meinten damals, die Hände würden schlecht riechen, und hatten überhaupt nicht den Eindruck einer sauberen Hand.

Braun, Lumpe und Scanzoni bringen uns letztendlich zur Natur des Streits. Wir haben es schon bei Johann Klein hervorgehoben. Alle befanden sich innerhalb des damals traditionellen Wissens.

Und wenn sie etwas Neues hinzufügten, dann etwas, das bereits etabliert oder in Mode war. Sie gingen diesbezüglich keine Gefahr in ihrer Argumentation ein, sie befanden sich auf sicherem Boden. So sind auch jene Begründungen, die eine Wirkung der Waschungen verharmlosen, zu lesen. Und noch mehr, der Ruhm der Pathologie, der hier implizit in Gefahr geraten wäre, wenn Semmelweis' Thesen geltend gemacht worden wären, war das unterstützende Dekorum für diese Argumentation. Mehrere Quellen geben deshalb an, dass der Ursprung der zögerlichen Annahme der Maßnahme dem Zunftzorn zuzuschreiben sei. Wäre für die Chlorwaschungen die Sterblichkeitsrate ins Gewicht gefallen, hätten sie diese doch sofort einführen müssen.

Aber in der Wiener Diskussion blieben die Kollegen starr, und mit den Jahren wurden sie sogar noch starrer. Am 16. August 1856 veröffentlichte der Budapester Assistenzarzt von Semmelweis, Josef Fleischer, einen Beitrag in der »Wiener Medizinischen Wochenschrift«, in dem er über die Erfolge seines Vorgesetzten in Ungarn berichtete. Der Wiener Editor hatte es für nötig gehalten, dem Beitrag die folgende Bemerkung hinzuzufügen: »Wir glauben, diese Chlorwaschungstheorie hat sich längt überlebt; die Erfahrungen und statistische Ausweise der meisten geburtshilflichen Anstalten protestieren gegen obige Anschauung. Es wäre an der Zeit, sich von dieser Theorie nicht weiter irreführen zu lassen.«[12] Es erinnert an die gelassenen Reaktionen von Scanzoni und Siebold und auch an den Brief, der 1849 als Reaktion auf den lobenden Artikel von Hebra aus Paris kam. Nicht die Hände der Ärzte, sondern die Luft wäre verantwortlich für das Kindbettfieber, das hätte das Ärztepersonal in Paris schon mehrmals beobachtet. Waschungen, das wäre doch nutzlos!

Es blieben noch die fortgeschrittenen Briten, die in Semmelweis den Mann der Zukunft hätten sehen können. Sie wussten ja, dass die Krankheit mit Hygiene und Vorbeugungsmaßnahmen zu tun hatte. Ihre Reaktionen waren aber zwiespältig. Sie hielten die These von Semmelweis weder für wichtig noch für diskussionswürdig. Es wäre doch die alltägliche Selbstverständlichkeit, dass man auf hygienische Maßnahmen bei der Geburtshilfe achtete. So könnte man ihre Reaktion zusammenfassen. Alles liege nur daran, so etwa damals der Edinburgher James Simpson, dass die Entwicklung der Medizin des europäischen Kontinents schwerfällig und langsam sei.

Dies ist ein interessanter Punkt in der Diskussion. Anstatt Semmelweis in seinem Bestreben, die Waschungen so breit wie möglich einzuführen, zu unterstützen, zerreißen sich die Briten mit ihm darüber, wer früher auf die Idee gekommen und was die wahre Natur der Krankheit sei. Das britische Beispiel zeigt durch die ablehnende Haltung treffend, wie die Forderung einer ähnlichen Maßnahme nicht zu gegenseitiger Unterstützung im wissenschaftlichen Bestreben führen muss, sondern umgekehrt eine neue Konkurrenz erschaffen kann. In dem Fall der Begegnung mit den britischen Ärzten ging es um die theoretische Begründung der gleichen Vorbeugungsmaßnahme. Briten hielten die Krankheit für ansteckend und im Körper der Frau gebildet. Nicht so Semmelweis, der darauf beharrte, dass die Krankheit durch die Einführung eines zersetzten Stoffes verursacht würde und allein die Existenz eines zersetzten Stoffs im Organismus die Symptome hervorrufen könne. Im Hinblick auf die Vorbeugungsmaßnahmen könnte man also vereinfacht meinen, dass die Briten diese Ansteckungsgefahr auch in Fällen sahen, wo Semmelweis diese nicht sah. Von Außenstehenden wurde dieser Streit aber als eine Kritik an Semmelweis wahrgenommen.

Manche Ärzte folgten den Anweisungen von Semmelweis, so etwa der Wiener Pädiater Alois Bednář, der im Wiener Findelhaus durch die empfohlene Chlorwaschung vor der Versorgung der Nabelwunde bei Neugeborenen den Ausbruch der Infektion fast ausschließen konnte. Auch der Venenchirurg Carl Ludwig Sigmund gehörte zu den begeisterten Anhängern seiner Lehre und führte eine Reihe antiseptischer Maßnahmen in die Wundbehandlung ein, schon bevor dies Joseph Lister systematisch tat. Wir kennen auch bereits die begrüßenden Reaktionen von Carl Haller. Wir wissen auch, dass nicht nur Louis Kugelmann, der hannoversche Geburtshelfer, der sich gegenüber Semmelweis so positiv äußerte, sondern auch weitere nicht unbedeutende Ärzte in Deutschland wie Franz von Winckel folgten. Die deutschen Gynäkologen sahen einen wichtigen Schritt in der Geburtshilfe durch Semmelweis vertreten und verbreiteten seine Lehre insbesondere nach seinem Tode. Vielleicht, weil nicht alle so sehr am Ruhm der Pathologie festhielten, vielleicht waren sie einfach zu weit weg von der Wiener Diskussion, die Semmelweis auch Jahre nach seinem Umzug nach Budapest zu verfolgen schien. So sehr, dass er in seinem zehn Jahre nach der Wiener Entlassung publizierten Werk verbittert darauf losging.

Semmelweis glaubte, durch seine Zahlen den sicheren Beweis zu haben. Wem das zu wenig war, dem könne er den Fall Kolletschka vor Augen führen, um zu zeigen, dass hier das Leichengift mit Sicherheit die Todesursache gewesen war. Sein Obduktionsprotokoll zeige das gleiche pathologische Bild wie die Protokolle von den verstorbenen Frauen und wie auch die Protokolle ihrer verstorbenen Neugeborenen. Im Laufe der Diskussion wies Semmelweis auch auf andere Beispiele aus dem Ausland hin, wo sich die Epidemien des Kindbettfiebers fast ausschließlich in jenen Krankenhäusern ausgebreitet hatten, in denen die Betreuung des Geburtsvorgangs mit dem Unterricht von Ärzten zusammengelegt worden war. So etwa das bereits erwähnte Pariser Krankenhaus, das seine Hebammen Leichen sezieren ließ und wo auch in der Hebammenabteilung das Kindbettfieber wütete. Die Straßburger Klinik erlebte sogar die gleiche Geschichte wie die Wiener Abteilung. Es half aber nichts. Für die Mehrheit galt es für nicht erwiesen. Wir gehen nun darauf ein, warum.

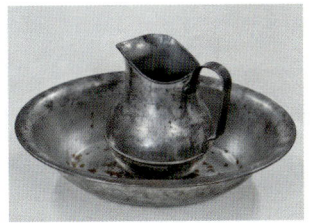

[1] *Waschschüssel von Semmelweis, die er zwischen 1847 und 1849 in der Ersten Abteilung der Geburtsklinik des Allgemeinen Krankenhauses zum Waschen der Hände in Chlorkalklösung verwendet hat.*

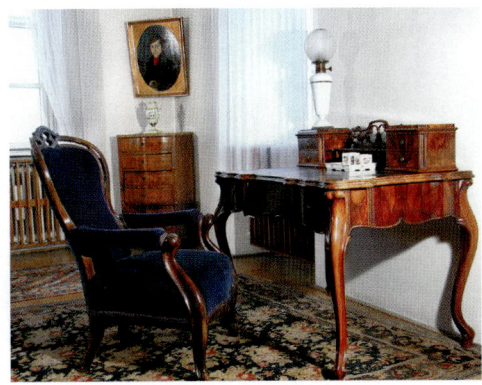

[2] *Arbeitstisch von Semmelweis. An diesem Tisch schrieb der Arzt vermutlich sein Lebenswerk.*

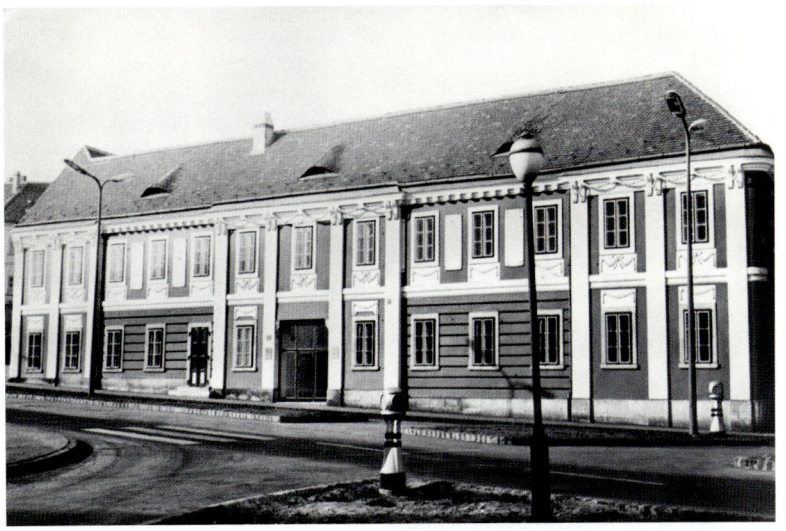

[3] *Geburtshaus von Semmelweis in der Aprod Straße im Bezirk Taban in Budapest (damals noch »Buda« – weil die zwei Städte zu diesem Zeitpunkt noch nicht vereint waren). Heute befindet sich in dem nach Semmelweis benannten Haus das Museum der Geschichte der Medizin.*

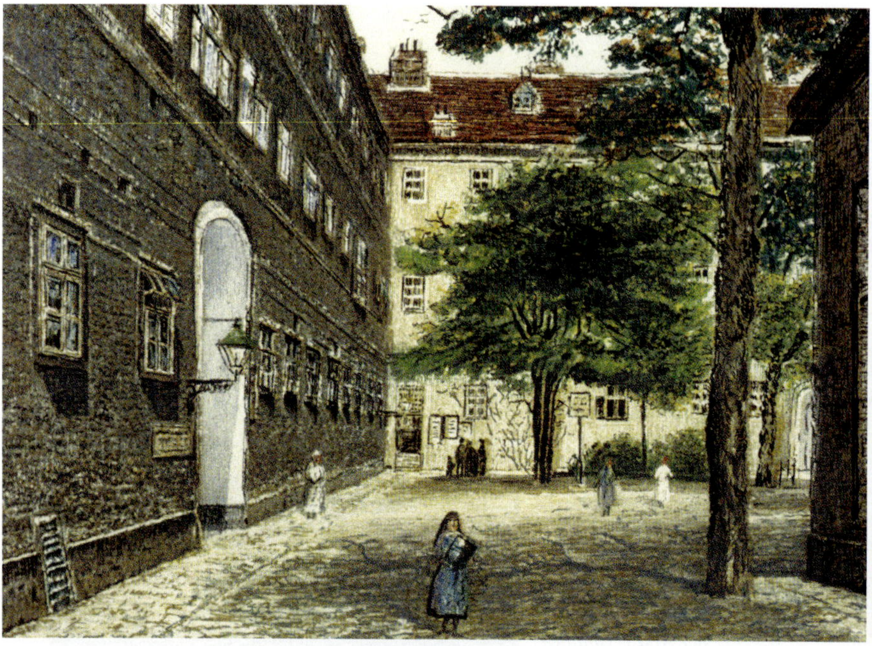

[4] *Der Hof des Wiener Allgemeinen Krankenhauses.*

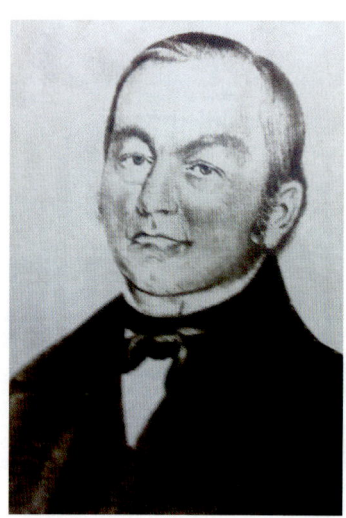

[5] *Johann Klein*

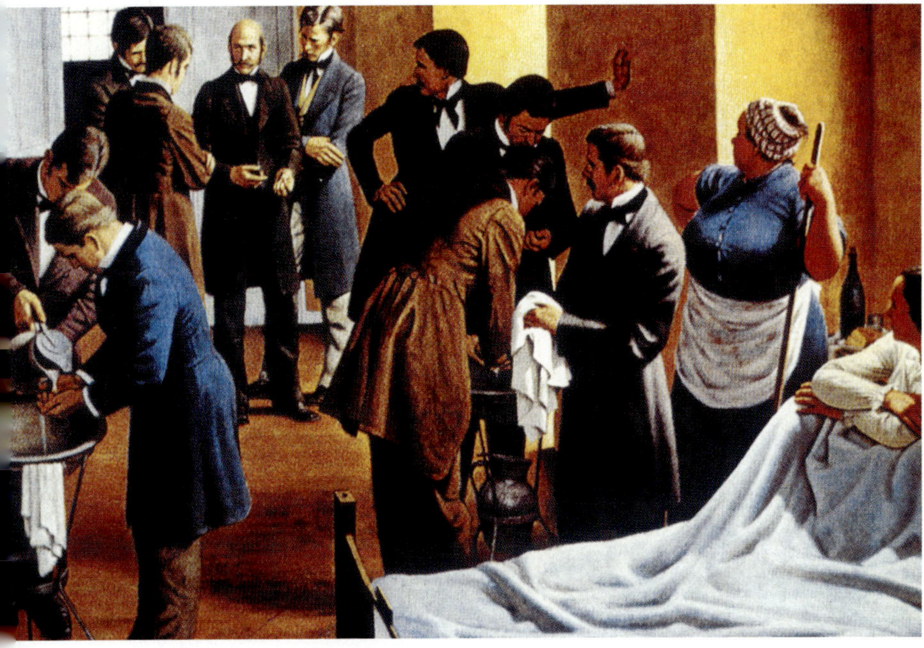

[6] *Semmelweis mit seinen Schülern und der Waschschüssel in der Ersten Abteilung.*

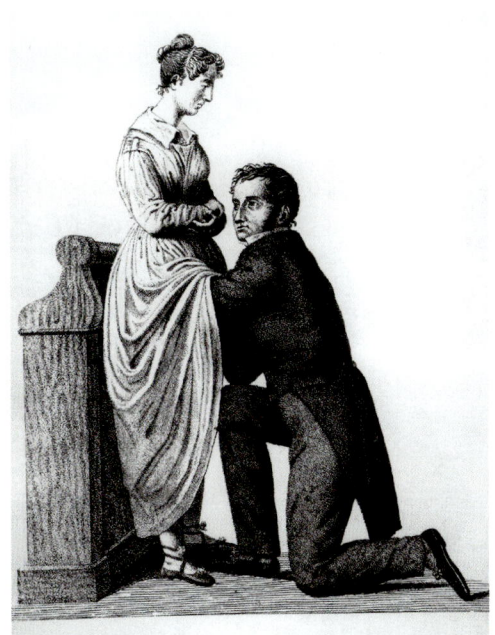

[7] *Frauenuntersuchung im Stehen. Die übliche ärztliche Praxis um 1830.*

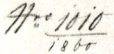

Die Aetiologie, der Begriff

und

die Prophylaxis

des

Kindbettfiebers.

Von

Ignaz Philipp Semmelweis,

Dr. der Medicin und Chirurgie, Magister der Geburtshilfe, o. ö. Professor der theoretischen
und practischen Geburtshilfe an der kön. ung. Universität zu Pest
etc. etc.

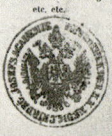

Pest, Wien und Leipzig.
C. A. Hartleben's Verlags-Expedition.
1861.

[8] *Die Titelseite des Buches von Semmelweis »Ätiologie, der Begriff und die Prophylaxe des Kindbettfiebers«.*

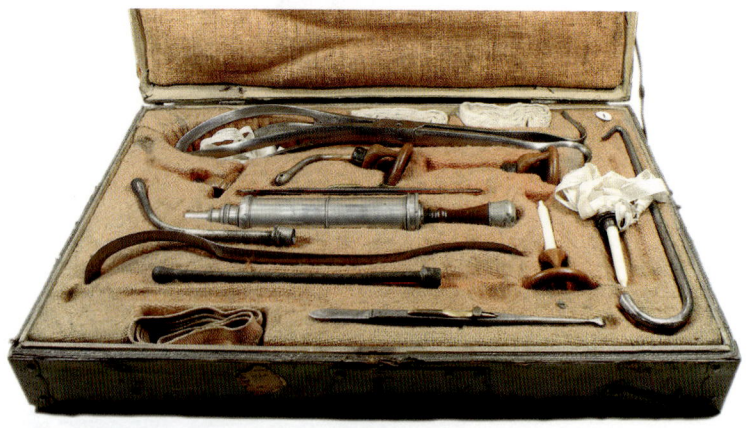

[9] *Koffer der Geburtshelfer im 19. Jahrhundert mit den damals üblichen Instrumenten zur medizinischen Versorgung bei der Geburt.*

How to protect yourself and others

Pandemic (H1N1) 2009

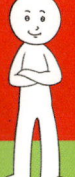

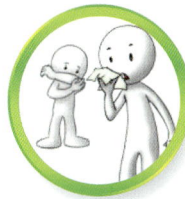
Cover your nose and mouth with a disposable tissue, a clean handkerchief or your upper sleeve when coughing and sneezing

Dispose of used tissues properly immediately after use

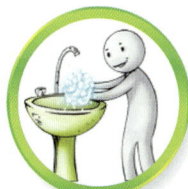
Regularly wash hands with soap and water

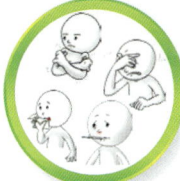
Watch out for the main influenza symptoms: high temperature (above 38°C), runny nose, cough, headache, muscle and joint pain

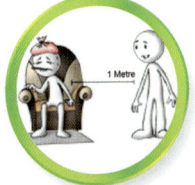
If you have influenza symptoms, keep a distance of at least 1 meter from other people

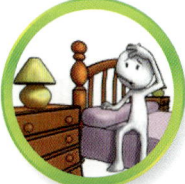
If you have influenza symptoms, stay home from work, school or crowded places

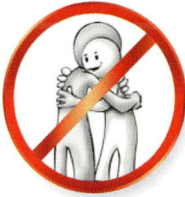
Avoid hugging, kissing and shaking hands when greeting

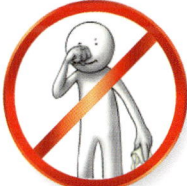
Avoid touching eyes, nose or mouth with unwashed hands

The vast majority of people infected with pandemic (H1N1) 2009 get better with no medical intervention

[10] Hygienemaßnahmen der Weltgesundheitsorganisation, verbreitet durch Soziale Medien im Herbst 2009, anlässlich der Ausbreitung der Schweinegrippe.

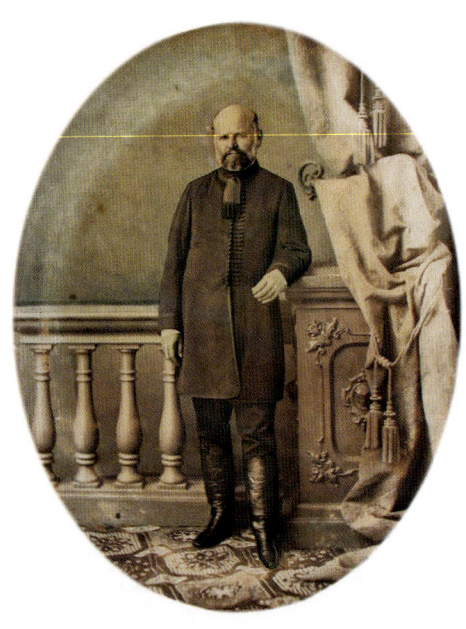

[11] *Zuletzt erhaltenes Bild von Semmelweis: Budapest, im Jahre 1862.*

[12] *Die Titelseite der offenen Briefe von Semmelweis.*

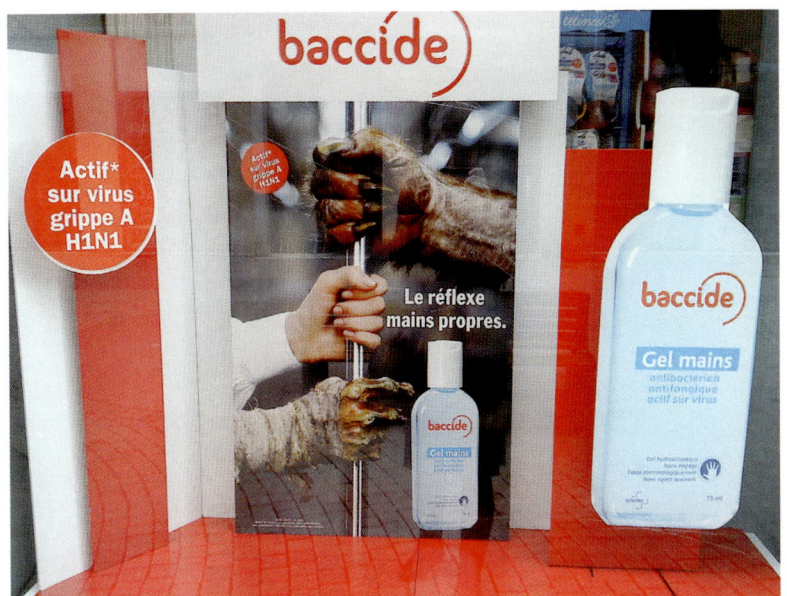

[13] *Baccide. Die Werbung des Handgels.*

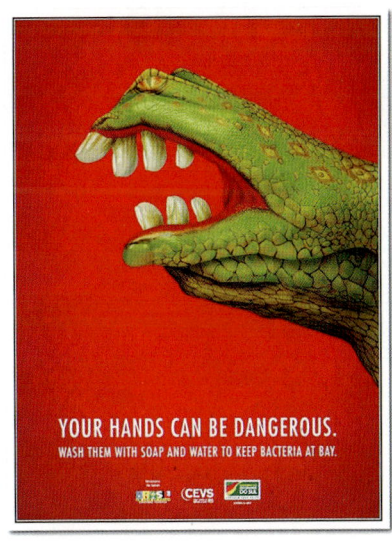

[14] *Händewaschen-Anzeige in Tirana, Albanien.*

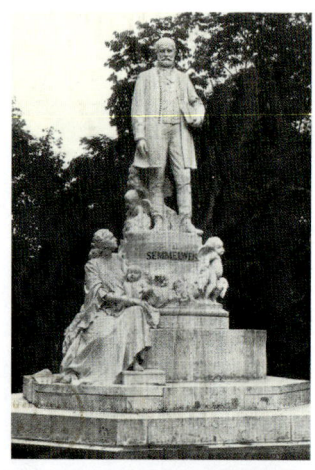

[15] *Großes Denkmal vor dem St. Rochus Krankenhaus.*

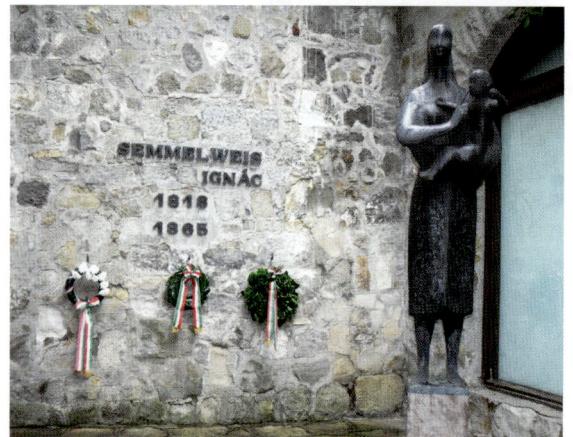

[16] *Grabstätte von Semmelweis, Innenhof des Geburtshauses, Semmelweis Museum, Budapest.*

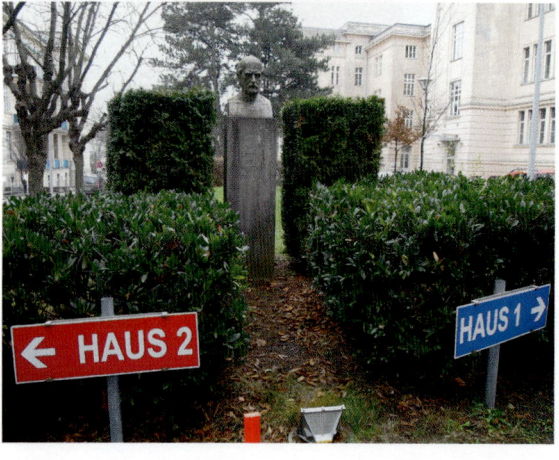

[17] *Semmelweis-büste im Hof der Semmelweisklinik, Wien.*

Der fatale Unterschied

»Das heißt also, wir sollen uns jetzt nicht mehr küssen?«, empört sich der Stammgast einer Bar im südfranzösischen Lyon und bestellt dabei ein zweites Bier. Es ist ein typischer etwas kühler Herbstnachmittag im September 2009 und die Maßnahmen gegen die Schweinegrippe laufen auf Hochtouren. Die Grippe H1N1, ein mutierter Grippevirus, der bei Enten, Schweinen und im Laufe des 20. Jahrhunderts mehrmals bei Menschen ausgebrochen war, drohte seit Frühling 2009 eine Pandemie auszulösen. Seit einigen Monaten kursierte eine neue Art des Grippevirus, bezeichnet als »A/California/7/2009 (H1N1)«, in Mexiko und in den USA, und durch die immer steigende Reisetätigkeit in der globalisierten Welt bestand die Gefahr, dass der Virus auch in Europa massiv ausbrach.

In den Herbstmonaten, die ja sowieso jedes Jahr im Zeichen von Grippewellen stehen, häuften sich zunächst Zeitungskommentare, Forschungsberichte und Reden der Politiker, ob und wie Maßnahmen zur Vorbeugung der Ansteckungsgefahr vorzunehmen seien. Man konnte sich noch an die Spanische Grippe erinnern, die am Ende des Ersten Weltkriegs in Europa fast so viele Opfer forderte wie der Krieg selbst. In der Debatte um adäquate Maßnahmen wurde das bekannte, selbstverständliche Wort Handhygiene häufig ausgesprochen. Das war aber nur der Anfang, beziehungsweise nur die Spitze des Eisbergs. Die Experten schlugen unterschiedlich strenge Vorbeugungsmaßnahmen vor. Wie es der erwähnte Stammgast gerade in der französischen Presse gelesen hatte, empfahlen die Gesundheitsexperten, jeglichen unnötigen Körperkontakt mit Fremden zu vermeiden: Also bitte keinen höflichen Händedruck und auch nicht das übliche französische »Bise«, das Küsschen auf die Wange zur Begrüßung. Kollegen berichteten sogar von einem Weltkongress, für den sie solche Anweisungen im Rahmen der Programmbroschüre erhielten.

Hygiene war schlichtweg mehr als angesagt, um diese drohende Pandemie zu bremsen, und die Kontaktinfektion wurde dabei zu einer der Schlüsselgefahren. Die Weltgesundheitsorganisation stellte mehrere Flugzettel und Plakate her, die den öffentlichen Raum mit Maßnahmen und hygienischen Verhaltensregeln schmückte. Es ging um die Isolierung der Grippeerkrankten, um regelmäßige Handhygiene und um Vermeidung der Kontaktinfektion durch Umarmungen, Händeschütteln oder Küsse.

Sagten Sie Kontaktinfektion? Hätte man dieses Wort in der Ersten Abteilung der Geburtshilfe des Wiener Allgemeinen Krankenhauses im Sommer 1846 ausgesprochen, so wären die Mienen der Ärzte verwundert gewesen. Dass Hygiene wichtig ist, hätte auch zu dieser Zeit niemand mehr bestritten. Obschon unter Hygiene zum Teil andere Maßnahmen verstanden wurden als heute, wollte man nicht, dass sich Krankheiten ausbreiteten. Wie wir schon gesehen haben, wusch man sich gewöhnlich bereits die Hände, um Spuren der Arbeit oder Essensgeruch zu entfernen. Auch gelüftet und geräuchert wurde mit unterschiedlichen Substanzen, um die schlechte Luft zu reinigen. Auch die Bettwäsche wurde, vor allem in Wien, regelmäßig gewaschen und nach jeder Patientin gewechselt.

Alle diese Maßnahmen der Krankenhaushygiene hatten eine Gemeinsamkeit. Sie waren durch die damalige medizinische Meinung begründet, dass die Luft und die atmosphärischen Bedingungen für die Ausbreitung der Krankheiten verantwortlich waren, die in dem uns schon bekannten Miasma lagen. Man hielt an der Theorie nach wie vor fest, denn in dieser Zeit konnte noch nicht von Bakterien, Viren oder Keimen geredet werden. Die Hände der Ärzte, die vielleicht diese Keime übertrugen, wurden nicht als Basis für Krankheitserreger gesehen. Und das wurde Semmelweis' Erkenntnis zum Schicksal.

Aber bevor wir auf die Argumentation der These von Semmelweis bezüglich der tödlichen Ärztehände eingehen, kehren wir kurz zurück zum Schweinegrippejahr 2009. Dieses Jahr brachte für den Alltag der westlichen Welt einige interessante Signale bezüglich Kontaktinfektionen, und es kann uns daher den Umgang mit der Handhygiene, samt allem, was sie mit einbezieht, vor Augen führen.

Fassen wir kurz das Wesentliche zusammen. Im Herbst 2009 breitete sich die Krankheit aus und im November erreichte die Infektionswelle auch Österreich. Die Weltgesundheitsorganisation hatte die Pandemie angekündigt. Daraufhin wurden zum Teil neue ausgefeiltere Handhygiene-Pläne entworfen und im öffentlichen Raum geltend gemacht. Darüber hinaus wurden Vakzinen gegen den Grippevirus hergestellt und massiv von manchen staatlichen Behörden eingekauft. Zahlreiche Menschen haben sich weltweit impfen lassen, insbesondere in den USA und in Frankreich.

In Österreich wurde die Schweinegrippe zwar weniger verfolgt als in diesen anderen Ländern, aber die Gefahr wurde registriert. Es starben vierzig Menschen an dieser Grippeart und insgesamt wurden in Österreich zwischen 2009 und 2010 4017 Krankheitsfälle vermerkt. Österreich ging, wie der damalige Gesundheitsminister Alois Stöger meinte, den goldenen Mittelweg. Österreich habe nämlich weder die Gefahr verharmlost noch sei es der »Hysterie« vor dieser Pandemie, die dann doch nicht das zu erwartende Ausmaß erreicht hatte, verfallen. Diese Spannung zwischen Hysterie und Verharmlosung wurde im österreichischen Fall vor allem dadurch zum Ausdruck gebracht, dass mehr auf generelle hygienische Vorbeugungsmaßnahmen wie die verstärkte Handhygiene geachtet wurde, anstatt dass übermäßig Vakzinen gegen die Grippe gekauft wurden. Die Reaktion war also auch an die Kosten der Vorbeugungsmaßnahmen gekoppelt. Von einer möglichen Hysterie wurde allerdings erst nachher, als die Gefahr vorüber war, gesprochen. Während der Ausbreitung der Gefahr und während der Phase der Diskussion um die Möglichkeiten der Ausbreitung hätte man sich nicht so leicht getraut, die eventuelle Gefahr, so gering sie auch eingeschätzt wurde, zu verharmlosen. Man konnte den schmalen Grat der Diskussion beobachten: Jene, die sich dennoch zur Verharmlosung hinreißen ließen, wurden sehr bald als Zyniker bezeichnet. Für alle Mitstreiter verkörperte aber Handhygiene den besagten goldenen Mittelweg: sie war simpel und selbstverständlich.

Genau diese Spannung zwischen Verharmlosung und Hysterie entstand auch rund um die Diskussion zum Kindbettfieber, die wir hier verfolgt haben. Die Angst vor den sich immer wiederholenden

Epidemien, die Unfähigkeit genau zu beschreiben, woher diese Epidemien kamen, begleitete die Fachdiskussionen von Anfang an. Alle wollten etwas tun, allen schlug die Sterblichkeitsrate der Mütter auf den Magen. Es herrschte Unklarheit darüber, was zu tun sei. Für manche war das Kindbettfieber eine notwendige Nebenerscheinung der Geburt und somit etwas, wogegen man nur beschränkt vorgehen konnte. Solch eine Anerkennung der medizinischen Grenzen angesichts einer Diagnose kennen wir auch aus der heutigen Zeit. Für andere, so vor allem für Semmelweis, wurde diese Epidemie zu einem konkreten Problem mit konkreten Ursachen, das mit Chlorkalklösung zu beseitigen wäre. Das Einfache und Zweifelsfreie an der Handhygiene, von dem wir heute so selbstverständlich angesichts der Gefahren der Ausbreitung von Krankheiten ausgehen, musste erst aufgezeigt und begründet werden.

Diese Schwankung zwischen Verharmlosung und Hysterie rund um eine Krankheit ist daher nicht etwas, was sich auf die heutige Zeit beschränkt. Wie die vorliegende Geschichte des Wiener Konflikts rund um Semmelweis schildert, handelt es sich nicht um eine auf mediale Kampagnen und emotionsgeladene politische Reden beschränkte Erscheinung. Umgekehrt ist der Streit um die Ursache des Kindbettfiebers im Licht aktueller Gesundheitsdiskussionen gar nicht so emotionsgeladen. Schwankungen begleiten die heftigen Diskussionen und sind ein wesentliches Prinzip dessen, wie neues Wissen entsteht und als evident, bewiesen oder als Wahrheit akzeptiert wird.

Dass das Kindbettfieber schlichtweg eine Blutvergiftung ist, die in Zeiten beschränkter hygienischer Maßnahmen jedem und jeder widerfahren kann, ist heute klar. Dem Anschein, dass es sich um eine Frauenkrankheit handelte, leistete die Tatsache Vorschub, dass Frauen in einem besonderen Ausmaß diesem Risiko ausgesetzt waren, weil es während der Geburt häufiger zu Wunden kam. Ein anderer wesentlicher Aspekt war die Wiener Praxis der Geburtshelfer, die jeden Morgen Obduktionen durchführten und damit mehr Keime an den Händen hatten. Die Mütter gehörten zu dem Bevölkerungsteil, den wir heute als »Risikogruppe« bezeichnen würden. Aber genau das galt es zu zeigen, zu beweisen, wenn Semmelweis seine Maßnahme durchsetzen wollte. Er musste die Überlegungen zur Krankheitsursache aus dem Bereich der Physiologie der Frauenkörper herausholen und zeigen, dass die Leichenreste an den Händen der Ärzte ausreichten, um tödlich zu sein. Der Kampf von Semmelweis um die Anerkennung seiner Erkenntnis und seiner Maßnahmen war also ein Kampf um diese Akzeptanz der Natur der Krankheit und ihrer Ursachen. Und dieser Kampf bewegte sich auch zwischen Verharmlosung und Hysterie.

Semmelweis' Kampf für die Wahrheit

In den wissenschaftsgeschichtlichen Arbeiten über diesen Kampf steht die geheimnisvolle, kontroverse Figur Ignaz Philipp Semmelweis im Mittelpunkt. Zusammengezogene Augenbrauen, der Blick in die Ferne gerichtet. Das ist die typische Abbildung von Semmelweis, die uns in zahlreichen Darstellungen bis heute erhalten blieb. Für manche sind die Abbildungen von Semmelweis Belege für das Leben des Arztes, das durch die permanente Absicht, die Wahrheit zu finden und den Kampf gegen das Kindbettfieber zu gewinnen, geprägt war. Er hatte sein Lebensziel auf die Waschschüssel mit Chlorkalklösung gerichtet, und das merkte man ihm an. Für viele ist die immer trüber werdende Natur von Semmelweis, so wie sie an den Bildern abzulesen ist, der Beweis eines langsam wahnsinnig werdenden Menschen. So wurde es auch von Zeitzeugen berichtet und so ist es aus den späteren Korrespondenzen herauszulesen. Semmelweis wurde zu einem kranken Menschen, der in seinem Kampf für seine Entdeckung Fehler machte. Gemeint sind damit menschliche Fehler, die seinen Niedergang unabdingbar machten. So ziehen sich auf den Bildern die Augenbrauen immer mehr zusammen, je heftiger der Kampf wurde. Das wäre das perfekte und logische Ende des Wissenschaftlers Semmelweis.

In einer Sache sind sich Kritiker und Verehrer in diesen Arbeiten einig. Semmelweis war ein Außenseiter und sein Leben war alles andere als leicht gewesen. Und dies galt scheinbar auch für seinen Kampf um die Wahrheit. Sein Leben widmete er seiner Wissenschaft. Die Tatsache, dass ein Ungar es in Wien nicht leicht gehabt hatte, wie auch Semmelweis' vermutliche Annährung an die politischen Ansichten der ungarischen Nationalgarde wurden in der Aufarbeitung seiner Geschichte als einer der Hinweise dafür gesehen, dass seine Position in der Ersten Abteilung problematisch war und sein Kampf um die Wahrheit deshalb zum Scheitern verurteilt gewesen war. In eine andere Richtung gehen die Interpretationen, die seine Persönlichkeit mit ihren häufigen Ausbrüchen und seiner später immer symptomatischer werdenden Neigung zu Konflikten mit seinem tragischen Ende in einer Irrenanstalt bei Wien in Verbindung bringen. Auf die Darstellung seines Kampfes um die Wahrheit wirken sich diese geschichts-medizinischen Analysen insofern aus, als sie das tragische Ende seiner Theorie dadurch erklären, dass der Arzt einfach krank gewesen wäre und die frühen Anzeichen seiner Krankheit für seine Karriere und vor allem seine Entdeckungen fatal gewesen sein dürften. Solche Schlussfolgerungen zieht etwa der amerikanische Chirurg Sherwin Nuland in seinem Buch *Ignaz Semmelweis. Arzt und großer Entdecker*.

Aus ähnlichem Holz sind auch die Urteile über andere Beteiligte rund um den Erkenntniskampf geschnitzt, so etwa über seinen Wiener Erzfeind Johann Klein. Klein wäre neidisch gewesen, lesen wir sehr oft. Er wäre im Angesicht der politischen Lage Wiens zu feige gewesen, um der Entdeckung eine Chance zu geben. In ungewissen politischen Zeiten des Kanzlers Metternich, also noch vor 1848, zitterte er um seine eigene Karriere und wollte daher, dass alles so blieb, wie es war. Das erkläre seine lethargische Haltung gegenüber den ersten Erfolgen bei der Bekämpfung des Kindbettfiebers. Er hätte es einfach unter dem Deckel gehalten, denn wo keine Veränderung war, wurde auch nicht die Aufmerksamkeit der österreichischen Administration erregt. Außerdem, erwähnen manche historischen Quellen, habe angeblich Klein Semmelweis aufgrund seiner ungarischen Herkunft nicht gemocht. Insbesondere die ungarische Herkunft wird in Verfilmungen aufgegriffen. So legt etwa die aus dem Jahre 1950 stammende Verfilmung »Retter der Mütter« der Figur Klein ständig stichelnde Bemerkungen und Hinweise bezüglich Pest in den Mund. Der Arzt Klein kommuniziert mit Semmelweis in diesem Film fast nur mit spöttischem Unterton. Es wird hier weder versucht, diese Interpretationen zu beweisen, noch sie zu widerlegen. Diese Darstellung geht von Anfang an einen ganz anderen Weg. Nicht ob Klein oder Semmelweis recht hatten, ist hier die Frage; nicht ein Konflikt zweier Mediziner, die sich hassten, deren unterschiedliche Weltansichten aufeinanderstießen und worin einer davon scheiterte, wird hier betrachtet. Und nicht die Diskussion, ob Semmelweis' emotionale Art und Weise, den Konflikt auszutragen, tatsächlich schon ein Zeichen seiner Krankheit war oder ob die Krankheit aufgrund seines Scheiterns voranschritt.

Die Zusammenhänge, in denen sich beide Herren befanden, die historischen Umstände, die Betrachtungen der Frauenkörper und die Ärztezunft, vor allem aber das Gesamtbild der vielen Gerüchte rund um Semmelweis richten für uns lediglich ein Dekorum her. Erst inmitten dieses Dekorums spielt sich der eigentliche Kampf um die Etablierung einer wissenschaftlichen Wahrheit ab. Und dass dieses Dekorum existiert und in der Etablierung der wissenschaftlichen Wahrheiten eine wesentliche Rolle spielt, wird bereits dadurch deutlich, dass sich diese Aufarbeitungen und Interpretationen mit Gerüchten befassen und dass sie gesellschaftliche Umstände heranziehen, um das Scheitern zu erklären.

Interessant ist für uns, dass alle diese Interpretationen mit der Vorstellung arbeiten, dass die Handhygiene, so einfach und selbstverständlich sie ja heute ist, unter anderen Bedingungen auf Verständnis hätte stoßen müssen. Sie suchen nach Fehlern in den Personen des Konflikts, in den geschichtlichen Zusammenhängen, weil der Gegenstand der Diskussion, das Händewaschen, fest im Brauchtum verankert scheint. Genau dem war aber zur Zeit von Semmelweis noch nicht so. Die Kontaktinfektion war unbekannt und neu. Wie geschah es also, dass Händewaschen seinen heutigen Status erreichen konnte? Durch welche Beobachtungsprozesse und durch welche Art der Betrachtungen war Semmelweis zu seiner Erkenntnis gekommen? Was wurde als Erklärungsfaktor, als Beweis benutzt und warum? Vor allem soll durch die Rekonstruktion seiner Argumentation klar werden, dass keiner wissenschaftlichen Erkenntnis dieser peinigende Weg durch Hoffnungen, Ansprüche, Befürchtungen, persönliche Animositäten und historische Umstände erspart bleibt. Wir wollen also zu unserer Erzählung des Falls Semmelweis kühn anfügen: Semmelweis war kein Ausnahmefall.

Die perfekte Methode

»Gestützt auf Erfahrungen, welche ich innerhalb von 15 Jahren an den verschiedenen Anstalten, welche sämtlich vom Kindbettfieber im hohen Grade heimgesucht waren, gesammelt habe, halte ich das Kindbettfieber, keinen einzigen Fall ausgenommen, für ein Resorptionsfieber, bedingt durch die Resorption eines zersetzten thierisch-organischen Stoffes.[13]« Das ist der Begriff des Kindbettfiebers, zu dem sich Ignaz Semmelweis bekannte und den er sein ganzes Leben verteidigte. Ein Stoff muss resorbiert werden, damit sich das Blut entmischt und die Entzündung voranschreitet. Dies wäre die einzig wahre Ursache des Kindbettfiebers, wie es der Mediziner an mehreren Stellen anführt.

Semmelweis war ein sorgfältiger und systematischer Beobachter. Er begann seine Beobachtung mit genauen Aufzeichnungen aller Gegebenheiten in beiden Abteilungen. Danach klassifizierte er diese Beobachtungen nach Dauer der Krankheit, nach Art der Geburt, nach Körperbau der Mutter. Dem folgte eine induktive Ableitung: Er ging auf die einzelnen Fälle der erkrankten und der nicht erkrankten Mütter ein, indem er die Unterschiede einen nach dem anderen suchte. So konnte er dann die Ursachen der Krankheit verallgemeinern. Für ihn ergab diese Verallgemeinerung zunächst Leichengift als Ursache. Abschließend wurden diese Verallgemeinerungen getestet. Dies tat Semmelweis mit den Waschungen. Er zeichnete weiter auf, wie die Sterberaten zurückfielen, und sah sich daher in seiner Auffassung, dass das Leichengift die Ursache sei, bestätigt. Als die Waschungen auf einmal nicht mehr halfen, überprüfte er seine Thesen und fügte weitere Infizierungsmöglichkeiten hinzu: die Absonderungen der Patientin mit Gebärmutterkrebs, das kariöse Gelenk einer anderen Patienten. Durch diese Fälle, eigentlich Kontrollversuche, gelangte er zu seiner Überzeugung, dass es für das Kindbettfieber einer Einführung, in seinen Worten einer Resorption des zersetzten tierisch-organischen Stoffes bedurfte.

Für den Wissenschaftstheoretiker Carl Gustav Hempel ist daher Semmelweis die ideale Verkörperung der experimentellen Wissenschaftspraxis. Er ist die Vorzeigefigur. Hempel ist nicht der Einzige, der diese Sorgfalt lobt. Für die heutige Medizinerwelt bedeutet das genaue, detaillierte Vorgehen von Semmelweis den Ursprung der evidenzbasierten Medizin. Solche Erfahrungssammlungen werden bis heute verwendet. In dieser Art von Medizin werden Maßnahmen und Therapien anhand der systematischen Beobachtungen von Gegebenheiten bei den Patienten erarbeitet. Bis zum letzten Punkt scheint also Semmelweis' Vorgehen tadellos gewesen zu sein. Oder nicht? Worin war er dann gescheitert?

Bereits während des Studiums und bei seinen späteren Beobachtungen war die große Inspirationsquelle für Semmelweis Joseph Skoda. Seine statistischen Methoden arbeiteten mit der französischen Medizinertradition, die unter dem Namen »Diagnose per exclusionem« in die Geschichte einging, also Diagnostizieren durch Ausschließung der nicht infrage kommenden Ursachen. Wir setzen nun die Betrachtung dieses Wegs durch Ausschließung, den Semmelweis' Erkenntnis ging, mit einer etwas banal klingenden Festlegung fort. Alles lag im Unterschied. Alles lag in jenen Unterschieden, die schrittweise eine andere Betrachtung des Kindbettfiebers und der Hände der Ärzte für Semmelweis ermöglicht hatten und die bei ihm auf diese Weise neue Erkennungsprozesse in Gang setzten. Diese Unterschiede waren entscheidend, sowohl für Semmelweis' temporären Erfolg mit den Waschungen wie für seine späteren Auseinandersetzungen mit seinen Gegnern. Sie waren also nicht nur entscheidend, sondern auch fatal für seinen Kampf um die Wahrheit.

Zunächst ging es um den Unterschied zwischen den beiden Abteilungen, der nicht nur bei Semmelweis, sondern auch in seiner Umgebung den wesentlichen Moment auslöste: Es musste gehandelt werden, die Gründe für das bessere Abschneiden der Hebammen sollten ans Licht gebracht werden. Semmelweis brauchte diesen

Vergleich, um für einen weiteren Beobachtungsbedarf zu plädieren. Logischerweise stützte sich eine der ersten Thesen auf das herkömmliche, akzeptierte Wissen der medizinischen Praxis, dass nämlich der Unterschied zwischen beiden Abteilungen in den zwei unterschiedlichen Miasmen bestand. Diese Thesen werden darauf zurückgeführt, dass das Miasma in dieser Zeit generell für die Krankheitsausbreitung verantwortlich gemacht wurde. Das war das Krankheitsbild von damals.

Dagegen argumentierte Semmelweis, dass sich beide Abteilungen im gleichen Trakt des Krankenhauses befanden. Darüber hinaus müsste man die Einflüsse auch außerhalb des Krankenhauses beobachten. Wie er später in seinem Werk seine Argumentationslinie nachbildet:

»Wenn die atmosphärischen Einflüsse der Stadt Wien eine Kindbettfieber-Epidemie im Gebärhause hervorrufen, so müsste ja notwendigerweise – da die Bevölkerung der Stadt Wien denselben Einflüssen unterworfen ist – auch in der Stadt das Kindbettfieber unter den Wöchnerinnen epidemisch herrschen, in der Wirklichkeit aber beobachtete man während des stärksten Wütens der Puerperalkrankheit im Gebärhause weder in Wien noch auf dem Lande häufiges Erkranken der Wöchnerinnen.«[14]

Er stellte die unabdingbare Gültigkeit der Miasma-Theorie infrage. Im Fall des Kindbettfiebers müsse es einen anderen Grund geben, man müsse an das Problem anders herangehen. Auch wenn manche vermuteten, dass bloß zwei Miasmen nebeneinander ruhten, und sich nicht von seiner Argumentation überzeugen ließen, bekam er erste Anhänger. Vor allem ihm selbst gab dieser Unterschied den Anstoß, nach anderen Ursachen zu suchen, in seiner weiteren Beobachtung voranzuschreiten.

Von da an richteten sich Semmelweis' Beobachtungen auf andere Merkmale als die Mauern der Abteilungen oder Witterungsverhältnisse. Ein weiterer, als markant betrachteter Unterschied wurde hervorgehoben: Die Erste Abteilung wurde von Männerpersonal geführt, während in der Zweiten Abteilung Frauen die Mütter pflegten. Wir befinden uns wieder in dem Bereich des herkömmlichen Wissens. Aus diesem Unterschied, der Zusammensetzung des

Personals, ergab sich zunächst die Theorie, dass das Schamgefühl der Mütter, das sich bei der Untersuchung ihres Körpers durch Männer manifestierte, für das Kindbettfieber verantwortlich sei. Die Beunruhigung mancher Frauen, von Männern untersucht zu werden, von der wir schon berichtet haben, wurde in dieser Theorie an die Vorstellungen der gefühlsbedingten Krankheitserreger, die im 19. Jahrhundert im Falle von Frauenkörpern relativ üblich waren, gekoppelt. Es gab allerlei Theorien bezüglich der Beobachtung unterschiedlicher Prozesse in den Frauenkörpern, und sie bestimmten im Wesentlicheren die damalige Fachdiskussion. Diese akzeptierten Zusammenhänge ließen die These des Schamgefühls als sehr glaubhaft erscheinen.

Wir wissen heute, dass viele von diesen Beobachtungen auf einer richtigen Annahme beruhten, nämlich dass manche physiologischen Prozesse bei Frauen anders als bei Männern verlaufen. So könnte man meinen, dass diese Erklärung nicht so ganz daneben lag. Wir wissen jedoch auch, dass oft in der Geschichte der Medizin diese Geschlechts- oder Gruppenspezifika geltend gemacht wurden, ohne dass sie unbedingt des Rätsels Lösung waren. Die Schamtheorie war genau einer von solchen Fällen. Die Theorie schien aber deshalb sinnvoll, weil sich tatsächlich viele Frauen schämten. Viele Frauen wollten lieber von Hebammen untersucht werden und baten bei der Aufnahme, in die Zweite Abteilung zu kommen. Es gab also den direkten Nachweis dieses Gefühls.

Der Unterschied ging gleichzeitig darauf zurück, dass sich zu jener Zeit die systematische Untersuchung und medizinische Versorgung der Frauen bei der Geburt noch immer als relativ innovativ darstellte. In mancher Hinsicht zitterte man noch um das Prestige der medikalisierten Geburt. Diese Innovation konnte dann leichter als Grund für einen Makel verantwortlich gemacht werden, da sie nicht so lange im Umlauf war. Sie hatte noch keine erfolgreiche Geschichte vorzuweisen. Darüber hinaus könnte man argumentieren, dass alle von Ärzten geführten Abteilungen in ganz Europa die gleiche Erfahrung mit den Epidemien machten. So bekam die Schamthese eine zusätzlich unterstützende Beweislage.

Allerdings gab es schon damals mehrere Stimmen, die sich gegen die Schamthese erhoben. So empörte sich zum Beispiel Joseph Skoda in seinem Vortrag in der Akademie der Wissenschaften im Jahre 1848, dass eine solche Meinung nur ein ganz Unerfahrener vertreten könne. Außerdem wurde erwähnt, dass im Pariser Krankenhaus auch Hebammen mit diesen Epidemien zu kämpfen hätten, sodass die Zusammensetzung des Personals nicht als Ursache für die Epidemie angenommen werden könne. Mehrere Stimmen, Semmelweis folgend, erklärten letztendlich diese gefühlsbedingte Erklärung der Krankheit für unlogisch, weil auch in der Zweiten Abteilung hier und da Männer ausgebildet wurden. Somit wäre dieses Geschlechtskriterium nicht vollkommen gültig. Der Unterschied zwischen den Abteilungen war demnach kein hundertprozentiger, das bestätigte Semmelweis in der Notwendigkeit die Suche fortzuführen.

Die nächste Hypothese entstammte einer ähnlichen Betrachtung der Frauenkörper und der damit verbundenen Wahrnehmung von Frauengefühlen. Wir sehen, dass diese Art psychosomatisch ausgelegter Begründung der Krankheit in den damaligen Fachdiskussionen immer wieder üblich war, auch wenn sie zu der Zeit natürlich nicht als psychosomatisch bezeichnet wurde. Alle möglichen Gefühle der Mütter wurden stets mit den körperlichen Symptomen der Krankheit in Verbindung gebracht, nicht nur während der medizinischen Versorgung bei der Geburt. Allerlei gefühlsbedingte Erklärungen der Hebammen kursieren bis heute. Die Debatte war also nicht beendet und nur ein weiterer Beleg für die nicht endende Suche nach der Wahrheit gefunden. Diese Theorien zur Lösung des Rätsels rund um das Kindbettfieber zeigen uns auch die Komplexität des Geburtsvorgangs. Diese Komplexität spielte beim Aufdecken der Ursachen und bei der Herstellung der Zusammenhänge für Semmelweis insofern eine Rolle, als die Unterschiede auf den ersten Blick nicht so leicht zu erkennen waren.

Immer wieder wurde die Angst der jungen Mütter thematisiert, bei der Geburt zu sterben. Nicht nur in Wien, sondern auch in den deutschen oder französischen geburtshilflichen Diskussionen dieser Zeit. Die Vorstellung, die Geburt nicht zu überleben, löste ein derartiges Bangigkeitsgefühl bei manchen Müttern aus, dass dadurch die Geburt erst recht tragisch verlaufen musste. Diese Spekulationen in Zusammenhang mit dem Kindbettfieber wurden zunächst durch Semmelweis' Beobachtungen teilweise bestätigt. Er selbst bemerkte in seiner Praxis, dass, je schwerer die Geburt verlief, je länger sie andauerte, umso größer die Wahrscheinlichkeit der Erkrankung am Kindbettfieber war. Auch einen Zusammenhang mit der Dauer der Wehen lehrte er seine Studenten, wie wir seinen Aufzeichnungen entnehmen. Lag die Frau länger in den Wehen, so erkrankte sie meistens bereits in dieser Phase und starb während der Geburt.

Wenn die Eröffnungsperiode bei der wehenden Frau eher zögernd verlief, wurde diese immer einige Stunden später durch das Kindbettfieber geschlagen, erklärte Semmelweis seinen Studenten. Natürlich. Denn so lange sie wehend war, wurde sie von den Studenten und vom Personal immer wieder untersucht, wie weit die Öffnung bereits fortgeschritten war. Die Infizierungsgefahr war also viel größer als bei anderen Frauen, die nicht so oft untersucht wurden. Anders verlief es bei vorzeitigen Geburten. Diese waren oft mit komplizierten Ursachen oder traumatischen Erlebnissen für die Frauen verbunden und dennoch erkrankten diese seltener. Ganz einfach, weil man sie nicht so oft untersuchte.

Diesen kausalen Zusammenhang konnte Semmelweis nicht so schnell herstellen. Dafür brauchte er noch weitere Hinweise, weitere Unterschiede, die ihn zu dieser Erkenntnis führten. Er dokumentierte zunächst alle Fälle sehr genau, um alle möglichen Unterschiede der Häufigkeit oder Heftigkeit der Erkrankung herausarbeiten zu können. Damit verbunden war eine andere Unstimmigkeit, die Semmelweis weiterbrachte. Es ging um den scheinbaren Zusammenhang der Erkrankung mit der körperlichen Anstrengung während der Schwangerschaft. Das war für viele die richtige Spur, denn in die Erste Abteilung wurden vorwiegend die komplizierten Fälle eingeliefert, die unkomplizierten verblieben in der Zweiten Abteilung.

Wie bereits geschildert worden ist, war das Allgemeine Krankenhaus insgesamt eine Zuflucht für Frauen aus der Unterschicht sowie für arme, ledige Müttern oder jene Frauen, die ihres unehelichen Kindes wegen enterbt wurden. Die Verknüpfung mit der sozialen Herkunft der Frauen diente einigen Scheinzusammenhängen für die Erklärung der Ursachen des Kindbettfiebers, die nicht gesundheitlicher Natur waren, sondern mit dem sozialen Milieu der Mütter begründet wurden. Nicht nur in Wien wurde von manchen Ärzten behauptet, bei arbeitenden Müttern spanne sich die Gebärmutter zu sehr an. Durch diese Spannungen während der Schwangerschaft komme es dann während der Geburt oder kurz davor zu einem Fieber. Man meinte etwa, dass das Kindbettfieber eigentlich eine Rache des Bauchfells an der gewachsenen Gebärmutter sei. Diese Rachetheorie findet sich mehrmals in der historischen Literatur zur Geburtshilfe. Da die Mütter, die die Geburtsklinik aufsuchten, tatsächlich oft aus schwierigen Verhältnissen kamen, hatten praktisch alle die Erfahrung harter Arbeit und allerlei körperliche Anstrengungen während der Schwangerschaft gemacht. Dies nährte die Hypothese des Drucks der Gebärmutter, lieferte genug dokumentierte Fälle und stellte einen scheinbar klaren Zusammenhang her.

Die Unterschiede innerhalb dieser Bevölkerungsgruppe brachten jedoch Semmelweis weiter. Wie vorher Miasmen und die geschlechtsspezifische Zusammensetzung des Personals, wurde nun auch dieser Zusammenhang durch einen Unterschied zweifelhaft. Es gab doch auch andere Geburten, die mit extremer, körperlicher Anstrengung verbunden werden konnten, nämlich die Gassengeburten. Der Weg zum Krankenhaus mochte manchmal zu lang gewesen sein. Oft sorgten die familiären Umstände der Mütter dafür, dass sie nicht in die Klinik gebracht werden konnten oder wollten. Viele von den Frauen, die auf der Straße niederkamen, lebten auch sonst auf der Straße. Diese Frauen hatten mit Sicherheit keine leichte Schwangerschaft und der Druck auf die Gebärmutter war sicher mehr als heftig. Und was die gefühlsbedingten Prozesse im Körper anbelangte, so waren sie ganz bestimmt allen möglichen Ängsten ausgesetzt.

Allerdings erkrankten nur sehr wenige dieser Mütter am Kindbettfieber. Das konnte Semmelweis aus den Akten herauslesen. Wir haben bereits erklärt, dass man die Frauen mit ihren Kindern auch im Falle einer Gassengeburt in die Abteilung aufnahm. Diese Frauen wurden dann direkt auf die Wochenbettstation verwiesen und landeten nicht in den Händen der Ärzte, die sie mit dem Leichengift hätten infizieren können. Sie wurden meistens nicht mehr untersucht, da auch die Plazenta bereits ihren Körper verlassen hatte und kein Grund vorlag, sie zu examinieren. Zu dieser Schlussfolgerung, die sich aus der Betrachtung der Gassengeburten und der ausbleibenden ärztlichen Untersuchung ergab, konnte Semmelweis in seinem Gedankengang noch nicht kommen. Er stellte zu diesem Zeitpunkt lediglich fest, dass die These der Anstrengung während der Schwangerschaft nicht geltend gemacht werden konnte. Denn nach dieser hätten die Gassengeburten für die Mütter tödlich verlaufen müssen, taten es aber bis auf wenige Ausnahmen nicht. Im Gegenteil, eine Gassengeburt war statistisch gesehen sicherer als die Geburt in seiner Abteilung. Dies beunruhigte ihn nicht nur sehr, diese Tatsache schrie förmlich nach der Suche der Krankheitsursachen innerhalb der Klinik selbst. Wie Semmelweis später vermerkte: »Es sind unbekannte Schädlichkeiten, solche Schädlichkeiten, welche nur innerhalb der Grenzen der ersten Klinik ihre verderblichen Wirkungen äußern.«[15]

Damit kam er jedoch noch lange nicht auf die Spezifika der Praxis der Obduktionen, das war für ihn noch immer ein zu entfernter Schritt, weil gerade durch Obduktionen der gestorbenen Frauen viele neue Erkenntnisse hinzukamen. Sezieren war für ihn der Raum des Gewinnens, des Forschens. Als er im Herbst 1846 nicht so viel sezieren durfte, weil Dr. Breit zwischenzeitlich seine Stelle wieder übernommen hatte, brachte ihn der zunächst seltsam klingenden Befehl des Ausschlusses der ausländischen Studenten von der Abteilung auf einen neuen Zusammenhang. Diese ausländerfeindliche Maßnahme, als solche sie auch von Semmelweis empfunden worden war, trug nämlich bis zu einem gewissen Grade erkenntnisbringende Früchte. Die Sterberaten gingen leicht zurück, aber man wusste nicht warum. Außerdem gingen sie nicht ganz zurück. Die Werte der Zweiten Abteilung wurden dadurch noch bei Weitem nicht erreicht. Als sie daraufhin erneut anstieg, ließ man diese Maßnahme wieder fallen. Wir wissen bereits, dass zu dieser Zeit

Semmelweis von der Anordnung nicht wirklich betroffen war. Er arbeitete damals als externer Aspirant, unternahm eine Reise nach Venedig und plante eine nach Dublin. Vermutlich schenkte er, vereinfacht gesagt, dieser Maßnahme kaum Beachtung, bis auf die Tatsache, dass er sie unverschämt fand. Seine Einstellung gegenüber diesem scheinbar nebensächlichen Detail änderte sich aber im Zuge des weiteren Geschehens. Schon bald konnte er den Zusammenhang dieser Maßnahme mit den Ursachen des Kindbettfiebers klar herstellen. Als Semmelweis aus Venedig zurückkam, bemerkte er, dass die Zahl der gestorbenen Mütter seit seiner Wiederkehr in die Abteilung wieder anstieg. Semmelweis war verwirrt. Was bewirkte den Unterschied in der Mortalitätsrate? Sein Hintergrund als Ausländer? Sein Hintergrund als Arzt? In seinem im Jahre 1861 publizierten Werk geht er auf die Maßnahme noch einmal sehr genau ein. Er weiß zu diesem Zeitpunkt exakt, was die Ursache der Erkrankung ist, und so kann er nachträglich den kausalen Zusammenhang zwischen Kindbettfieber und den Ausländern tadellos erklären.

Die ausländischen Studenten waren oft nur einige Monate an der Universität in Wien, erklärt Semmelweis in seinem Buch. Sie hatten nicht viel Zeit und wollten diese effizient nutzen. So gingen sie in gesteigertem Maße zum Sezieren. Und nicht nur das, sie wechselten andauernd zwischen der Geburtsabteilung und dem Leichensaal, um viele Eindrücke gewinnen zu können. Sie stellten eine höhere Ansteckungsgefahr dar, weil sie häufiger und mehr Leichengift an den Händen trugen und dieses dann auch öfter mittels Untersuchungen übertrugen. Im Frühling 1847 verfügte Semmelweis die Maßnahme hingegen lediglich, um den Zusammenhang zwischen Ärztepraxis und Kindbettfieber dem Anschein nach herzustellen. Um diese in seinem Buch abgegebene Erklärung rekonstruieren zu können, musste er davor noch einen anderen – den entscheidenden – Unterschied entdecken. In diesem Unterschied spiegelt sich aber sowohl sein Erfolg, die Wahrheit gefunden zu haben, als auch sein Misserfolg des darauffolgenden Kampfes um diese Wahrheit.

Über das Chirurgie-Fieber wusste man Bescheid. Immer wieder brach es aus. Die Ärzte hatten sich verwundet und konnten daran sterben. Die Franzosen nannten diese Erscheinung »Leichenfieber«, weil sie sich eben meistens an den Pathologen zeigte. Aber sie war nicht epidemisch, die Fälle traten einzeln auf. Das Fieber glich unheimlich dem Kindbettfieber. Das fiel aber damals nicht auf, denn die Ausgangssituation war diametral entgegengesetzt, es ging um Männer und nicht um Frauen, das hieß unterschiedliche Physiologien, und somit wurden auch unterschiedliche Ursachen vermutet. Das eine Fieber kam nach einer Verletzung mit dem Messer, durch eine klar sichtbare und abgrenzbare Wunde, das andere trat nach einer hochkomplexen Anspannung, die den Körper über Stunden einnehmen konnte, auf. Im Falle des Kindbettfiebers traten die Symptome viel schneller auf. Aus Sicht der damaligen Beobachtungen befanden sich die beiden Krankheitsbilder weit voneinander entfernt.

Für Semmelweis überlagerten sich diese Krankheitsbilder plötzlich durch den Tod von Jakob Kolletschka. Semmelweis hatte die Möglichkeit, sich die Unterschiede zwischen einem gesunden Pathologen und einer gebärenden Frau vor Augen zu führen. Er verglich die Befunde und stellte eben keinen Unterschied fest. Kolletschka konnte keiner Rache an der Gebärmutter erliegen. Und auch keiner angestauten Milch oder unreinen Säften der ausbleibenden Menstruation. Durch den Todesfall seines Freundes Kolletschka wurde er darauf verwiesen, dass der Frauenkörper nicht der Produzent dieser Krankheit war, zu der es keiner Geburt, keiner Gebärmutter bedurfte. Die Krankheit kam ohne Frauenattribute aus. Semmelweis holte somit das Kindbettfieber aus dem Feld der frauenspezifischen Krankheiten heraus und konnte endlich die Ursachen außerhalb der Frauenkörper suchen. Nicht nur das. Im Hinblick auf die hergestellte Analogie konnte er endlich zu dem Schluss kommen, dass, wenn im Falle von Kolletschka das Leichengift tödlich war, das auch bei den Frauen der Fall sein könnte.

Man spricht in diesem Zusammenhang vom sogenannten »Kolletschka-Erlebnis«. Durch Kolletschka erkannte Semmelweis die Analogie zwischen beiden Erkrankungen und konnte diese durch die gleichen Ergebnisse in den Obduktionsprotokollen nachweisen. Dieser Moment des Triumphes seiner Suche nach den Ursachen wird immer wieder in Radiosendungen, Dokumentarfilmen und populären Filmen hervorgehoben. Es ist die perfekte Klimax der wissenschaftlichen Wahrheit, bei der sich die Wahrheit vor dem Wissenschaftler endlich entblößt. Die Medizinhistorikerin Erna Lesky meinte diesbezüglich, dieses Erlebnis sei in der Literatur nachträglich größer gemacht worden, als es in Wirklichkeit gewesen war. Sie bestritt, dass es das Aha-Erlebnis von Semmelweis gegeben habe, denn die historischen Dokumente weisen darauf hin, dass alles viel langsamer verlaufen war und es dabei nicht nur um Kolletschka ging.

Es gab wohl noch andere Hinweise, die die Krankheit aus dem Spektrum der Frauenphysiologie herausholten. Der Erkennungsprozess war komplex, und Semmelweis springt in seinen Aufzeichnungen immer wieder vor und zurück. Alles bedurfte kleinerer Bausteine, die erst zusammengesetzt auf die richtige Spur führten. Außer der erwähnten ausländerfeindlichen Maßnahme waren es die erkrankten Neugeborenen, die beim Kolletschka-Erlebnis eine Rolle spielten. Die Mütter übertrugen das Kindbettfieber auf das Kind, unabhängig davon, ob es ein Junge oder ein Mädchen war. Die Neugeborenen fielen dem Fieber zum Opfer. Ihre Befunde glichen den Befunden ihrer Mütter, aber auch jenen des verstorbenen Kolletschka. Hier, im Angesicht dieser toten Kinder und dieses einst starken Mannes, wurden alle bisherigen Theorien zunichte. So verhalf diese Spur Semmelweis dazu, den fatalen Unterschied zwischen Ärzten und Hebammen herausarbeiten zu können. Er richtete seine Aufmerksamkeit auf die Hände der Ärzte. Und damit begann die Kontroverse um die Waschschüssel.

Die gemeine Hand

Die Bezeichnung »gemeine Hände« befindet sich bereits im Neuen Testament, Matthäus, Kapitel sieben und bezieht sich auf die »unreinen«, d.h. ungewaschenen Hände vor dem Essen.[16] Ein Streitgespräch zwischen Jesus Christus und den Pharisäern zeigt eine wichtige symbolische Dimension der Reinheitsvorstellung der Seele, die in der christlichen Lehre gleichzeitig als die Reinheit des Körpers wahrgenommen wird. In Vers fünfzehn sagt Jesus: »Es ist nichts außerhalb des Menschen, das ihn könnte gemein machen, so es in ihn geht; sondern was von ihm ausgeht, das ist's, was den Menschen gemein macht.«[17] Hier, in dieser Aussage wird die Synergie des Körpers mit der Seele deutlich, die uns auch in dem gesundheitlichen Diskurs rund um Semmelweis' Erkenntnis begegnet. Zu beachten ist ebenfalls das »Gemeine«, das aus dem Menschen kommt und nicht von außen an ihn herantritt. Damit zeigt sich für uns ein Bild, das wir sehr gut aus unserem Alltag kennen. Das Bild der Hände als Wegweiser zum Menschen, zu dem, was er ist und wie er ist.

Dieser kurze Exkurs in die Heilige Schrift macht uns deutlich, dass die von Semmelweis präsentierte Theorie über Kindbettfieber in einem größeren Zusammenhang der Wahrnehmungen der Körper zu sehen ist. Diese ist während der Entwicklung der medizinischen Praxis in das Fachwissen eingeflossen und steuerte die Erarbeitung aller vorkommenden Diagnosen mit. Es war eine dieser langjährigen Alltagserfahrungen, durch die die westliche Zivilisation heranreifte und durch die sie sich weiterentwickelte. Die Auswirkungen dieser Synergie des Körpers mit der Seele finden wir deshalb in unseren alltäglichen Verhaltensmustern und Wahrnehmungen bezüglich der Hände wieder. Die Hände als Metapher für unsere Taten, dafür gibt es genug Beispiele. Wir waschen uns die Hände in Unschuld, viele Dinge sind für uns nicht von der Hand zu weisen. Jahrhundertelang lassen wir uns schon aus der Hand lesen. Die Hand verkörpert unsere Taten, unsere Möglichkeiten und unseren Weltbereich.

Die Hand ist unsere Visitenkarte für das, was wir arbeiten, aber sie ist auch das Zeichen für unser Alter und für unsere Krankheiten. Es ist bekannt, dass die chinesische Medizin auch an den Händen das Aufkommen von Krankheiten sieht und aus diesen ableitet. Aber nicht nur diese Tradition der Medizin, auch in der westlichen Welt gibt es viele Beispiele, in denen Hände vieles über unsere Gesundheit verraten. Die Hand ist also das Aushängeschild unserer Gesundheit. Sie ist eben auch ein Wegweiser im negativen Sinne des Wortes. Mit der Hand können wir andere mit unseren Krankheiten anstecken, genau genommen jene, die sich durch Kontaktinfektion übertragen lassen.

Für Semmelweis und seine Zeitgenossen war die Hand als ein solcher Übertragungsfaktor für ein Krankheitsbild vollkommen neu. Die Hand war natürlich bereits hier so etwas wie die Visitenkarte der Menschen, aber ihre Wirkung auf das Umfeld wurde im Verhältnis dazu, was wir heute über Kontaktinfektionen wissen, nicht wahrgenommen. Wir haben schon geschildert, dass die Hand jene gefährliche Personalisierung der Krankheit war, die Geburtshelfer infrage stellen konnten und von der sie sich bedroht sahen. Den Angriff auf ihre Hände empfanden sie als einen Angriff auf ihre Person. Das machte die Diskussionen rund um die Maßnahme von Semmelweis nicht nur in seiner Umgebung schwierig und unpopulär, auch bei anderen Geburtshelfern, die die entscheidende Rolle der Ärzte beim Kindbettfieber hervorhoben. Denken wir etwa an seinen amerikanischen Mitstreiter Oliver Wendell Holmes. Semmelweis griff mit seiner Maßnahme eine neue Vorstellung der Krankheitsverbreitung auf, die das Ethos der Zunft bedrängte und Unsicherheit verbreitete. Die Hand des Arztes oder auch der Hebamme sowie eines jeden des Krankenhauspersonals wurde plötzlich in ihrer Zweideutigkeit dargestellt. Es war die Hand, die heilen als auch schaden konnte. Es war die »gemeine« Hand.

Außerdem war der Übertragungsfaktor Hand deshalb unvorstellbar, weil die akzeptierten Theorien die Aufmerksamkeit auf die Luft und ihre Bedingungen richteten. Von der Hand als Erreger zu sprechen, in dem Sinne, dass diese tödliche Stoffe transportieren könne, das war ein vollkommen neues Wissen, eine vollkommen neue Sicht auf die Ausbreitung von Krankheiten. Das Miasma ruhte nach wie vor in dem Streit um die Ursachen des Kindbettfiebers. Das haben wir bei den Diskussionen der Gynäkologie mit und rund um Semmelweis bereits gesehen. Das Miasma wurde von Semmelweis' Befunden und von seiner Argumentation nicht unbedingt beseitigt. Nach wie vor wurde angenommen, dass die Luft schlechte Bedingungen ansammle und, wenn diese übersättigt wäre, das Miasma giftig würde: für Kolletschka, für Neugeborene, für Mütter. Von der giftigen Atmosphäre hatte man ja auch immer wieder geredet.

Deshalb wurde in allen Krankenhäusern zu jener Zeit gut gelüftet und geräuchert. Es wurden unterschiedliche Substanzen zur Luftreinigung verwendet, wie etwa Wacholder, Schießpulver und ebenfalls bereits das von Semmelweis benutzte Chlor. Die Aufmerksamkeit richtete sich auf die Absicht, das Miasma zu entgiften, nicht aber auf die Hände der Ärzte.

In diesem Punkt waren sich alle Gegner von Semmelweis einig. Etwas gab es in diesen Wänden des Krankenhauses, das die Krankheit hervorrief. Es waren jedoch nicht ihre Hände. Die Aufmerksamkeit auf sich selbst als Wegweiser dieser Krankheiten zu richten, dies schien den Fachkollegen von Semmelweis übertrieben, unvorstellbar und unrealistisch zu sein. Das erschien nicht kompakt. Es wäre aber falsch, den Konflikt so darzustellen, als wären die Ärzte diejenigen, die mit schmutzigen Händen herumliefen und das nicht als problematisch angesehen hätten. Eher umgekehrt – der durch Obduktionen entstandene Geruch wurde nicht als gefährlich eingestuft. Es fehlte das Wissen, der Nachweis darüber.

So lesen wir auch die Einwände von Semmelweis' prominenten Gegnern Eduard Lumpe oder auch von Wilhelm von Scanzoni. Die Spuren der Leichenteile an den Händen seien zu gering, um derartigen Eiter im Körper hervorzurufen, so wie dies Semmelweis in seinen Aufsätzen beschrieb. Außerdem begegnete man den Patienten andauernd mit den Händen. Nach dieser Theorie könne man dann praktisch nicht mehr heilen, beziehungsweise müsse man im Grunde genommen mit viel höheren Sterberaten konfrontiert sein. Die Ärzte vermissten etwas Greifbares, an dem Semmelweis genau zeigen konnte, wie dieses Leichengift übertragen wurde. Nach Semmelweis' These war die Hand des Arztes mal weniger, mal mehr gefährlich. So warfen die Zahlen weitere Unklarheiten auf. In dieser Hinsicht war die Feststellung des Würzburger Geburtshelfers Kiwisch von Rotterau zu lesen. Er wies Semmelweis' Annahmen mit der bloßen Bemerkung ab, er seziere regelmäßig und untersuche danach Frauen und ihm sei kein Verhältnis zwischen Kindbettfieber und Sektion bekannt. Kiwisch führte keine Zahlen an, er glaubte, sie nicht anführen zu müssen, weil dieses Verhältnis für ihn einfach unvorstellbar, ungreifbar war. Es war ihm aber bloß nicht bewusst.

Er stützte sich auf seine Erfahrung und sein Wissen. Er stützte sich auf das Miasma.

Mit der Miasma-Theorie hing auch der andere zentrale Streitpunkt der Diskussion zusammen: Das war die These, dass das Kindbettfieber epidemisch auftrat. Kindbettfieber wäre durch Witterungsverhältnisse, Jahreszeiten oder die bereits angesprochenen kosmisch-tellurischen Veränderungen des Miasmas verursacht. Gegen diese zeitlich begrenzten Ausbrüche des Kindbettfiebers wäre dann nicht wirklich viel zu unternehmen, meinten viele. Für Semmelweis war es hingegen keine in gewissen Zeitabständen vorkommende Krankheit. Er hielt Kindbettfieber für endemisch. Es war also auf konkrete Veränderungen im Körper der Menschen zurückzuführen und immer wenn diese Veränderungen eintraten, konnte die Krankheit hervorgerufen werden. Die Erklärungen von Semmelweis schilderten diese Veränderungen im Körper der verstorbenen Frauen in Obduktionsprotokollen. Diese halfen ihm zu bestimmen, dass die Ursache dieser Veränderungen das Leichengift war. Wie er später in seinem Buch schrieb: Wenn der Körper einen zersetzten tierisch-organischen Stoff resorbiert, entsteht das Kindbettfieber. Es bedurfte immer dieses zersetzten Stoffes. Die Hände der Ärzte waren für Semmelweis die Übertragungsart des Stoffes in den Körper der Frau. Somit waren sie die Auslöser dieser Krankheit. Der endemische Charakter der Krankheit war für ihn daher wichtig. Damit wollte er auf die konkreten Invasionen von außen in den Körper hinweisen. Nur so bekamen seine Vorbeugungsmaßnahmen eine hinreichende Bedeutungsgrundlage.

Semmelweis beharrte in seinen Werken darauf, dass das Kindbettfieber auf die zersetzten Stoffe zurückzuführen sei und jedes Mal, wenn dieser Stoff vorhanden war, die Krankheit eintreten könne. Er beharrte darauf nicht nur, um die äußeren Ursachen beseitigen zu können, sondern um jene Theorien aus dem Feld zu räumen, die die Krankheit in Verbindung mit den Frauenkörpern sahen. Damit stand er auf Kriegsfuß mit seinen britischen Kollegen. Wie wir schon gehört haben, hielten die Briten Kindbettfieber für eine ansteckende Krankheit. Sie waren also, wie Semmelweis, gegen die These, dass Jahreszeiten oder Witterungsverhältnisse die Krankheit verursachten. Sie waren aber der Meinung, dass sich im Körper der Frauen ein Keim, ein sogenanntes »Kontagium« befinde, das dann über die Kleider der Ärzte, der Hebammen auf andere Frauen übertragen wurde. Dadurch trafen sich Semmelweis und seine britischen Kollegen in der Betonung der Rolle der hygienischen Vorbeugungsmaßnahmen. Semmelweis sah den Krankheitserreger außerhalb des Körpers der Frau, an den Händen der Ärzte. Die Briten sahen ihn dagegen im Körper der Frau und betrachteten die Rolle der Ärzte als sekundär. Unterstützt durch die Befunde der Neugeborenen und von Kolletschka assoziierte Semmelweis das Kindbettfieber nicht ausschließlich mit dem Körper der Frau. Diese Analogie zog bekanntlich nur James Simpson aus Edinburgh, der Parallelen zwischen Chirurgie-Fieber und Kindbettfieber sah. Aber auch hier vermutete der Schotte, dass das Ansteckende, das Kontagium, im Körper ruhte und nicht außerhalb von ihm.

Den zweiten Streitpunkt der Maßnahme des Händewaschens stellte somit die konkrete Invasion, nämlich wie das Leichengift von den Händen in den Körper gelangen konnte. Und wovon war hier eigentlich die Rede? Vom Geruch? Kadaverteile, so nannte Semmelweis diese Erreger, aber sie waren nicht zu sehen. Er roch sie nur. Viele meinen, wenn Semmelweis ein Mikroskop zur Hand gehabt hätte, wäre es viel leichter gewesen. Es wurde diesbezüglich oft erwähnt, dass Carl von Rokitansky viel mehr Wert auf komplexe physiologische Prozesse im Körper und deren Zusammenwirken mit den konkreten Krankheitserregern legte. Er stand dem Mikroskop und dessen Bewertung für den medizinischen Fortschritt eher misstrauisch gegenüber. Rokitansky wollte den Körper analysieren, die einzelnen Verbindungen verstehen. So tat es auch Semmelweis, und die Methode von Skoda bot ihm die Nachweisbarkeit, mit der er seinen analytischen Vorgang in Zahlen erfassen konnte.

Wir können hier nur bedingt spekulieren, was passiert wäre, wenn Semmelweis ein Mikroskop zur Hand gehabt hätte. Möglicherweise hätte es ihm geholfen mehr Klarheit zu schaffen, was an den Händen war. Aber das bestätigte auch die nächste Forschungsentwicklung. Machen wir einen kurzen Abstecher in das Jahr 1867, um uns diese Möglichkeit genauer anzusehen. »Die wesentliche

Ursache der Eiterung in Wunden ist die Zersetzung, die durch den Einfluss der Atmosphäre im Blut aufgestaut wird«[18], schreibt im Jahre 1867 Joseph Lister in der prominenten Zeitschrift »The Lancet«. Lister besaß einen anderen Hintergrund für seine Erkenntnisse als Semmelweis, er war Chirurg und hatte sich mit Wunden und deren Heilungsprozessen beschäftigt.

Die Wunden eiterten, ähnlich wie die Gebärmutter der Frauen, diese Ähnlichkeit kennen wir aus dem Fall Kolletschka. Interessanterweise begann Lister seine Suche nicht an den Händen der Ärzte wie Semmelweis. Wie auch die Kollegen von Semmelweis sah Lister in der Luft eine zentrale Einflussmöglichkeit für den Krankheitserreger. Er sah die Luft aber nicht als Miasma, sondern er konnte im Mikroskop die winzigen Organismen, die in der Luft vorhanden waren, sehen. Und vor diesen galt es, die Wunden zu schützen.

Zwischen seine Beobachtungen kam der französische Mikrobiologe Louis Pasteur. Pasteurs Erkenntnis brachte Lister auf eine andere Erklärung für die Entzündungen der Wunden. Die Forschungen des Mikrobiologen zeigten ihm, dass die Zersetzung eines Gewebes nicht von der Eigenschaft der Atmosphäre abhängig war, sondern dass sie auf diese winzigen Organismen in der Wunde zurückzuführen war – auf die Mikroorganismen. Pasteur konnte vor allem durch seine Experimente zeigen, dass Mikroorganismen nicht spontan in der Luft vorkamen, sondern dass sie Gärung verursachen, durch die sie ihre Lebensenergie gewinnen. Auf dieser Basis können dann Mikroorganismen ihre Umgebung verändern. Auf diese Weise waren sie also in der Lage, auch das menschliche Gewebe und die Wunden zu verändern, genau genommen zu entzünden. Diese Erkenntnis ebnete in der Medizin den Weg für die Beobachtung der Mikroorganismen, für die Bestimmung der Bedingungen, unter denen sie existieren und sich vermehren und, was für uns zentral ist, für die Entwicklung der Mittel, die sie zerstören können.

Nicht die Wunde, sondern die Verunreinigung der Wunde rief eine entzündende Reaktion hervor, war das Ergebnis der Untersuchungen von Joseph Lister. Damit leitete der Chirurg die Geburt der antiseptischen Wundbehandlung ein, deren Ursprünge sich, so wie jene von Semmelweis, in unseren heutigen Maßnahmen widerspiegeln. Joseph Lister entschloss sich für eine Phenollösung, in die er die Verbände eintauchte. Diese werden auch bis heute als Lister'sche Verbände bezeichnet. Er desinfizierte auch die medizinischen Instrumente mit Phenollösung und empfahl den Ärzten, ihre Hände mit der Lösung zu waschen. Wir sehen hier also die perfekte Spiegelung der Semmelweis'schen Maßnahme. Allerdings sprühte Lister auch Phenol im Krankenhaus herum, daran kann man sein – nach wie vor vorhandenes – Interesse an der Luft als Krankheitserreger ablesen.

Parallel zu Listers Bestrebungen gab es auch in der Geburtshilfe Entwicklungen, die die Wahrnehmung vom Kindbettfieber weiterentwickelten. Kurz vor Semmelweis' Tod betrat der Assistent von Carl Braun, Karl Mayrhofer, die Bühne, zunächst als ein weiterer Unterstützer der Miasma-Theorie. Dass Carl Braun in seinem Streit mit Semmelweis nie nachließ, wissen wir. Mayrhofer sollte zunächst seine Thesen unterstützen, indem er, gestützt auf die neuesten Erkenntnisse von Pasteur über die Gärung, verursacht von Mikroorganismen, die Luftkeime als Auslöser des Kindbettfiebers nachweisen sollte. Das tat er auch. Basierend auf dieser neuen wissenschaftlichen Erkenntnis, die gerade in der medizinischen Welt den Fortschritt versprach, suchte Braun die Beibehaltung seiner alten Theorie über die Ursachen des Kindbettfiebers, die er auch nach wie vor in seinen Lehrbüchern vertrat. Am Ende kam es aber doch anders. Bei der Frage, wie diese Luftkeime in die Körper der Frauen kamen, machte Mayrhofer eine bahnbrechende Erkenntnis. Sie erfolge über die Infizierung der Hände der Ärzte. Mayrhofer definierte demnach Kindbettfieber als eine durch Gärung der Keime verursachte Krankheit. Anstatt der Zersetzung verwendete er die Gärung, anstatt des tierisch-organischen Stoffes die Keime. Ansonsten glich seine Schlussfolgerung praktisch jener von Semmelweis. Sie war wohl konkreter und eingebettet in die neuesten Kenntnisse der Mikroorganismen. Was Semmelweis nicht gelungen war, konnte Mayrhofer durch seine Forschungen zu Ende bringen. Er hob gemeinsam mit anderen, die sich mit Mikroorganismen beschäftigten, die alte Miasma-Theorie endlich auf und zeigte, was sich an den Händen der Ärzte befand. Karl Mayrhofer kann als eine Art Schlichter in der Kontroverse rund um das Kindbettfieber gesehen werden. Die puerperale Sonne ging durch das Mikroskop vollkommen auf, könnte man meinen. Es war aber doch ein wenig komplizierter.

Möglicherweise hätte dieses Mikroskop in den Händen von Semmelweis eine ähnliche Kontroverse entfacht, wie die, die wir hier von Anfang an verfolgen. Wir wissen nämlich, dass auch Joseph Lister zunächst für seine These der antiseptischen Wundbehandlung unpopulär war. Auch seine Erklärungen wurden zunächst für eine unnötige Hysterie gehalten. Vieles von den Streitpunkten ähnelt jenen um den Fall Semmelweis. Erst 1880, fünfzehn Jahre nach seinen Beweisen, wurden seine Maßnahmen von der Britischen Ärztegesellschaft anerkannt. Ähnlich gespalten sah die Bilanz bei Karl Mayrhofer aus. Auch wenn es Mayrhofer gelang – leider erst in dem Jahr, in dem Semmelweis verstarb –, manche von seinen Gegnern zu überzeugen, liefen diese Erkenntnisprozesse nicht so glatt, wie man es sich denken würde.

Noch lange standen die antiseptischen Maßnahmen nicht im Mittelpunkt der Geburtshilfe. Selbst Josef Fleischer, der Assistent von Semmelweis an der Pester Universitätsklinik und auch sein Verehrer, verlor in seinem Handbuch für Hebammen kaum ein Wort über die Handyhygiene. Erst 1875, als Leopold von Dittel die Leitung von der Dritten Chirurgischen Abteilung des Wiener Allgemeinen Krankhauses übernahm, führte man die Antisepsis in Wien ein. Andere Städte und Kliniken folgten dem Vorbild. Vieles von den Substanzen war bereits einzeln im Umlauf, die sehr schnelle Verbreitung der antiseptischen Maßnahmen gegen Ende des 19. Jahrhunderts wird oft Semmelweis zugeschrieben. Hätte er mit seiner Kontroverse den Boden nicht bereitet, wäre die Einführung anders verlaufen.

Interessant ist für uns diesbezüglich der Wissenshorizont, in dem wir uns in der Debatte um die Hände der Ärzte bewegen. Semmelweis sah in der Miasma-Theorie einen Feind, der über eine mögliche Schuldzuweisung der Geburtshelfer hinausging. Miasmen beeinflussten die Vorstellungskraft einer Ansteckungsgefahr und von den entsprechenden Maßnahmen. Wenn wir diesen Konflikt zwischen den beiden Theorien in Semmelweis' Zeit schildern, so muss auch gleichzeitig darauf hingewiesen werden, dass dieser Konflikt noch Jahre nach Semmelweis das medizinische Fachpublikum beschäftigte. Die Forschungen bezogen beide Ursachen, die damals als Träger des Kindbettfiebers angenommen wurden, mit ein. Auf die Gefahr der verunreinigten Luft wird heutzutage genauso eingegangen wie auf die Kontaktinfektion. Wir wissen heute, dass beide Theorien ihre Geltung haben, auch wenn man inzwischen der Kontaktinfektion eine viel größere Bedeutung beimisst. Wichtig in diesem Streit waren ihre gegenseitige Interaktion und ihr Wissensstand. Über beides herrschte zwischendurch Unsicherheit. Es gab hier und da Hinweise, aber man fühlte keinen sicheren Boden. Es gab Zahlen, die auf Erfolge hinwiesen, nicht nur bei Semmelweis, sondern auch bei seinen Vorreitern und Mitstreitern. Die Mehrheit fand sie jedoch nicht überzeugend genug. Es gab hier und da Nutzungen von Chlor, von Phenol, von Blausäure. Auch andere Ärzte, deren Namen wir nicht kennen, versuchten der Krankheit auf diese Weise vorzubeugen. Doch diese einzelnen Aktionen wurden nicht als grundlegende Maßnahmen durchgesetzt. Diese kleinen Bausteine waren alle Teile des Streits. Sie führten alle dazu, dass die Mikrobiologie, ironischerweise kurz nach Semmelweis' Tod, eine relativ schnelle Laufbahn hinlegen konnte, um Klarheit in diese Vermutungen und Unsicherheiten zu bringen.

Wir könnten meinen, der Streit wäre damit beendet und in der heutigen Wahrnehmung der Hygiene wären sich alle über Luftverunreinigung und Handhygiene einig. Dem ist aber nicht so. Zunächst zeigte sich in den folgenden mikrobiologischen Forschungen, dass die Arten von Mikroorganismen, mit denen wir es zu tun haben, unterschiedlich sind. Robert Koch konnte durch seine Forschungen den Lebenszyklus der Mikroorganismen nachzeichnen und auch Unterschiede zwischen ihnen feststellen. Dadurch war es möglich, die Krankheitserreger genauer zu definieren. Für uns ist diese Information aber mit weiteren Diskussionen verknüpft, weil sie dadurch den Einsatz eines einzig wahren und besten Desinfektionsmittels unmöglich macht. Die Welt da draußen ist voll von unterschiedlichen Mikroorganismen, die unterschiedlich zu bekämpfen sind. Der Kampf geht weiter.

Die zuerst langsame Nutzung der antiseptischen Maßnahmen wurde durch die zahlreichen Erfolge zwischen den 1890er- und 1950er-Jahren wesentlich beschleunigt. Diese Erfolge begannen mit dem Fortschritt auf dem Feld der Entdeckung der häufigsten bakteriellen Erreger durch die Arbeiten von Louis Pasteur, Joseph Lister, Robert Koch und auch durch Karl Mayrhofer. Diese Forschungen werden bis heute weitergeführt und verfeinern unser Wissen von Mikroorganismen, die an unseren Händen, in unseren Haaren, mit uns existieren.

Denn keine Hand ist sauber, so viel wissen wir heute im Gegensatz zur damaligen Zeit. Die Geschichte macht uns deutlich, dass unsere Hände gemein bleiben, weil sie von Mikroorganismen bedeckt sind. Diese Erkenntnis führt uns zu einer langsam immer systematischer werdenden Einführung der unterschiedlichen Hygienemaßnahmen in den Krankenhäusern. Denn wie man schon zu Semmelweis' Zeiten zu sagen pflegte, diese giftige Atmosphäre des Krankenhauses schadete dem Dienst der Medizin. Wir sehen dieser nun auf die Hände.

Die zweischneidige Hand des Arztes

»Und darum werden bis heute die Hände gewaschen und desinfiziert.« So könnte ein Märchen über Semmelweis enden. Klar ist, dass auch schon Jahre vor Semmelweis die Gewohnheit, sich die Hände zu waschen, existierte, wie wir mehrfach in unseren Schilderungen hervorgehoben haben. Bereits seit dem 13. Jahrhundert wird in den medizinischen Schriften über die gute Wirkung des Händewaschens für die allgemeine Gesundheit berichtet. Semmelweis' Erkenntnis lieferte aber den eindeutigen Grund für die Praxis. Er zeigte, dass Händewaschen uns vor der Ausbreitung von Krankheiten schützen kann. Semmelweis erklärte damit die Hand zum Träger der Infektion und arbeitete einen Plan aus, wie mit dieser Hand umzugehen wäre. Er zielte auf den Kontakt mit dem Körper des Patienten, auf einen Kontakt, der jedoch im Heilprozess notwendig und unabdingbar war. Er wurde dafür zum Pionier der

Handhygiene gekrönt, weil er am Anfang eines komplexen und schwierigen Aufgabenfeldes stand, das bis heute als solches wahrgenommen wird.

Heute vermerkt man bei einer Geburt in der westlichen Welt durchschnittlich einen Todesfall auf 10 000 Mütter. Die Zeiten der schwindelerregenden Sterberaten sind mit dem Einsatz von antiseptischen Maßnahmen und vor allem mit der Einführung der Antibiotika verschwunden. Dennoch bleibt Vorsicht geboten. Wir haben erwähnt, dass die Fälle des sogenannten Kindbettfiebers – der puerperalen Sepsis – auch heute vorkommen können, auch wenn sie bei Weitem nicht ein solches gefährliches Ausmaß erreichen. Die bleibende Vorsicht ist dabei eine der Maßnahmen. Sie bleibt nämlich jene wichtige Handhygiene-Lektion, die man oft bei der Geschichte von Semmelweis vergisst.

Semmelweis erfuhr diese Lektion am eigenen Leib. Als er Professor der Pester Universitätsklinik geworden war und sich gegen Carl Braun durchgesetzt hatte, begann er sich seinen üblichen Aufgaben zu widmen. Natürlich plante er auch hier, zum dritten Mal in seiner Wirkungsgeschichte, seine Maßnahmen einzuführen. Diesmal würde alles glatt verlaufen, mag er sich gedacht haben, denn er hatte die Position inne, um die Maßnahmen von Anfang an anordnen zu können. Aber die Sache sah ganz anders aus: Semmelweis war schockiert. Hier konnte er keine Sekunde länger bleiben, musste sein erster Gedanke gewesen sein, als er die Geburtsklinik betrat. Die Klinik entsprach jedem Vorurteil, das häufig unter den werdenden Müttern kursierte: Sterbehaus, Mördergrube, Haus zur Verspottung der Mütter. Ab dem ersten Tag wollte er, dass diese Räumlichkeiten der Geburtsklinik sofort aufgegeben wurden. In einem offiziellen Schreiben an die Krankenhausleitung mahnte Semmelweis, »dass die Lokalitäten der geburtshilflichen Klinik höchst sanitätswidrig seien«[19].

Was hieß höchst sanitätswidrig genau für Semmelweis? Es gab in der Geburtsklinik keinen Platz, um die Kranken zu isolieren. Die gesunden Mütter lagen mit den kranken Müttern gemeinsam in einem Zimmer. Das war jedoch nur der Anfang. Die Fenster mündeten in einen Hof, wo Aborte sowie andere Leichenteile lagerten.

Der Geruch füllte alle Zimmer der Geburtsklinik. Gestank überall, beschwerte sich Semmelweis in einem weiteren Brief. Vor allem aber blieb sein erschrockener Blick an der Bettwäsche haften. Nicht nur, dass Bettbezüge selten gewechselt worden waren. Semmelweis sah sich mit der Gepflogenheit konfrontiert, dass auch von verstorbenen Müttern verwaiste Betten, oft ohne Wechsel der Wäsche, den neu ankommenden Müttern angeboten wurden. Teilweise noch mit Blut befleckt.

Kein Wunder also, dass die Sterberaten der Mütter nicht zurückgingen. Die Waschungen wurden zwar kontrolliert, die Lösungen immer wieder überprüft, aber keine Verbesserung konnte festgestellt werden. Diese wortwörtlich giftige Atmosphäre des Krankenhauses ließ sich nicht bekämpfen. In den beiden ersten Lehrjahren an der Klinik von 1856 bis 1858 starben die Frauen in solcher Zahl, dass viele Fachkollegen dies zum Anlass nahmen, die alten Theorien wieder hervorzuholen und gegen Semmelweis zu argumentieren.

Er war verloren. Niemand hörte auf seine Mahnungen zur Veränderung der Zustände. Er war besessen davon, seine Warnungen und Belehrungen auszustoßen. Merkwürdigerweise erkrankten aber nicht, so wie früher, die Kinder der fiebrigen Mütter. Das geschah nur sehr selten. Außerdem starben die Mütter meistens erst im Wochenbett. Dies richtete Semmelweis' Aufmerksamkeit auf die Wochenbettstation der Klinik. Die Geburt schien diesmal nicht das Problem zu verursachen. Sein Weg führte ihn wieder in eine Wäscherei, so wie damals am Anfang seiner Laufbahn in Wien. Diesmal ruhte jedoch in der Wäscherei des Krankenhauses der Grund des Übels und nicht jener des weiteren Fortschritts in der Hygiene wie damals in Wien. Es stellte sich zunächst heraus, dass die Wäsche zwar ordentlich gewaschen, jedoch selten gewechselt wurde, beziehungsweise nicht oft genug frische ins Krankenhaus geliefert worden war. Auf diese Weise wurden die Mütter im Wochenbett infiziert, weil sie, vereinfacht erklärt, in schmutziger Bettwäsche herumlagen. Wie Semmelweis selbst den Tatbestand verzeichnete: »die Träger des zersetzten Blutes und des zersetzten Wochenflusses, welche im Schuljahre 1856/7 und 1857/8 das Kindbettfieber an der geburtshilflichen Klinik zu Pest hervorgebracht haben, waren die

Leintücher und die atmosphärische Luft, weil die Wöchnerinnen, auf solchen Leintüchern liegend, ihre durch die Geburt zersetzten Genitalien mit diesen zersetzten Stoffen in Berührung brachten.«[20] Auf das mehrmalige Hinweisen von Semmelweis gegenüber der Krankenhausdirektion, dass die schmutzige Bettwäsche, die Plazentareste und Blutreste beinhaltete, für die Mütter tödlich wäre und dass die Wäscherei ab sofort anders zu organisieren sei, stieß er auf das Argument der Kosten. Das Problem lag nicht im Waschen selbst, sondern in den geringen Kosten, die das Krankenhaus für das Waschen aufbrachte. Deswegen kam zu wenig frische Bettwäsche in die Klinik. Semmelweis pochte darauf, dass sich diese Zustände verbessern mussten, und schließlich verzeichnete er Erfolge in der Verringerung der Sterberate.

Für ihn blieb dieses Ereignis nicht ohne Folgen. Abgesehen von den wohl absehbaren Angriffen der Gegner seiner These, die ihm wiederum nicht erspart blieben und die die schmutzige Wäsche nicht als Grund der Sterberaten ansahen, hatte er dadurch zusätzliche Erfahrungen gewonnen. Die eine war die Betrachtung, dass der zersetzte tierisch-organische Stoff nicht nur durch die Hände der Ärzte, sondern auch durch alle möglichen Materialien im Krankenhaus übertragen werden konnte. Er sah hier auch zum ersten Mal die Übertragungsmöglichkeit des zersetzten Stoffs durch die Luft. Wir kennen sie aus der Erkenntnis von Karl Mayrhofer, die ihm auf diese Weise im Jahre seines Todes recht geben sollte. Semmelweis' Handwaschungen werden somit zum Eingangstor auf das komplexe Feld der Krankenhaus-Hygiene.

Die zweite Erfahrung aus diesem Ereignis war jene der Kosten der Hygienemaßnahmen, die durch seine Streiterei mit der Direktion zum Ausdruck gebracht wurde. Es war nicht seine letzte Auseinandersetzung. Semmelweis wurde später bekannt dafür, dass er immer mehr Geld für Hygiene ausgeben wollte. Und das musste auch dementsprechend begründet werden. Es zeigte sich in Semmelweis' Haltung aber auch, dass die Chlorkalklösung für ihn ein Mittel für jegliches Übel im Krankenhaus war, koste es, was es wolle. Im Jahre 1906 deutete Theodor Wyder in diesem Sinne an, dass Semmelweis womöglich die Wirkung seiner Chlorkalklösung überschätzt hätte: »Semmelweis hielt seine nach Sektionen mit kadavrösem Geruch behafteten Hände für ungefährlich, sobald sie durch Chlorwasser desodoriert waren. Heute wissen wir aber, dass es nach einer solchen Beschäftigung mehrerer Tage bedarf, bevor die dabei in die Poren und kleinen oft unbeachteten Risse der Haut eingedrungenen Bakterien, welche das Kindbettfieber hervorrufen können, beseitigt sind.[21]«

Damit kommen wir zur dritten Erfahrung aus der Pester Episode mit der Bettwäsche. Trotz der Einführung der hygienischen Maßnahmen des Händewaschens trat das Kindbettfieber nach wie vor auf. Diese – wenn auch unter seiner Supervision eher niedrige Sterberate – konnte Semmelweis nicht erklären. Generell verwendete er für jene Fälle, die auch trotz der Chlorkalklösung auftraten, den Begriff der Selbstinfizierung. Diese Fälle überstiegen seine Vorstellungen von der Krankheit, sie waren auf die Mikroorganismen zurückzuführen, von deren Existenz wir bereits berichteten und die wir an allen möglichen Objekten des Krankenhauses finden können. Sie waren für ihn unsichtbar, unauffindbar, und dennoch zeigte sich, dass diese Mikroorganismen auch durch Kontakt mit der schmutzigen Bettwäsche töten konnten.

An diesen drei Erfahrungen, die Semmelweis machte, können wir auch das aktuelle Spannungsfeld der Krankenhaushygiene ablesen. »Gesunde Kunst« heißt übersetzt das Wort Hygiene. Dieser Ursprung deutet bereits auf die zentrale Anlage der Hygiene als Balanceakt hin. Eine komplexe Beachtung des Umfelds, in dem der Heilungsprozess stattfindet, war daher angesagt. Wie sollte mit dieser Hand des Arztes von nun an umgegangen werden? Mit einer Hand, die behutsam vorgehen sollte, um nicht zu schaden? Die bereits geschilderten Forschungen auf dem Feld der Mikrobiologie liefern uns verfeinerte Hinweise, die für Semmelweis noch unzugänglich waren.

Unsere Hände verbergen grundsätzlich zwei Gruppen von Mikroorganismen. Manche von den Mikroorganismen an unseren Händen sind für einen gesunden Körper nicht schädlich. Diese sogenannte Standortflora bezieht sich auf Mikroorganismen, die an unseren Händen lange verweilen und unter anderem für den gesunden Stoffwechsel der Haut sorgen. Bei Wunden können diese jedoch entzündend wirken. Eine Wunde ist wie ein Riss in der Standortflora, sie bringt die Haut aus ihrem Gleichgewicht. Daneben beinhalten unsere Hände auch die transiente Flora, die auch als zeitweilige Flora bezeichnet wird. Dies sind Mikroorganismen, die wir durch Kontakt mit anderen bekommen oder im Kontakt mit anderen Objekten erhalten, wie etwa Haltestangen, Türklinken oder Lichtschalter. Diese Mikroorganismen sind bei der Kontaktinfektion im Einsatz. Man bekämpft sie seit Semmelweis systematisch. Man versucht sie mit der Händedesinfektion zu beseitigen, man versucht sie aber auch durch einen begrenzten Kontakt mit anderen an der Verbreitung zu hindern. Auf diese Mikroorganismen wird in der Krankenhaushygiene abgezielt.

Dass der Fall Semmelweis das Thema der hygienischen Zustände in Krankenhäusern eröffnet, sehen wir schon am Zusammenhang zwischen dem Ausbau der großen Kliniken und der Häufung von Kindbettfieberanfällen. Die Entwicklung großer Krankenhäuser hat eine bessere Gesundheitsversorgung zwar ermöglicht und systematisch in Gang gesetzt, sie hat aber auch neue Infektionsräume geschaffen. Dies wurde auch vor den Zeiten von Semmelweis offen thematisiert. Es gab unterschiedliche Gerüchte diesbezüglich über die Spitäler. In Paris zirkulierte etwa das Gerede, dass derzeit in Europa drei lebendige Gräber vorzufinden seien: Findelhäuser, Kinderspitäler und Geburtskliniken. Der Amerikaner Oliver Wendell Holmes sprach vom Eiter des Krankenhauses. Im Zusammenhang mit dem Kindbettfieber meldeten sich Mediziner aus Sankt Petersburg oder London zu Wort, man solle das Konzept einer großen Geburtsklinik nochmals überdenken. Wir finden daher parallel zur Verbesserung der Heilungsprozesse Isolierungsmaßnahmen und Quarantänen, die auch an der Wiener Geburtsklinik durchgeführt wurden. Diese Debatten gaben auch Semmelweis den Anstoß, damals in Pest mit der Direktion für die Maßnahmen zu streiten. Das Thema der Hygiene lag in der Luft, samt seiner Kosten-Nutzen-Rechnung, wie wir sie kurz in der Pester Anekdote angerissen haben.

Es gab aber, zynisch gesagt, nicht viel zu überlegen oder zu überdenken. Das Krankenhaus wurde als Ort für Kranke erschaffen, ein

Ort, an dem kranken Menschen eine komplexe Heilungslösung geboten werden sollte. Durch die Schaffung eines solchen komplexen Raums entstand das erhöhte Risiko der Vermehrung und Übertragung der Krankheitserreger. Das erkannte man schon teilweise zu Zeiten von Semmelweis. Nur glaubte Semmelweis fast ein wenig naiv, die Sache wäre mit Chlor in den Griff zu bekommen. Auch Theodor Wyder schrieb im Jahre 1906 euphorisch darüber, dass die Zeiten der Epidemien vorbei seien, dass die Krankenhäuser endlich keine Pesthäuser mehr wären, sondern »tatsächliche Paläste«[22].

Mit der heutigen Brille sehen wir die Hygiene etwas skeptischer. Wir haben zwar einen Überblick über alle möglichen Erreger und können diese schnell identifizieren. Wir können diese hemmen, und bakterielle Infektionen können wir mittels Antibiotika heilen. Sie lauern aber alle nach wie vor auf ihren Plätzen: In den Fluren des Krankenhauses weilen die Standortfloren, auf unseren Händen gemeinsam mit vielen Möglichkeiten der Übertragung die zeitweiligen Floren. Ein Paradies der Mikroorganismen, überspitzt formuliert.

So wurden im Laufe des 20. Jahrhunderts einerseits Praktiken entwickelt, wie man den Kontakt vom Arzt und vom Gesundheitspersonal generell minimiert, und zwar nicht nur den Kontakt mit dem Patienten, sondern auch den Kontakt aller gemeinsam genutzten Gegenstände. In der heutigen Zeit sehen wir dies etwa an der Einführung von kontaktlosen Lichtschaltern, kontaktlosen Seifenspendern oder Wasserhähnen. Kontakt wird, hygienisch gesehen, als eine potenzielle Gefahr wahrgenommen und mit Semmelweis beginnt für uns das Begreifen dieser Gefahr. Begeben wir uns nun also hundertfünfzig Jahre weiter, weg von diesem Konflikt um die Hände der Ärzte, und sehen wir uns an, wie die Botschaft von Semmelweis und seine Angst vor Infektionen in unseren heutigen hygienischen Maßnahmen weiterlebt. Denn die Botschaft über die Hände der Ärzte führt bei Weitem kein ruhiges Leben. Der Kampf scheint weiterzugehen. Er verrät uns einiges über die Zerbrechlichkeit der Waschschüssel von Semmelweis.

Jene, die meinen, wir hätten es hier mit einem trockenen Thema zu tun, sollten sich die aktuellen Debatten rund um die Krankenhaushygiene ansehen. »Todesfalle Klinik« titelt etwa die Rundfunkstation Bayern 2 einen Radiobeitrag zur aktuellen Situation der Krankenhaushygiene in Deutschland. Eine typische Wortwahl für die Schilderung der heutigen Sachlage. Haben wir es hier mit einer unnötigen Hysterie und Übertreibung zu tun? Diese Entscheidung scheint nicht so einfach zu sein. Gleichzeitig sehen wir an den zahlreichen Diskussionen, dass der historische Streit um die Hände der Ärzte sich bis heute in der Wissenschaftsdebatte fortgesetzt hat, auch wenn er mit anderen Mitteln geführt wird. Die heutigen Diskussionen über Hygiene bieten uns einige interessante Analogien zum Fall Semmelweis.

Zunächst häuften sich seit den 1970er-Jahren bereits Stimmen, dass die Hygienemaßnahmen in den Krankenhäusern nicht optimal verlaufen würden. Der Semmelweis-Vorwurf, dass sich Ärzte die Hände nicht waschen wollten, wurde durch die Untersuchungen in den Krankenhäusern über die Einhaltung der hygienischen Maßnahmen des Krankenhauses aktualisiert. Das Ergebnis wird durch die sogenannte nosokomiale Infektion oder auch Krankenhausinfektion statistisch erfasst. 3,2 Millionen Menschen erkranken in Europa jährlich an mindestens einer nosokomialen Infektion, belegt eine aktuelle Studie des Europäischen Zentrums für Krankheitsprävention und Kontrolle. Es wird geschätzt, dass über dreißigtausend Menschen in der EU an den Folgen solch einer Infektion sterben.

In Österreich erkranken jährlich 6,2 Prozent der Patienten an der Krankenhausinfektion. Einige der Infektionen können schnell behoben werden, bei manchen muss man Antibiotika einsetzen und weitere können für die Patienten sogar tödlich sein. Nicht geheilte Wundinfektionen nach Operationen sind die dritthäufigste Ursache für das Ableben der Patienten. Diese Fälle sind wohl viel komplizierter als die uns bekannte Fingerverletzung von Kolletschka oder die Fälle, die Lister mit seiner antiseptischen Maßnahme zu bekämpfen begann. Aber die Gefahr bleibt bestehen. Man schätzt, dass ungefähr achtunddreißig Prozent der Todesfälle in österreichischen Krankenhäusern auf eine Infektion nach der Operation zurückzuführen sind. Eine Meldepflicht gibt es nicht, die Zahlen beruhen daher nur auf Schätzungen. Abgesehen von dem Ausmaß und der Gefahr, verlängern die Krankenhausinfektionen den Krankenhausaufenthalt in jedem Fall und erhöhen somit die Kosten des Gesundheitssystems. Zum Beispiel brauchen die Patienten im Durchschnitt eine Woche länger, bis sie wieder ihrer Arbeit nachgehen können. Nicht zuletzt sind diese Infektionen mit persönlichen Folgen für die Patienten verbunden. Es stellt jenes beeinträchtigende Moment in der Gesundheitsversorgung dar, das wir aus Zeiten von Semmelweis gut kennen. Spitäler sind eine Blackbox, lesen wir etwa in den Zeitungen.

Die Krankenhausinfektion wird von vielen auch als ein Angriff auf den Patienten gesehen. Dieses Argument kennen wir auch aus den Zeiten von Semmelweis. Die armen Mütter gehen unter den Händen der Ärzte zugrunde. Obwohl sie doch ein Krankenhaus aufsuchten, um geheilt zu werden, empörten sich viele. Aus diesem Grund hat sich bis heute in jedem Land mindestens eine Bürgerinitiative gebildet, die die Patienten vor der Krankenhausinfektion schützen will. Zugleich häufen sich Expertenrunden, die das Thema ernsthaft diskutieren möchten. Dabei werden oft nicht nur mikrobiologische Studien zitiert, sondern vielmehr Studien über das Verhalten des Gesundheitspersonals.»Hygiene Compliance«, also Beachtung der Hygiene, lautet der magische Begriff, über den Gesundheitsexperten und Hygienekräfte im Krankenhaus diskutieren.

Was sind die heutigen Forderungen? Fast die gleichen wie die von Semmelweis. Man fordert Transparenz, man fordert eine einheitliche Erfassung der Daten. Es soll beobachtet, aufgeschrieben und in Tabellen erfasst werden. Es soll ersichtlich sein, wer wen untersucht hat und ob und wie dazwischen Hände, Kleidung sowie anderes Material entsprechend desinfiziert wurden. Darüber hinaus werden optimale Desinfektionsmittel gesucht, das heißt solche, die die Haut nicht schädigen, weil sie damit die Standortflora vernichten würden. Das damit zusammenhängende Thema sind auch die Gummihandschuhe, die bereits seit den Anfängen der antiseptischen Maßnahmen verwendet werden. Die Handschuhe werden jedoch nicht als vollkommener Schutz betrachtet. Schon immer machte man darauf aufmerksam, dass das Material der Handschuhe während der Operation zerreißen kann. Es existieren eine Menge Studien, die zeigen, dass durch die Risse Mikroorganismen in den Körper des Patienten gelangen können. Auch deshalb werden vor dem Handschuhgebrauch die Hände ordentlich desinfiziert. Antiseptische Instrumente sind natürlich ein selbstverständliches Muss. Neuerdings wird für die aktuellen Hygienepläne der Krankenhäuser auch überprüft, welche Baumaterialien für die Mikroorganismen günstiger sind und welche dagegen tödlich wirken. Auch die alte Vermutung, dass die Wände der Geburtsklinik im Jahre 1846 die Ursache des Kindbettfiebers waren, wurde heute wieder aufgenommen. Denn ganz daneben lag die Kommission für die hygienischen Maßnahmen wiederum nicht, wenn man sich die heutigen Studien über die Krankenhäuser ansieht. Zum Beispiel steht im Blickpunkt heute der Edelstahl. Dieser ist für die Bakterien ein sehr guter Boden, deshalb wurde der Edelstahl mittlerweile oft gegen Kupfer ausgetauscht, weil Kupfer sogar entzündungsvorbeugend wirken kann. Damit geht einher, dass man versucht, überall, wo es geht, kontaktlose Schalter und Spender einzusetzen.

Diese Fragen zu den Mitteln und der Technologie der Hygiene sind jedoch nur die Spitze des Eisbergs. Als kritischer Moment für die Hygiene im Krankenhaus wird die Organisation des Alltags angesehen. Zum Beispiel geht es um die Frage, wo am besten die Desinfektionsspender angebracht werden sollen, damit das Personal nicht allzu viel Zeit verliert. Man muss bedenken: heutzutage desinfiziert sich eine Krankenschwester in ihrer üblichen Praxis im Krankenhaus die Hände ungefähr hundert Mal am Tag. Da kommt man irgendwann an die Grenzen des eigenen Zeitmanagements. Die Zeit ist überhaupt ein sehr großes Thema. Es gibt zu viele Patienten und das Personal ist oft mit Zeitmangel konfrontiert. Im Lichte dieser heutigen Diskussion erscheint auch das Argument von Semmelweis' Kollegen, das Waschen koste zusätzliche Zeit, gar nicht so unzutreffend.

Ein weiteres heikles Moment der Krankenhaushygiene sind die sogenannten Rollenmodelle. Hierbei geht es darum, dass, wenn die Leitung der Abteilung, die Vorbildfunktion hat, bei den hygienischen Maßnahmen eher nachlässig ist, das gesamte Personal auch dazu tendiert. Hygieneexperten weisen hier in mehreren Fällen den

Zusammenhang nach, dass, je höher die Stellung der Ärzte ist, desto eher die Wahrscheinlichkeit besteht, dass sie die Hände nicht oft genug desinfiziert haben. Keine Zeit, erwidern die Ärzte. Oder es heißt, dass doch schon so viel herumdesinfiziert wird. So wird die Handhygiene im Krankenhaus als das kritische Moment in der Beobachtung und Evaluierung der Maßnahmen betrachtet, weil erstens die Praxis der Desinfektion nicht vollkommen überprüft werden kann und weil zweitens die Maßnahme, Hände sauber zu halten, selbst eine problematische ist. Denn was ist sauber? Ständig zeigen neue Studien, dass die Mikroorganismen sich ausbreiten, Resistenzen gegen Antibiotika entwickeln. Auch sie kämpfen sozusagen ums Überleben. Ein diesbezüglich viel zitierter Fall ist der MRSA – Methicillin resistenter Staphylokokkus Aureus, mit dem sich Krankenhäuser heute oft plagen. Dieser Staphylokokkus ist deshalb so gefährlich, weil Antibiotika gegen ihn nicht wirken. Die Maßnahmen gehen wieder auf die Bestrebungen von Semmelweis zurück. Isolierung von Fällen, spezielle hygienische Vorsicht bei den Patienten.

Abgesehen von diesen Spezialfällen deuten aber die Hygieneexperten immer wieder darauf hin, dass nur die Händehygiene die wichtigste Intervention zur Verringerung der therapieassoziierten Infektionen und zur Verhinderung der Ausbreitung von Antibiotikaresistenzen sei. »Warum aber müssen wir dies weiterhin wiederholen?«, fragen viele. Man stellt fest, dass nicht überall und nicht immer ein optimales Hygienemanagement nachgewiesen wird. Natürlich ist die Situation sehr komplex, je mehr wir wissen, desto vielschichtiger wird sie. Auch die Fälle der antibiotikaresistenten Krankheitserreger gehören zu den größten Problemen, in denen Österreich oder Deutschland besser als etwa die USA oder Frankreich abschneiden, wo es deutlich mehr solcher Fälle gibt. Ungefähr ein Drittel der Infektionen, die im Krankenhaus auftreten, könnte man vermeiden – nur durch entsprechende Hygienemaßnahmen.

Und so sieht man hundertfünfzig Jahre nach Semmelweis den Ärzten wieder auf die Hände. Und nach wie vor ist es heikel, sodass eine Veröffentlichung von Zahlen bezüglich der Krankenhaushygiene gut geplant sein muss. Man muss sowohl die Angst der Mediziner vor Schuldzuweisungen als auch das verunsichernde Moment für die Patienten, die solche Zahlen auslösen können, berücksichtigen. In der Diskussion herrscht noch immer eine gewisse Strenge. So stellte man Defizite bei den banalsten Präventionsmaßnahmen wie dem systematischen Händewaschen beim Gesundheitspersonal fest. »Damit könnten wir morgen beginnen«, meinte etwa der Wiener Sozialmediziner Michael Kunze anlässlich eines Roundtables zur Krankenhaushygiene im Herbst 2013. Die Gefahr, die sich in den Krankenhauswänden verbirgt, wird also noch immer festgestellt und angesprochen, und die Waschschüssel von Semmelweis erlebt ihre Aktualität einer einfachen und selbstverständlichen Lösung.

Die Waschschüssel ist auch brisant in Bezug auf all die Hoffnungen und Ängste, die rund um sie formuliert werden. »Niemand sollte Angst vor Zahlen haben. Es geht nicht um Schuldzuweisungen, sondern um einen Überblick, der wichtige Grundlagen für Verbesserungen liefert«, meinte etwa 2013 die Leiterin des Klinischen Instituts für Krankenhaushygiene und Infektionskontrolle der Medizinischen Universität in Wien. Hundertfünfzig Jahre nach Semmelweis wird also vor den Zahlen, die die hygienische Praxis der Krankenhäuser beleuchtet, beruhigend vorgegriffen. Denn – wir kennen dies bereits aus den Diskussionen rund um Kindbettfieber – die Krankheit wird damit personalisiert, Schuld könnte zugewiesen werden. Man könnte damit die Reputation der Ärzte beschädigen, das warf man bereits Semmelweis vor. Und wie wir sehen, ist das noch immer heikel.

Die Parallele führt noch weiter. Auch der polemische Diskurs von Semmelweis ist nicht verschwunden. So schrieb im »Britischen Medizinjournal« Wendy Moore in einem zynisch-sarkastischen Ton: »Pilatus hatte sich die Hände von Schuld reingewaschen, Lady Macbeth tat alles, um ihre Hände zu reinigen, aber an dem Krankenhauspersonal scheint diese Händewaschen-Botschaft vorbeizulaufen.«[23] Was ist passiert?, könnte man angesichts all der Zeitungsdebatten und Expertendiskussionen fragen. Wurde keine Lehre aus der Semmelweis-Lektion gezogen? Doch. Aber diese Lehre ist noch komplizierter. Sie hängt nämlich mit dem politischen Gehalt zusammen, das der Fall Semmelweis und seine Waschschüssel in sich tragen. Dieser Betrachtung wollen wir uns nun annähern.

Semmelweis' These als politische Stellungnahme

Holen wir uns nun die Schweingrippe-Episode vom Herbst 2009 noch einmal ins Gedächtnis zurück. Sie kann für uns den politischen Gehalt, der vielleicht im Fall Semmelweis auf den ersten Blick nicht sichtbar ist, offenbaren. Die Gefahr wurde erkannt, Präventionsmaßnahmen wurden empfohlen, ergriffen und umgesetzt. Man erarbeitete nationale Aktionspläne, an denen sich sowohl Experten aus der Gesundheit als auch Politiker beteiligten: man handelte. Man handelte jedoch zum Teil auf der Basis der Vorhersagen oder von hypothetischen Schätzungen.

Außerdem war das Wissen rund um die Schweinegrippe nicht in Stein gemeißelt und der Umgang der Institutionen damit nicht widerspruchslos. Es gab zum Beispiel Vorwürfe an die Weltgesundheitsorganisation, dass sie die Schweinegrippe deshalb als ein höheres Risiko einstufte, weil diese Grippe eher die westliche Welt betraf. Auch wurde oft erwähnt, dass die Übertragungswege und Verbreitung der Krankheit, so wie sie von den Experten nachgezeichnet wurden, nicht hundertprozentig stimmen müssten. Es waren ja nur Hypothesen. Die Diskussion im Expertenumfeld erhob sich in dem Moment, in dem sie der Öffentlichkeit dargeboten wurde, und so bekam man jene Spannungen mit, die man im Fall Semmelweis im 19. Jahrhundert nur innerhalb der Krankenhauswände und der Fachgremien verfolgen konnte. Nichtsdestotrotz gab es diese Diskussionen auch damals.

Im Fall der Schweinegrippe wog man ab und schlug jenen Weg vor, der weder die Gefahr größer machen würde noch die ganze Angelegenheit verharmlosen sollte. So stellte man das zumindest überall dar. Kein Staat und keine Institution hätten sich in dieser Situation getraut, die eigene Entscheidung als falsch oder als überzogen zu bezeichnen. Die Weltgesundheitsorganisation, das international anerkannte und damit oberste Fachgremium für die Gesundheitsfragen, kündigte eine Pandemie an. Die potenzielle Gefahr der Ausbreitung der Schweinegrippe wurde als solche erkannt, es wurden durch unterschiedliche transnationale Beratungsgremien Maßnahmen erarbeitet und die nationalen Administrationen haben diese durchgesetzt in dem Maß, in dem sie für angemessen oder richtig gehalten wurden.

Im Gegensatz zu Österreich hatte man in manchen Ländern wie den USA stärker und viel systematischer für die Impfkampagne geworben. Im Dezember 2009 registrierte man in den Vereinigten Staaten über 2,3 Millionen Geimpfte, selbst Präsident Barack Obama hatte sich vor Journalisten impfen lassen, um zu zeigen, dass diese Impfung ein sicherer und guter Schutz sei. Obama erklärte die Prävention gegen Schweinegrippe zum sogenannten nationalen Notstandsplan, weil es in sechsundvierzig amerikanischen Bundesstaaten häufig zu Schweinegrippefällen kam. Es wurden daher Budgetgelder für einen immensen Kauf von Vakzinen lockergemacht. Auch Frankreich kam auf über fünf Millionen Geimpfte. Insgesamt hatten die Zahlen der Opfer das amerikanische Ausmaß nicht erreicht, aber es wurden insgesamt 312 Tote in direkter Folge der Schweinegrippe registriert.

Worin unterschieden sich die einzelnen Länder im Umgang mit der Bedrohung? Sie unterschieden sich nicht allein in der Zahl der Opfer. In Frankreich war die Situation nicht annähernd so bedrohlich wie in den USA, aber trotzdem wurde in breitem Umfang geimpft. Die Entscheidung, ob und welche Maßnahmen getroffen wurden, ging über eine bloße Einschätzung der Gefahr aus der Sicht der Ärzte und Wissenschaftler, die an der Schweinegrippe geforscht hatten, hinaus. Oder besser gesagt, eine solche bloße Experteneinschätzung, in welcher sich nicht die allgemeinen gesellschaftlichen Handlungsmuster und potenziellen Kräfteverhältnisse der Gesellschaft spiegeln, gibt es eigentlich generell nicht. In Frankreich beobachtete man, dass die Expertendiskussion durch Zeitungsberichte unterstrichen wurde, die sehr wohl die These einer großen Gefahr unterstützten. Einige französische Soziologen haben die massive Kampagne für das Impfen in ihrem Land mit dem generellen französischen Trend der Akzeptanz des Impfens in Verbindung gebracht. Der französische Alltag zeichnet sich durch eine eher positive Haltung gegenüber dem Impfen aus. Dieser Alltag macht es naheliegend, dass Impfen jene Vorbeugungsmaßnahme der Wahl sei, wenn eine Gefahr einträte.

Es gab zu Zeiten von Semmelweis bei der Ersten Abteilung der Wiener Geburtsklinik keine bloße Experteneinschätzung und jede dort verlaufene Diskussion rund um den Fall Semmelweis ist in die zu der Zeit üblichen Handlungsmuster einzubetten. Die damaligen Entscheidungen, ob und welche Maßnahmen gegen Kindbettfieber ergriffen werden sollten, die Evaluierung, ob das vorliegende Problem des Leichengifts an den Händen der Ärzte tatsächlich als solches wahrgenommen werden sollte, waren immer motiviert durch ein Bündel aus wissenschaftlicher Diskussion und gesellschaftlichem Kontext. Zu Zeiten Semmelweis' waren solche Expertenrunden etwa die Fachgremien wie die Wiener Gesellschaft der Ärzte, die Semmelweis im Jahre 1850 zu Vorträgen eingeladen hatte und somit seine Erkenntnis als relevant für die medizinische Fachdiskussion einstufte. In einer ähnlichen Weise war das Professorenkollegium der Universität involviert, das über eine evaluierende Kommission im Jahre 1848 entschieden hatte. Ebenso wie das Ministerium, das solche Kommissionen zur Evaluierung der Ursachen des Kindbettfiebers schon um 1846 abgesegnet hatte und das später für die Bestellung von Carl Braun und nicht für die von Ignaz Semmelweis gestimmt hatte.

Die heutigen Entscheidungsprozesse sind wohl komplexer, aber auch schneller geworden und können oft schon binnen einiger Stunden zum Tragen kommen. Und sicherlich können die Bürger diese Entscheidungen transparenter verfolgen, als dies zu Lebzeiten von Semmelweis der Fall war. Man könnte jedoch beobachten, dass die politische Dynamik die gleiche ist, weil, damals wie heute, in der Diskussion die wissenschaftliche Erkenntnis der Experten auf die Meinung der politisch Verantwortlichen und nicht zuletzt auf die der Betroffenen trifft. Natürlich erfreut sich die Bevölkerung heute in einem viel breiteren Ausmaß der Selbstbestimmung und Mitbestimmung in den Fragen rund um gesundheitliche Maßnahmen.

Wenn wir auf unser Beispiel der Schweinegrippe blicken, dann sehen wir, dass die Impfaktionen keine Pflicht waren, sondern dass mittels Wissen und Vorbilder die nationalen Behörden für die Impfung geworben haben. Im Fall des Kindbettfiebers wurde zwar seitens der Institutionen nicht für die Maßnahmen geworben, wohl aber das Wissen als deren Unterstützung und Rechtfertigung von Semmelweis eingesetzt. Diese Dynamik des Wissens und seine Einbettung in den Alltag sind sich sehr ähnlich. Um das Kräfteverhältnis zwischen Wissen und Alltagserfahrung, die durch eine neue wissenschaftliche Erkenntnis fast auf den Kopf gestellt wird, geht es in unserer nächsten Betrachtung des Falls Semmelweis. Die Erkenntnis von Semmelweis wird nämlich an dem Tag, an dem er an seine Kollegen mit dem Vorschlag zur Handdesinfektion herantritt, zu einer politischen Stellungnahme.

Die Waschschüssel wird instrumentalisiert

Die Waschschüssel von Semmelweis war nie nur eine medizinisch-technische Lösung für den Verlauf der Untersuchungen im Krankenhaus. Sie entwickelte sich gleichzeitig zum wesentlichen Instrument seiner politischen Stellungnahme. Die Waschschüssel verkörperte die Veränderung des Umgangs mit dem Kindbettfieber. Sie stand plötzlich in den Räumen der Ersten Abteilung als das neue Mittel zur Bekämpfung der Krankheit. Die Einführung der Waschschüssel repräsentierte die Veränderung des Alltags der Ärzte, des Alltags der Wahrnehmung des Kindbettfiebers und der medizinisch versorgten Geburt.

Dass dies von der Umgebung so wahrgenommen wurde, wurde insbesondere im Jahre 1849 sichtbar, als Joseph Skoda seinen Vorschlag einbrachte, eine Kommission solle über den Wert von Semmelweis' Entdeckung entscheiden. Die Kommission hätte als ein Rechtfertigungs- und Anerkennungsgremium für eine allgemeine Einführung der Waschschüssel fungieren können. Das Ministerium gab aber die Entscheidungsgewalt zurück in die Hände von Johann Klein, dem es überlassen war, wie die Praxis der Geburtshelfer in seiner Abteilung weiter verlaufen würde. Klein nutzte seine Macht. Er schaffte es gemeinsam mit Anton von Rosas, die zuerst zusammengerufene Kommission der Krankenhauskollegen zu zersplittern und aufzulösen. Klein beendete damit die Diskussion über die Waschschüssel. Er lehnte sie ab, weil er Carl Braun auf die Assistenzstelle berief und weil er zusah, wie die Todesfallstatistik aufgrund des Kindbettfiebers wieder anstieg.

Das Bestreben von Klein in den letzten Monaten von Semmelweis' Anstellung war ebenfalls eine politische Stellungnahme. Klein ging auf den Widerspruch des neuen Wissens mit seinem Alltag ein und befreite seinen Alltag von diesem neuen Wissen. Semmelweis wurde entlassen und sein Wissen damit als für die Wiener Abteilung unnütz erklärt. Diese Verdrängung betraf nicht nur Semmelweis. Auch jene, die ihn unterstützt hatten, wurden damit zu Verlierern im Fall Semmelweis erklärt. Auch wenn sie bei ihren Positionen blieben, auch wenn sie im Unterschied zu Semmelweis nicht gehen mussten, hatten ihre Argumentationen in der Diskussion schon den Makel des Verlierens. Die Waschschüssel wurde einfach zur Seite gestellt und wieder durch die alte Miasma-Theorie ersetzt. Auch diese hatte sich danach zwar weiterentwickelt, wie wir schon gesehen haben, aber dies geschah bereits als ein Schritt der Abgrenzung gegen die Waschschüssel. Carl Braun wollte ja gegenüber Semmelweis recht behalten, deshalb setzte er die Forschung in die Richtung der Miasma-Theorie fort.

Diejenigen, die meinen, all dies geschah aufgrund der politischen Kämpfe nach der Revolution in Wien, vergessen dabei eines: Wären die politischen Kämpfe der Semmelweis-Unterstützer der einzige Grund zur Entlassung des jungen Arztes gewesen, dann hätte es bei den Handwaschungen bleiben können. Die Waschschüssel hätte bleiben können. Außerdem hatte Klein seine Antipathie gegen diese Maßnahme schon früher gezeigt. Er hatte seinen Untergebenen nicht unterstützt, schon bevor er Verdacht hätte haben können, dass sich dieser an die Seite der Revolution stellen würde. Die politischen Kämpfe waren bis zur Waschschüssel gedrungen. Umgekehrt erinnerte die Waschschüssel ab dem Moment stets an diese Kämpfe, sie erinnerte an den Fall Semmelweis. Auch die Statistiken von Semmelweis oder seine verborgenen Annahmen über den Stellenwert der Obduktionen in der Praxis der Geburtshelfer, desgleichen das Fachwissen der Ärzte über die physiologischen Prozesse im Frauenkörper. All das ergab ein Bündel aus wissenschaftlichen Diskussionen und gesellschaftlichen Spannungen und auch Implikationen, die diese wissenschaftlichen Diskussionen nach sich zogen.

Dieser politische Gehalt der Waschschüssel wurde zunächst in der wissenschaftlichen Diskussion durch die vorgebrachten Zahlen hervorgerufen. In den Mortalitätsstatistiken verbarg sich ein Instrument, ein Instrument der Evidenz, des Nachweises, wie Dinge verlaufen waren. Es stand schwarz auf weiß, dass nach der Einführung der Waschschüssel die Sterberate zurückgegangen war. Und, wie Semmelweis in seinem Vortrag vor der Gesellschaft der Ärzte im Jahre 1850 treffenderweise anmerkte, was sollte sonst der Grund dafür gewesen sein, dass es zu der Senkung gekommen war? Die einzige partielle Antwort, die Semmelweis auf diese Frage bekam, war Eduard Lumpes Begründung, dass alles ein Zufall sei. Dies war ein bisschen zu dünn, denn die Zahlen belegten eine deutliche Divergenz.

Während die Zahlen zeigten, dass die Zweite Abteilung besser abschnitt, machten sie auch dem Fachpublikum klar, dass es offenbar möglich war, besser dazustehen. Der Vergleich wies auf einen Verbesserungsbedarf hin. Das zeigte Semmelweis auch, indem er weitere Beispiele außerhalb der Wiener Klinik anbrachte, wie zum Beispiel die Situation der Straßburger Geburtsklinik, in der unter der gleichen Art von Aufteilung die gleichen Unterschiede in den Statistiken zugunsten der Abteilung der Hebammen vorkamen. Alles blieb aber erfolglos, wie wir wissen, und das Argument von Lumpe, dass es keine Innovation, sondern nur ein glücklicher Zufall sei, trug seine Früchte. Man gab Semmelweis nicht recht.

Auch heute sind solche Statistiken und Vergleiche von Opferzahlen das wesentliche Rechtfertigungsmittel beim Einsatz jeglicher gesundheitlichen Vorbeugungsmaßnahme. Auch heute werden sie übrigens von den Diskussionsgegnern verharmlost, als irrelevant oder übertrieben dargestellt. Die Dynamik hat sich seit Semmelweis'

Zeiten nicht wirklich verändert. Die Weltgesundheitsorganisation bringt solche Zahlen regelmäßig im Zusammenhang mit Händewaschen ein, weil sie dadurch ein Muss zum sofortigen Handeln vermitteln will. Semmelweis' Zeitgenossen erkannten die politische Kraft solcher Zahlen durchaus, sonst hätten sie nicht das systematische Führen einer Statistik von Semmelweis als Denunziation der Klinik angeprangert. Die Berichte von Joseph Skoda oder Carl Haller in der »Medizinischen Wochenzeitschrift« sind in diesem Sinne als eine tatkräftige Unterstützung zum Handeln gemeint. Sie machen die Zahlen von Semmelweis öffentlich, über die Abteilung und die Wiener Klinik hinaus, um das Problem des Kindbettfiebers zu benennen und um den Handlungsbedarf, die naheliegende Handlungsmöglichkeit zu unterstreichen. Sie vermitteln die Pflicht zu sofortigem Handeln, bleiben aber auch ohne den gewünschten Erfolg. Stur schwieg die Zunft.

In diesem Zusammenhang steht auch die Art und Weise, wie Semmelweis selbst seine Zahlen kommunizierte. Wir haben schon erwähnt, dass er während seiner Wiener Assistenz weder die Beobachtungen noch die darauffolgenden Experimente publizierte. Erst nach der Gründung der ungarischen Medizinischen Wochenschrift (Orvosi Hetilap) erschienen dort von ihm »ungarische Aufsätze«. Erst später wurde die Wiener Erfahrung in seinem Lebenswerk zunächst auf Ungarisch dann auf Deutsch publiziert. Aber davor leitete Semmelweis die Diskussion über seine Maßnahmen und seine Erkenntnis nicht. Andere wie Skoda oder Hebra taten dies für ihn während seiner Wiener Assistentenzeit, aber dadurch bekam die Sache eine andere Form, als wenn er selbst damals zur Feder gegriffen hätte. Seine Kollegen schrieben Berichte über seine Forschung und präsentierten sie von Anfang an als Herausforderung für eine weitere Diskussion. Als neues Wissen, das es erst zu beweisen galt. Erwartungsgemäß folgten die polemischen Reaktionen der Kollegen. Polemisch fiel dann auch der bereits erwähnte Vortrag von Semmelweis im Jahre 1850 aus, den er im Rahmen seines Bestrebens um die Dozentur hielt.

Ob es einen Unterschied gemacht hätte, wenn er, wie unter Fachkollegen üblich, einen eigenen Artikel früher publiziert hätte?

Vermutlich nicht ganz, denn in der Diskussion um Semmelweis' Vortrag sehen wir sehr schön, wie seine These über die Ursache des Kindbettfiebers weit über eine bloße Handwaschungsmaßnahme hinausging und einen zusätzlichen polemischen Stil eigentlich gar nicht benötigte, um die Gemüter zu spalten. Semmelweis' Kritiker bringen in die Vortragsdiskussion eine Reihe von Elementen, die mit der Akzeptanz der Waschung einhergehen würden und die sie im Grunde genommen befürchten. Sie haben jedoch keine persönlichen Animositäten, sie gehen auf die unterschiedlichen Auffassungen über die Natur des Kindbettfiebers, auf das kontroverse Wissen ein. Sie offenbaren uns dadurch die im Alltag der Ärzte aufgetretenen Anspannungen, die nicht durch Semmelweis, sondern durch seine Erkenntnis ausgelöst wurden. Sie wurden durch die Tatsache ausgelöst, dass die Erkenntnis als neues Wissen auf eine ganze Reihe von Alltagspraktiken einschneidend und verändernd wirkte. Als die wichtigste Belastungsprobe können wir hier den verborgenen Vorwurf an die Mediziner anführen, den Frauen jahrhundertelang den Tod gebracht zu haben. Darin verbarg sich der Konflikt um den Stellenwert des medizinischen Fachwissens. Es ging nicht um Semmelweis, es ging um die Erkenntnis der Ursache, die störte, beunruhigte und die durch die Gestalt von Semmelweis nur vertreten und verkörpert wurde. Es ging bloß um den Fall Semmelweis. Und wie wir wissen, war die Kontroverse rund um den Fall Semmelweis nicht nur auf diesen Vortrag und die wissenschaftliche Diskussion beschränkt, sondern fand seine Auswirkungen bis hin zur Berufung einer Fachkommissionen und Entsendung der Beschwerden ans Ministerium.

Es war jedoch nicht so, dass Semmelweis das Fachwissen explizit angegriffen hätte. Selbst die Infragestellung der Obduktionen, die ihm vorgeworfen wurde, kann man ihm nicht so einfach zuschieben. Er schreibt in seinem Werk über die Zeit vor der pathologisch-anatomischen Schule Wiens als von einer Zeit der spekulativen Medizin, die sich oft irrte. Wir wissen auch, dass er Carl von Rokitansky sehr schätzte und sogar als Freund bezeichnete. Er verdankte der pathologisch-anatomischen Ausrichtung seine Expertise. Hier war keine persönliche Animosität oder böse Absicht im Spiel. Genau deshalb lag in diesem impliziten Vorwurf an die Obduktionen der interessante, ja der wesentliche Aspekt seiner Polemik, die nicht über die Autorität von Personen operierte. Sie war nicht bloß mit bösen oder guten Absichten der beteiligten Mediziner erklärbar. Seine Polemik agierte durch die Kraft des Wortes, durch die Kraft des Wissens, mit dem er argumentierte, mit dem er seine These als die einzig wahrhafte Ursache des Kindbettfiebers darstellte.

So präsentierte sich vor allem sein lang erwartetes wissenschaftliches Hauptwerk. Sein Buch erschien im Jahre 1858 auf Ungarisch und drei Jahre später auf Deutsch. Ein sehr umfangreiches und komplexes Werk war die *Ätiologie, der Begriff und die Prophylaxe des Kindbettfiebers* geworden. Ein Werk voller Offensiven gegen die Ärzte, die sich durch all die Zahlen von Semmelweis nicht überzeugen ließen. Diese Offensiven waren jedoch nicht polemisch durch die bloße Anfechtung der Gegner, sondern auch durch das Wissen, das die bisherigen Annahmen ablehnte, neue Zusammenhänge darlegte und das bisherige medizinische Fachwissen rund um das Kindbettfieber infrage stellte. Die Krönung der polemisch-offensiven Argumentation stellen laut den Historikern die im Jahre 1861 und 1862 publizierten offenen Briefe dar. Den ersten Brief schickte Semmelweis zunächst an Joseph Spaeth, nachdem dieser ein Jahr zuvor als Professor der Geburtshilfe an die Universität Wien berufen worden war. Er zog ihn zur Verantwortung, dass nach seiner Entlassung 1849 die Chlorwaschungen nie wieder in der Wiener Abteilung durchgeführt worden waren. Das hätte dieser als Professor dort nämlich bewirken können. Den nächsten Brief adressierte Semmelweis an Friedrich Wilhelm von Scanzoni in Würzburg, wo früher auch Hofrat Kiwisch von Rotterau tätig gewesen war, von dem wir ja wissen, dass er trotz seiner Beobachtungen in Wien Semmelweis' These ablehnte, wie auch Scanzoni. Beide Adressaten, sowohl Scanzoni als auch Spaeth, waren angesehene Gynäkologen und wichtige Figuren im Fachkollegium. Spaeth übernahm einige Jahre später die Leitung der Wiener Geburtsklinik und Scanzoni erfand unter anderem eine geburtshilfliche Zange, die nach ihm benannte Scanzoni-Zange. Als diese beiden Briefe keine große Wirkung zeigten, sandte Semmelweis noch einen Brief an Eduard Caspar von Siebold, den Göttinger Gynäkologen, mit dem er sich sowohl in Wien als auch in Pest traf und vermutlich viele Diskussionen über das Kindbettfieber führte. Siebold wollte die These von Semmelweis, dass das Kindbettfieber durch einen zersetzten tierisch-organischen Stoff verursacht wird, nicht annehmen. Als auch dieser Brief keine Reaktion auslöste, schickte er letztendlich noch einen zweiten, viel gewichtigeren Brief an Scanzoni. Der letzte Schachzug gegen die Zunft stellte dann die Veröffentlichung der Briefe an sämtliche Professoren der Geburtshilfe dar.

Kritiker von Semmelweis sehen in diesen Briefen den Beweis dafür, dass der Arzt, anstatt im üblichen Ton wissenschaftliche Artikel zu publizieren und Diskussionen zu führen, damit den Konflikt zuspitzen wollte. Semmelweis verwies nun ganz direkt auf das Gedächtnisprotokoll, das ihn vermutlich seit seiner Entdeckung plagte und das er endlich loswerden wollte. Er beschuldigte seine Fachkollegen, dass nach wie vor Mütter starben. Er führte Spaeth gegenüber jene fürchterlichen Zahlen vieler Frauenopfer an, die an dessen Gewissen haften sollten, weil aufgrund der Verweigerung der Chlorwaschungsmaßnahme unnötigerweise weiter Frauen an Kindbettfieber starben. Er nannte das Kindbettfieber einen grässlichen Zeugen des medizinischen Irrtums. »Und an diesem Massaker sind Sie, Herr Professor, beteiligt[24]«, schrieb Semmelweis an Spaeth am Ende seiner Auflistung der schrecklichen Folgen der Nichtbeachtung der Vorbeugungsmaßnahme gegen Kindbettfieber. Semmelweis zögerte nicht, seinen Kollegen Scanzoni einen Nero der Medizin zu nennen. Er nahm kein Blatt vor den Mund, wenn es darum ging, dass seinen Thesen die Wahrhaftigkeit durch die Fachkollegen abgesprochen wurde. Er sagte klar und deutlich, was sein Anliegen war. Er wollte die Schuldzuweisung, die bisher in seinen Taten implizit schlummerte, offen aussprechen.

Wie Semmelweis in dem zweiten Brief an Scanzoni anmerkte, versuchte seine Lehre zumindest den furchtbaren Statistiken ein Ende zu machen, was seine Kritiker mit ihrer Auffassung, dass das Kindbettfieber eine Epidemie sei, nie erreichen würden: »Das große Verdienst meiner Lehre ist, dass selbe die sichere Verhütung dieses Unglücks lehrt. Dass selbe dem Arzte eine bewusste vorbeugende Tätigkeit vorschreibt. Während Ihre Lehre den Arzt zum Türken stempelt, welcher in fatalistischer untätiger Resignation das Unglück über seine Wöchnerinnen ergehen lässt.«[25]

Wir können ahnen, woher dieser offensive Ton kam. War er eine abzusehende Folge des sich so lange hinziehenden Streits? Hatte Semmelweis genug von seinen Kritikern, so sehr genug, dass selbst die wenigen Stimmen, die sich für ihn eingesetzt hatten, seine Wut nicht lindern konnten? Dieser Streit musste für Semmelweis immer ermüdender gewesen sein und verfolgte ihn auch außerhalb von Wien noch jahrelang. Seine Erfolge an den zwei Kliniken in Ungarn hatten diese Diskussion mit den angesehenen europäischen Gynäkologen nicht in den Hintergrund treten lassen. Seine Professorenstelle war für ihn keine Rechtfertigung, die ihn beruhigt hätte. Semmelweis wollte weiter für seine Wahrheit kämpfen, er musste weiterkämpfen, denn seine Maßnahme wurde bestenfalls nicht beachtet oder sogar durch die alten Theorien widerlegt. Woran genau die Gedanken von Semmelweis hingen, können wir nun durch die Untersuchung dieser letzten Schriften herausarbeiten.

Viele Biografen sehen in den offenen Briefen von Semmelweis eine explizite Politisierung seiner Erkenntnis. Er griff sozusagen zur politischen Feder. Viele halten deshalb diese Briefe für eine explizite Brechung mit der wissenschaftlichen Diskussion und leiten von ihnen den Untergang des großen Entdeckers ab. Auf den ersten Blick scheint das zu stimmen. Ein offener Brief ist in der Tat ein explizit politisierender Akt, der zur Aufklärung breiter Massen dient. Er eignet sich vor allem dann, wenn jene, die an der Macht sind, nicht zuhören oder keine Konsequenzen ziehen wollen. Semmelweis bediente sich dieses politisierenden Akts. In seinen Briefen geht er von bösen Absichten als Grund für die Vertuschung aus, das können wir aus seinem Schreibstil und den zahlreichen Anspielungen auf die Wiener Kollegen herauslesen. Zum Beispiel schrieb er über die puerperale Sonne, die damals über der Wiener Abteilung aufging, als er dem Sterben ein Ende gemacht hatte. Diese puerperale Sonne wäre dagegen in den Köpfen seiner Kollegen nicht aufgegangen. Deren Intellekt sei weiter von der Annahme falscher Ursachen für das Kindbettfieber verdunkelt. Semmelweis zögerte offensichtlich nicht, sich des Zynismus zu bedienen, wenn es um die Rettung von Kindbettfieberopfern ging.

In der Wissenschaft, heißt es in Arbeiten zu Semmelweis, geht es um Fakten und Argumente, da gehört eine solche politisierende Maßnahme nicht hin. Da gehört kein Angriff ad hominem, da soll sachlich argumentiert werden. Ist dem wirklich so im Fall Semmelweis? Können wir in seiner Geschichte die wissenschaftliche von der politischen Seite trennen? Vom Beginn unserer Betrachtungen sehen wir eigentlich, dass vieles von dem, was zwischen 1846 und 1850 an der Wiener Ersten Abteilung geschehen war, durchaus beide Elemente beinhaltete. Jede wissenschaftliche Diskussion zur Erkenntnis von Semmelweis wurde ab dem Jahre 1846 mit gesellschaftlichen Zielen vermischt, sei es mit dem Wunsch der österreichischen Administration, gegen die Sterberaten der Mütter etwas zu tun, oder mit der Möglichkeit einer Veränderung der Obduktionspraxis der Ärzte, die viele im Zusammenhang mit Semmelweis' Maßnahmen angesprochen hatten. In diesem Sinne sind die Briefe nur eine logische Fortführung dieser Verknüpfung der gesellschaftlichen Spannungen mit seiner Erkenntnis. Die offenen Briefe wollten publikmachen, dass hier eine Erkenntnis womöglich jahrelang unterdrückt wurde und aufgrund dessen unschuldige, wehrlose Mütter getötet wurden. Und das diese Mütter wegen mangelnder hygienischer Maßnahmen unnötig gestorben sind, ist heute gewiss. Der Geschichte der Medizin wären viele Opfer erspart geblieben, wenn Semmelweis' Kollegen die Waschungen akzeptiert hätten. Da können wir Semmelweis durchaus zustimmen. Semmelweis' These ist in der Tat eine wesentliche Erkenntnis, durch die das Überleben der Mütter bei der Geburt gewährleistet werden konnte.

Wir kennen darüber hinaus solche Taten der schonungslosen Bekanntmachung verborgener Tatbestände oder vertuschter Zusammenhänge auch aus dem heutigen Geschehen rund um die Gesundheit. Einige der emotionsgeladenen Mitteilungen haben wir bereits in Verbindung mit der Krankenhaushygiene angesprochen. Emotionen kommen nach wie vor bei dem Thema Händewaschen hoch. Die Welt der heutigen Medizin und die Gesundheitsorganisation hat mit allerlei offensiven Pressemeldungen, Schreiben der

Nichtregierungsorganisationen und Strategiepapieren zu tun, die zum Beispiel auf die Unterfinanzierung der Hygienemaßnahmen in der Dritten Welt hinweisen. Oder sie zeigen eine ungleiche Verteilung der Forschungsinvestitionen bei Krankheiten, die nur arme Teile der Welt betreffen. Als würde man aus dem Schicksal der entehrten Schwangeren, die im 19. Jahrhundert dem medizinischen Fortschritt zum Opfer fielen, keine Lektion ziehen wollen. Wir kennen diesen hochpolemischen Stil auch aus anderen wissenschaftlichen Kontroversen. Von Galileo Galilei bis zu Albert Einstein, die Liste der kontrovers gewordenen Debatten und die Streitgespräche großer Denker ist lang. Jede neue Entdeckung wird zunächst mit Misstrauen bedacht, es braucht wiederholte Beweise und Argumente, weil ein wesentlicher Teil der Reaktionen auf diese neuen Entdeckungen die Suche nach möglichen Fehlern und Irrelevanz in den Beweisen darstellt. Das neue Wissen prallt auf das alte und die dadurch entstandene Unsicherheit erscheint zunächst als eine Irrelevanz oder Unvollkommenheit dieses neuen Wissens.

War also die Reaktion von Semmelweis so unverständlich? Das Wiener Geschehen rund um seine Entlassung und die Privatdozentur gäbe Semmelweis genug Anstoß zu denken, dass ihm nicht zugehört wurde und dass seinen Zahlen nicht Rechnung getragen wurde. Es ging aber nicht um ihn, sondern um sein Wissen. Seine Zahlen, seine Beweise des Zusammenhangs zwischen Kindbettfieber und mangelnder Hygiene wurden in den Diskussionen verharmlost. Sein Erfolg wurde als Zufall bezeichnet, man sprach ihm die Relevanz und Vollkommenheit seiner Beweise ab. Semmelweis sah sich mit der engen Verknüpfung seines Wissens mit seiner Person konfrontiert. Er verstand sie nicht und griff zur Verteidigung.

Dieses ungerechte Behandeln seines Wissens teilte Semmelweis auch explizit in einem anderen Schreiben mit, das er nicht öffentlich, sondern privat an die Ungarische Akademie der Wissenschaften schickte. Am 27. November 1860 legte Semmelweis dieses Schreiben einem der ersten Exemplare seines ungarischen Buches bei und bat um die Aufnahme seines bahnbrechenden Werks in die Bibliothek der Akademie. Seine Wiener Kollegen hätten seine Forschung nicht beachtet. In Ungarn wurde sie später besser aufgenommen.

Semmelweis war ja zu dieser Zeit bereits ein Professor und der Direktor der Geburtsabteilung in Pest. Er konnte sich sogar über einen Ruf auf die Professorenstelle nach Zürich freuen, die er allerdings nicht annahm, um seiner Stadt und seiner Klinik treu zu bleiben. Ausgehend von dieser Diskrepanz zwischen der positiven Aufnahme in Ungarn und der Ablehnung außerhalb, hebt Semmelweis die Bedeutung seiner Lehre für die ungarische Wissenschaft in diesem Schreiben hervor. Dies war eine sehr geschickte Argumentation von ihm, die auch dadurch geschmückt wurde, dass er in dem Schreiben seine Assistenzzeit in Wien als Schicksal beschrieb und noch einmal betonte, dass er zu dem Zeitpunkt fern von seinem Vaterland weilte. Er stilisierte diese Aufnahme seines Wissens durchaus, denn auch in Ungarn gab es eine Diskussion über seine Erkenntnis. Er spielte also auf den ersten Blick die damals übliche politische Karte der österreichisch-ungarischen Beziehungen aus. Allerdings war es nur eine Seite der politischen Karte, auf die er anspielte.

Sicher kann man anmerken, dass so ein Schreiben eine effektvolle Argumentation gegen die Starrheit der österreichischen Fachgremien sein konnte. Wir schreiben hier das Jahr 1860, sieben Jahre vor der Erklärung des österreichisch-ungarischen Dualismus, der die Gleichstellung des Königreiches Ungarn gegenüber Österreich verfassungsrechtlich verankerte und den Erfolg des Strebens nach Ungarns Anerkennung bedeutete. Womöglich liefen die Animositäten zwischen den zwei Ländern auf mehreren Ebenen und die wissenschaftliche Ebene wurde in dem Zusammenhang nicht von der Atmosphäre verschont. Wie weit die politischen Ansichten tatsächlich bei der Kommunikation an der Universität generell in dieser Zeit mitspielten, haben wir schon in der Situation um das Jahr 1848 gesehen. In den historischen Arbeiten über Semmelweis wird diese österreichisch-ungarische Animosität immer wieder in Bezug auf seine Wiener Karriere erwähnt. Johann Klein soll ihn nicht gemocht haben, weil er ein Ungar war. Auch seine mögliche Involvierung in die Akademische Legion und die vorstellbaren Konsequenzen für seine wissenschaftliche Karriere hätten viele Seiten gefüllt. Semmelweis' Gefühle gegenüber Budapest und der damit zusammenhängende Wille, nach Budapest zurückzukehren, wird in Verbindung mit allen schwierigen Lebensstationen thematisiert: als er sein Studium absolvierte und eine Stelle suchte, als er zunächst keine Stelle in Wien fand, als ihm die Dozentur nur mit der Erlaubnis, den Unterricht an einem Phantom durchzuführen, erteilt wurde. Nicht nur Semmelweis nutzte diese Karte der österreichisch-ungarischen Animositäten, sie wurde auch genutzt, um seine Taten auszulegen.

Das Politische an Semmelweis' Darstellung gegenüber der Ungarischen Akademie der Wissenschaften ging jedoch über das Niveau der österreichisch-ungarischen Animositäten hinaus. Semmelweis machte durch die Betonung des damaligen Streits sein Buch explizit zum Punkt des Aufeinanderprallens zweier Wissenswelten. Er stellte das Buch als etwas dar, worüber eine heftige Diskussion geführt worden war, die vermutlich in den nächsten Jahren nicht zu Ende wäre. Das Buch präsentierte sich explizit als eine Störung des wissenschaftlichen Alltags. Das war die wirkliche politische Karte von Semmelweis. Er machte die kontroverse Stimmung rund um ihn zu seiner Stärke. Er erklärte sie als ein Zeichen der Aktualität und Pertinenz. Das wirft ein anderes Licht auf seine letzten Schriften. Sie waren nicht unbedingt ein verzweifelter Akt eines Wissenschaftlers, der die Geduld verloren hatte. Sie könnten auch ein bewusster Hinweis auf die Wunde dieser langen Diskussion sein. Das Wissen störte, sagte man, also sollte es auch explizit stören. Die bis jetzt implizierten Annahmen sollten einfach ans Tageslicht. In dieser Hinsicht ist der viel kommentierte emotionale Stil sowie die Heftigkeit, mit der Semmelweis an manchen Stellen des Buches seine Wiener Geschichte schildert, mit der er seinen Kollegen die Tugend abspricht, in breiteren Zusammenhängen der Entwicklung seiner Kontroverse zu sehen.

Wir kommen damit zum Kern der politischen Stellungnahme, die durch Semmelweis' Schaffen zum Ausdruck gebracht wird. Es ist der subtile Aspekt der Macht des Alltags, um den wir von Anfang an kreisten. Diesen Alltag lediglich von Charaktereigenschaften abzuleiten oder darin eine bloße Verfolgung des eigenen Interesses zu sehen, würde uns nicht das vollkommene Bild der

Interaktionen rund um Semmelweis' Erkenntnis darlegen. Wir haben schon mehrmals betont, dass die Waschschüssel, das zentrale Mittel, mehr Bedeutung in sich barg. Sie zog die Hoffnung der Beseitigung der Epidemien auf sich, die keinesfalls erst mit Semmelweis' Erkenntnis auftauchte. Diese Hoffnung war bei allen Beteiligten da. So verkörperte die Waschschüssel auch den Weg des jungen Arztes, der in der Anerkennung seiner Entdeckung der wahren Ursache des Kindbettfiebers sein ganzes Leben gespiegelt sah. Sie bündelte die Ängste vor dem Scheitern, sowohl bei Semmelweis als auch bei seinen Gegnern und Befürwortern. In diesem Sinne wurde die Waschschüssel von der gesamten Alltagspraxis instrumentalisiert, jeder, der an dem Konflikt beteiligt war, nutzte sie auf seine Weise. In der Waschschüssel spiegelten sich die Gemüter wider. In den bisherigen Schilderungen und Positionen der Geburtshelfer haben wir bereits sehen können, dass der Wunsch und die Absicht der Gynäkologen, die Geburt von nun an besser und wissenschaftlicher zu gestalten, mitentscheidend dafür war, dass die Zunft sich selbst nicht eingestehen wollte, dass sie für die hohe Sterblichkeitsrate mitverantwortlich war. Sich die Hände in der Chlorkalklösung zu waschen, hätte bedeutet, die Theorie der Ansteckung durch Ärzte zu akzeptieren, ein Geständnis abzulegen, und konnte demnach auch so ausgelegt werden, dass sich das mit der bis dahin so hochgelobten gynäkologischen Professionalisierung rund um die Geburt doch anders verhalten hatte. Dies war die reale Gefahr, vor der die Zunft stand, und es war verständlich, dass sie sich wehrte. Auch sie war in diesem Sinne von einer Instrumentalisierung bedroht.

Diese Instrumentalisierung war jedoch reziprok. Die Waschschüssel stand im Raum des Krankenhauses wie im Raum der Diskussion. Man wollte sie abschaffen, die Diskussion ausschalten, dies ging aber nicht mehr. Hier ist die andere Seite des Streits rund um Semmelweis noch einmal zu betrachten. Seine Gegner, so etabliert wie sie nur waren, waren keine bloßen Gewinner dieser Diskussion. Sie wurden durch die Waschschüssel verunsichert, gereizt, sie mussten sich mit ihr abfinden. Sie hatten ihren bisherigen Alltag verloren. Semmelweis störte ihren Gleichmut durch seine Erkenntnis und gab keine Ruhe mehr. Darin lag seine Macht. Das war die Macht des Alltags, der durch die Chlorkalklösung schonungslos neu geschrieben wurde.

Die zweischneidige Macht des Alltags

Wir haben bis hierhin mehr die politischen Aspekte der Personen des Konflikts geschildert als die Kraft des Wissens selbst. Wir haben versucht aus den Dokumenten, die uns zur Verfügung standen, die Motive und die Auswirkungen der Taten der Personen zu rekonstruieren. Wir müssen aber noch tiefer eintauchen, um die gesamte Wirkung der politischen Stellungnahme von Semmelweis zu erkennen. Die Macht des Alltags, in der der politische Gehalt des Konflikts ruht, zeigt, was Ärzte für normal hielten, was sie für wahrscheinlich hielten, was sie als wissenschaftlich bewiesen ansahen. Die Macht des Alltags verbarg sich in der Kraft des Wissens, wie wir es schon früher gezeigt haben. Wir müssen uns damit auf die Suche nach Erklärungen begeben, die weder im Kopf von Ignaz Philipp Semmelweis noch im Kopf seiner Gegner und auch nicht in einem damals von ihm nicht benutzten Mikroskop zu finden sind. Wir gehen von dem bereits beschriebenen Zeitgeist von Wien der zweiten Hälfte des 19. Jahrhunderts aus und beziehen Alltagsvorstellungen, Wünsche und Ängste mit ein, die wir in den historischen Quellen finden können. Wir verbinden diesen Zeitgeist mit jenen, die ihn verkörpern, und mit jener Kraft des Wissens, durch die diese Verbindung zum Ausdruck gebracht wird.

Wir kommen damit zum Diskurs als Drehscheibe für diese Kraft des Wissens. Für das Bündel von Gedanken, Vermutungen, Vorstellungen und Ängste des Wiener Konflikts trifft diese Bezeichnung wunderbar zu. Denn der Wissensstand über Frauenkörper und somit über das Kindbettfieber, die Vorstellung, was ein Arzt wusste oder nicht wusste, sowie die Definition, was als Beweis galt oder nicht; all das mögen Gründe dafür gewesen sein, warum Semmelweis' Erkenntnis in dem Moment zum Scheitern verurteilt war und warum ihm die Anerkennung für seine Erkenntnis bei vielen auch danach noch vorenthalten blieb. Durch diesen Diskurs können wir erklären, was Semmelweis' Erkenntnis sowohl zusammenhielt als auch abprallen ließ.

Wohl hat die Kraft des Wissens zwei Seiten. Semmelweis' Erkenntnis ergab sich nämlich einerseits aus allen diesen bereits beschriebenen zeitgeistlichen Elementen. In ihnen dachte, beobachtete und lebte er. Und wie wir an seinen Beobachtungen sehen können, war er nicht sofort imstande diesen Zeitgeist aufzugeben. Bereits seinen Vergleich mit der Hebammenabteilung stellte er im Jahre 1846 nur vorsichtig an. Zum Beispiel probierte er nur ungern die Seitenlage für die Niederkunft. Bis zu einem gewissen Grade hielt er an seinem medizinischen Alltag fest. Andererseits brach er mit ihm an dem Punkt, als er das Leichengift als Ursache erkannt hatte. Ab diesen Zeitpunkt wollte er eine Änderung herbeiführen und den Alltag umwandeln. Aber selbst das ging nicht so schnell. Semmelweis gab zum Beispiel die Obduktion als Praxis nicht an. Er hielt daran fest, dass diese für den medizinischen Fortschritt unabdingbar wäre. Er suchte nach einem Ausweg, wie der Fortschritt gewährleistet werden konnte, ohne dass das Risiko der Infizierung eintreten müsste. Er griff jene an, welche die Doppeldeutigkeit des Sezierens nicht begriffen und ihm, wie Kiwisch, erwiderten, sie hätten nicht bemerkt, dass die Seziertätigkeit sich auf die Sterblichkeit der Mütter ausgewirkt hätte. Er griff also jene an, die nicht die Patientinnen vor dem Leichengift schützen wollten.

Die Innovation seines eigenen Wissens stellte für ihn einen Bruch dar mit dem, was nicht nur für seine Umgebung, sondern auch und vor allem für Semmelweis selbst bis dahin als normal, üblich oder eben alltäglich wahrgenommen wurde. Dieser Wendepunkt nahm bei ihm unterschiedliche und durchaus auch gegensätzliche Formen an. Zunächst kam seine Freude an der Entdeckung zum Ausdruck, denn endlich hatten seine Beobachtungen und Untersuchungen etwas gebracht. Zeitgleich mit dieser Freude ergab sich die Notwendigkeit des Gedächtnisprotokolls des bisherigen Geschehens. Semmelweis musste verlieren, um gewinnen zu können. Dieser Verlust war nicht nur der Tod des Kollegen Kolletschka, sondern auch der Verlust des bisherigen Alltags, der plötzlich nicht mehr haltbar war.

An diesem Punkt musste das Alte dem Neuen weichen, wovon es sein Umfeld zu überzeugen galt. Seine Kollegen verfügten nicht über seine Erfahrungen, über seine Erlebnisse aus erster Hand. Semmelweis konnte diese nur durch Zahlen vermitteln, durch Erklärungen, durch Thesen. Bei dieser Vermittlung begann die für uns interessante Verknüpfung mit allen möglichen Elementen des Alltags und den politischen Verhältnissen. Bei dieser Vermittlung beginnt das Argumentieren, die Nutzung der Kraft des Wissens. Spuren des bisherigen Alltags dienen als Wegweiser, wie mit dem Bestreben nach Umwandlung umgegangen wurde oder eben nicht umgegangen wurde. Was bedeutete Semmelweis' Erkenntnis für die Mütter? Für den Anspruch, mit welchem die Kliniken ins Leben gerufen worden waren? Für den Ruf der Wiener Schule? All das war keine zusätzliche Politisierung, es ruhte im Kern seiner Erkenntnis und wurde nun herausgeholt.

Gehen wir nochmals auf die für uns heute banal und selbstverständlich klingende Anweisung von Semmelweis ein: Hände in einer Chlorkalklösung waschen! Was verbarg sich hinter diesen Worten? Was verschreckte? Was störte? Wo lag die Kraft des Wissens? Vieles an der Erklärung von Semmelweis war einfach unvorstellbar. Das etablierte alltägliche Wissen hemmte die Vorstellung von einer Kontaktinfektion, die die Macht zu töten hatte. Wir haben geschildert, dass der damalige Wissensstand über Frauenkörper und zusammenhängende Prozesse vor, während und nach der Schwangerschaft oft die Besonderheit der Frauenköper allzu sehr hervorgehoben hatte oder dass Scheinzusammenhänge als kompakte Begründungen ausgelegt wurden. Auch der von Gordon vorgebrachte Zusammenhang zwischen Wundrose und Kindbettfieber wurde deshalb nicht vermutet und abgelehnt. Der Tod des Pathologen Jakob Kolletschka und sein Befund, der den Leichen der gestorbenen Frauen so sehr glich, stellte genau deshalb ein wichtiges Element in Semmelweis' Argumentation dar. Es war einer der fatalen Unterschiede, der eine neue Hypothese möglich machte, diesen Moment haben wir bereits beschrieben.

Hier ist es wichtig, nochmals zu betonen, dass diese Überlegung die Interaktion ermöglichte, weil er das Kindbettfieber aus der kompakten Vermutung, hier handle es sich um eine frauenbezogene Krankheit, herausholte. Er arbeitete mit diesen Vergleichen und führte in seinem Werk eine Reihe anderer Erkrankungen, die die gleiche »Blutentmischung«, wie er die Blutvergiftung nannte, verursachten. Neben der genannten Wundrose war es auch die damals bekannte und behandelte Pyämie. Er ging also bewusst auf das etablierte Wissen ein, verglich dieses mit seinen Beobachtungen und stellte seine Hypothese über die Ursachen des Kindbettfiebers dagegen. Aber oft wurde der Vergleich angesichts der gesamten und als kompakt betrachteten Milch- und Uterus-Theorien nicht als solcher anerkannt. Vor allem stand das Miasma nach wie vor im Raum. Und mit ihm die Vorstellung von einer Epidemie. Denn auch Semmelweis war nicht allmächtig, und eine nullprozentige Sterbestatistik bezüglich Kindbettfieber wurde langfristig nicht erreicht. Wir wissen auch, dass er offen zugab, die bleibenden Fälle nicht erklären zu können. Er bezeichnete sie als Selbstinfektion, weil er nicht sagen konnte, wie es zur Infektion kam.

Bedenken wir nochmals die Anmerkung Lumpes, der Semmelweis Erfolge auf ein außergewöhnliches Ruhen der Epidemie zurückführte und den Zusammenhang mit den Waschungen ablehnte. Semmelweis sollte echte Beweise vorlegen. Eine ähnliche Unvorstellbarkeit betraf auch die Beschreibung dessen, wie Schmutz an den Händen der Ärzte diese Krankheit zufügen konnte. Und von welchem Schmutz war überhaupt die Rede? Die damalige Wahrnehmung der Hände und ihrer Sauberkeit spielte wesentlich mit hinein. Semmelweis wusste weder etwas von Bakterien noch von Keimen, wie wir wissen sprach er lediglich von »Fäulnis«, von einem »zersetzten« oder »tierisch-organischen Stoff«. Auch andere wussten vor Lister und Pasteur nicht, wie sie diesen Schmutz auffassen sollten. Meistens argumentierte Semmelweis mit dem »Geruch der Leiche«, der nach einem normalen Waschen übrig blieb. Dieser ließe sich durch den Chlorkalk beheben. Aber dass ein Geruch eine gesunde Frau töten könnte, das klang für viele unvorstellbar. Hier seien nochmals all die Einwände der Fachkollegen, dass Semmelweis übertrieb, anzuführen.

Von der Vorstellbarkeit dieses Wissens kommen wir zu den angemessenen Mitteln der Bekämpfung. Der Vorschlag, eine Chlorkalklösung zu verwenden, diese regelmäßig vorzubereiten, kostete das Krankenhaus Geld. Mehr noch. Es bedeutete für das medizinische Personal, zusätzliche Zeit aufzubringen. Man musste diese Schritte entsprechend begründen, genauso wie in unserem aktuellen Beispiel die Franzosen und Amerikaner ihre Budgetvergaben an Vakzinen gegen Schweinegrippe begründen mussten. Genauso wie auch in den heutigen hygienischen Maßnahmen des Krankenhauses jede Innovation bezüglich Hygiene mit Aufzählung der Kostenersparung auf der Seite der Infektionsbekämpfung einhergeht. Im Fall von Semmelweis war es etwa die Frage, warum eine zusätzliche Waschzeit notwendig sei? Warum musste man die Bettwäsche so oft wechseln, fragte ja damals die Direktion des Pester Krankenhauses, als Semmelweis die Änderung der Waschmaßnahmen der Bettwäsche der Geburtsklinik mehrmals beantragte.

Wir haben erwähnt, dass sich die Ärzte ihre Hände im Wasser und mit Seife wuschen – zwar nicht immer –, aber sie sahen dies als ausreichend an. Noch Jahre später weigerte sich sein Nachfolger in Wien, Carl Braun, die Chlorkalklösung anzunehmen, und verwendete entweder andere Lösungen oder einfach Seife und Bürste, trotz der vorgelegten Statistiken. Das Argument von Braun bezog sich auf die Kosten. Aber ging es wirklich lediglich um die Kosten? Vielmehr koppelt sich hier das Kostenargument an die anderen ablehnenden Argumente gegen Semmelweis' Erkenntnis. Denn wäre die Maßnahme nicht als kontrovers wahrgenommen, sondern als absolut notwendig anerkannt worden, dann hätte man die Kosten vielleicht gar nicht so prominent erwähnt. Aber woher sollte diese Notwendigkeit kommen? Aus den Beweisen natürlich. Für diese Beweise benötigte Semmelweis aber eine Erprobung seiner Methode, und zwar eine systematische Erprobung und eine anhaltende langfristige Einhaltung seiner Hygienevorschriften. Nicht nur in der Ersten Abteilung, nicht nur in Wien, sondern an allen anderen Kliniken, sodass er seine Resultate verallgemeinern könnte.

Damit kommen wir zu einem interessanten und wichtigen Punkt des Aufeinanderprallens des Wissens, das uns hier beschäftigt. Die subtile Macht des Alltags agierte nicht bloß auf einer Ebene der Vorstellungen, Gedanken oder Beweise. Sie agierte auf einer Ebene des

Vorstellbaren, des Denkbaren und des Beweisbaren. Folgendes Beispiel kann uns das noch näher erläutern. Semmelweis bat zunächst nur um die Erprobung seiner Maßnahmen, das Gleiche tat auch Ferdinand Hebra schon im Jahre 1847. Selbst das war aber scheinbar nicht durchzusetzen, ähnlich wie die letzte Kommission im Jahre 1849 dies nicht durchsetzen konnte. Semmelweis empfing zwischen 1847 und 1849 auch Fachkollegen in seiner Abteilung. Er tat dies später auch in Budapest. Er war bereit, seine Vorstellungen, Gedanken und Beweise direkt zu vermitteln. Aber alles war letztendlich stecken geblieben, als würde niemand den Versuch wagen wollen können, als wäre Semmelweis der Einzige, der dieses Beobachtungspotenzial gehabt hätte. Oder zumindest gaben es die Ärzte bis auf ein paar erwähnte Ausnahmen aus Deutschland nicht öffentlich bekannt, dass sie eine solche Erprobung gewährleisten würden. Diese Hypothesen mancher Historiker, dass die Waschungen durch eine nicht allzu groß bekannt gemachte Hintertür eingeführt worden sind, haben wir schon erläutert.

Gemeinsam mit diesen historischen Spuren des Aufeinanderprallens des Wissens öffnet sich damit für uns ein subtiles Machtmittel. Das Mittel, das die Kraft des bisherigen Wissens an der Macht erhält. Denn die Erprobung zuzulassen, bedeutete die Möglichkeit der Relevanz der Erkenntnis zu postulieren, es war ein Schritt des Entgegenkommens. Und genau dies konnte nicht zugelassen werden, da sich das alte Wissen wehrte. Genau auf der Ebene einer Ermöglichung des Wissens spielte sich das Aufeinanderprallen ab. Manche begründeten wiederum mit den Kosten ihre Zurückhaltung. Dies wird durch die Anekdote an der Pester Sankt Rochus Klinik deutlich, als Semmelweis ständig die Kosten für neue Bettwäsche, für bessere Materialien, die sich gründlich reinigen ließen, beantragte. Nach der negativen Erfahrung mit der Organisierung der Reinigung der Bettwäsche, über die sich das Kindbettfieber ausbreitete, war Semmelweis noch strenger geworden. Die Krankenhausdirektion beunruhigte sich bald über die steigenden Ansprüche der Gebärklinik. Die Direktion war alarmiert, man wollte Beweise, dass dies irgendwohin führte. Aber genau diesen Beweis konnte Semmelweis erst nach einer großzügigeren Kostenbewilligung für die hygienischen Maßnahmen erbringen. Erst wenn diese hygienischen Maßnahmen einige Zeit im Umlauf waren, konnte er statistisch erfassen, dass die Sterberate zurückfiel und dass die Kosten einen Sinn machten. Und genau das wurde durch das Misstrauen gegenüber dem neuen Wissen nicht erlaubt. Sein Beweis drehte sich im Kreis zwischen dem neuen und dem alten Wissen.

So schützte sich das alte Wissen auch durch die relativierende Argumentation der Fachkollegen, wie wir sie in der Vermutung von Eduard Lumpe, alles sei nur ein Zufall, gesehen haben. Das alte Wissen schützte sich dadurch, dass die weiter verbliebenen Fälle des Kindbettfiebers als Beweis für die Ungültigkeit der These vorgebracht wurden. Wenn etwas nicht hundertprozentig funktionierte, dann wurden die restlichen Prozente der Fälle, in denen es funktionierte, für nichtig erklärt. Jenen Fällen, die Semmelweis mit seinen Maßnahmen nicht bekämpfen konnte, die er nicht erklären konnte, wurde mehr Beachtung geschenkt als den vielen Fällen, in denen seine Erkenntnis Klarheit und Verbesserung gebracht hatte. Das alte Wissen wehrte sich auch durch die Verdrehung von Semmelweis' Argumenten. Semmelweis wurde nach wie vor vorgeworfen, er hätte sich mit dem Leichengift als der einzigen Ursache des Kindbettfiebers geirrt. Er hatte jedoch mehrmals in seinem Buch und auch vorher in seinen Vorträgen über die anderen Ursachen gesprochen. Im Detail steckte aber die wirksamste Waffe, durch dieses Detail wurde seine gesamte Idee für ungültig erklärt. Als ein solches Detail kann in diesem Zusammenhang auch der Streit mit den britischen Ärzten betrachtet werden. Nicht, dass der Streit über den Ursprung nicht wichtig gewesen wäre, aber die Maßnahme – auf die sie sich im Prinzip einigen konnten – geriet aufgrund dessen wieder in die Sphäre der Irrelevanz.

Auf diese subtile Weise wurde das Händewaschen zur Zeit Semmelweis' nicht zur selbstverständlichen Praxis der Geburtshelfer gemacht, sondern zur skurrilen, nicht durchdachten oder dubiosen Praxis erklärt. Und so wurde im Wesentlichen kein Handlungsbedarf festgestellt. Vieles von dem, was Semmelweis mit seiner Erkenntnis ans Tageslicht brachte, wurde nicht zur Diskussion gestellt, weil es nicht dem komplexen Alltag der Mediziner entsprach, der durch Studium und jahrelange Ärztepraxis erlernt und wahrgenommen wurde, vertreten durch die Erfahrung gelobter und angesehener Ärzte. Es war nicht glaubhaft genug, und dies genügte, um bei dem alten Wissen, dass immer noch als sicher galt, zu bleiben.

Wir wenden uns einer zentralen Auswirkung dieser unsichtbaren Macht des Alltags zu: der Irrelevanz. Hier geht es nicht um die Auswirkung einer politischen Macht, welche die Verhältnisse der Revolutionsjahre rund um 1848 in Betracht zieht. Es geht nicht etwa um die mögliche Bedeutung von Semmelweis' ungarischer Herkunft, die eine Rolle in seinen Interaktionen mit den Wiener Ärzten gespielt haben mag und die ihm das Ansehen seiner Kollegen erschweren konnte. Wir betreten hier das Feld der Macht eines etablierten Alltags, einer Mikromacht, die eine Hierarchie des Wissens aufbaut, die sich in dem, was Ärzte für gut und böse, richtig und falsch gehalten haben, wiederfand.

Damit markiert der Diskurs für uns ein Mittel, die Bedeutungsketten aufzuzeigen, als auch, wie er diese durch die Hierarchie mitbestimmt. Der Fall Semmelweis macht uns auf die Tatsache aufmerksam, dass die beschriebene Kraft des Wissens nicht ein Zusatz der Politik war, sondern dass diese Kraft des Wissens selbst politischer Natur war. Seine Zusammenstöße des Wissens sind somit Zusammenstöße dieser Hierarchie unterschiedlicher Bedeutungsketten, durch die Irrelevanz, Vorstellbarkeit, Glaubwürdigkeit zum Ausdruck gebracht wurden. Dies geschah durch die Macht des Alltags, der immer wieder im Aufeinanderprallen von Altem und Neuem die besagte Hierarchie entwickelte. Zu berücksichtigen sind zuerst die Träger dieses Wissens, all die Akteure des Falls Semmelweis, die wir ausgiebig beschrieben haben. Wir haben uns auch auf das spezifische Milieu, wo sich dieses Wissen präsentierte, konzentriert und haben geschildert, wie Frauenkörper, saubere und unsaubere Hände ebenso wie die Ärztezunft bestimmte Erwartungen und Bedeutungsketten vorweggenommen haben.

In dieser Schilderung geht es nun vor allem um die sehr enge Verbindung dessen, was gesagt oder geschrieben wurde, mit dem, wie es gesagt oder geschrieben wurde. Der Stil von Semmelweis, seine Art, den Konflikt auszutragen, war daher nicht eine Frage einer zusätzlichen Stilisierung, sondern diese Stilisierung war der Konflikt selbst. Zu dieser Verbindung ist in den Sozialwissenschaften bereits viel geforscht worden, auf die Einzelheiten dieser Forschung gehen wir hier nicht ein. Aber es ist für uns ein wichtiger Wegweiser, dass wir mit all diesen Bedeutungsketten und polemischen Auseinandersetzungen rund um Semmelweis anders umgehen sollten, um die politische Dynamik des Falls Semmelweis für die heutige Zeit greifbar zu machen. Wir müssen uns der Kraft des Wissens bewusst werden. Diese Kraft des Wissens agiert durch jene, die sie nach außen tragen. Sie agiert durch jene, an die sie sich richtet. Sie agiert aber vor allem durch die Kraft der Worte, die sie verwendet. Sie ist ein Werkzeug der Macht. Sie stellt unseren Alltag zusammen, so subtil und so perfektionistisch, das wir es gar nicht merken, dass Dinge und Fakten, die für uns selbstverständlich sind, eigentlich sehr komplexe Gedächtniskarten unserer Vorstellungen, Hoffnungen, Ansprüche darstellen. Wir merken nicht, dass diese Gedächtniskarten einen sehr komplizierten Weg in der Geschichte hinter sich haben. Daher gehen wir nun auf die Zusammensetzung dieser Gedächtniskarten ein. Wie bekommt das Wissen in unserem Alltag so einen wichtigen Stellenwert? Das müssen wir nachzeichnen, um erläutern zu können, was für eine politische Lektion uns der Fall Semmelweis samt seiner Waschschüssel für die heutige Welt gesundheitlicher Kontroversen erteilt.

Politik als Theater – Wissenschaft als Stückvorlage

Politik hatte schon immer in der Aufarbeitung der Geschichte von Semmelweis einen wichtigen Stellenwert gehabt. Es ist jedoch eine andere Art von Politik, um die es uns hier geht. Oder sagen wird es anders, eine Art der Politik, wie sie in der Aufarbeitung der Geschichte von Semmelweis vorkommt, stellt nur die Oberfläche der eigentlichen politischen Ebene dar, in die wir hier vorstoßen werden. Die zahlreichen, unterschiedlichen Biografien über Semmelweis zeigen großes Interesse an Interpretationen der Involvierung von politischen Verhältnissen in den Fall Semmelweis.

Nicht nur die möglichen österreichisch-ungarischen Animositäten werden als Faktor des Falls Semmelweis gesehen, auch die Universitätsstrukturen und die institutionellen Kämpfe der Akademiker, wie sie zum Beispiel die Medizinhistorikerin Erna Lesky beschrieb, werden als wichtige Träger des Konflikts betrachtet. Auch die Machthaber der Wiener Administration werden für Semmelweis' Niedergang mitverantwortlich gemacht. So wurden nicht nur Johann Klein und Ignaz Semmelweis einer Persönlichkeitsanalyse unterzogen, auch Joseph Skoda, Anton von Rosas oder Carl von Rokitansky wurden im Hinblick auf ihren Charakter, auf ihr Bestreben, den Universitätsalltag mitbestimmen zu wollen, überprüft. Auch in diesem Buch wird das gesamte Geschehen an der Ersten Abteilung in Wien in den Kontext der damaligen politischen Verhältnisse eingebettet, da dieser Kontext für Reflexion, Veränderung und Revision steht.

Unser Bestreben geht jedoch weiter als diese erwähnten Interpretationen. Auf den ersten Blick könnte man zwar meinen, die Politik bestimme das wissenschaftliche Bestreben genau durch solche Spiele der Institutionen und Personen. Die zahlreichen biografischen und medizinisch-historischen Studien geben uns in dieser Hinsicht eine wunderbare Rekonstruierungsmöglichkeit des Alltags, lassen das Dekorum entstehen, in dem sich der Fall Semmelweis abspielte. Sie sind aber eben nur ein Dekorum, das Dekorum für den Alltag, um den es uns hier geht. Der Alltag konstituiert sich nämlich nicht nur aus den Institutionen, geschichtlichen Zusammenhängen und Absichten der involvierten Personen. Er geht vor allem um das Wissen, das diese Personen und Institutionen innehatten, verbreiteten, kritisierten und etablierten, und es führt uns dadurch die politische Stellung von Semmelweis in seiner Gesamtheit vor Augen.

So betrachten wir den Alltag, dessen Macht darin besteht, dass er Wissen einordnet, Ereignisse und Tatbestände als relevant oder irrelevant einstuft und Meinungen und gesellschaftliche Implikationen von diesen Ereignissen und Tatbeständen wertet. Wir haben gesagt, dass dieser Alltag mit der Kraft des Wissens regiert. Wir können nun diese Kraft weiter bestimmen und meinen, dass auf diese Weise der Alltag durch Wissenschaft regiert.

Wir würden gerne anders als über die Machtspiele und Kämpfe der Politik an die Sache herangehen und die Politik lieber links liegen lassen. Im allgemeinen Umgang mit der Wissenschaft spiegelt sich dieser Wunsch wider. Sie scheint nicht irgendwelche Argumente zu liefern, sondern bietet sich als die primäre Quelle der Rationalität und Objektivität an. Sie produziert Beobachtungen und Analysen, die nicht gefühlsmäßig zustande kommen. Sie ist eine besondere Kraft des Wissens.

Diese Kraft wird von der Politik genutzt. Dies tut die Politik umso mehr, als man in der heutigen technologisierten Welt immer öfter mit hoch komplexen Themen konfrontiert wird. Wissenschaft liefert Erwägungen und Expertisen, gibt Politikerinnen und Politikern die Möglichkeit, sich auf eine wissenschaftliche Meinung zu berufen und auf dieser Basis eine Sicherheit zu gewähren. Wenn es die Wissenschaft sagt, dann hat sie recht. In dieser Hinsicht wirkt es gar nicht übertrieben, wenn manche Politikwissenschaftler von den Wissenschaftlern als dem »neuen Klerus« sprechen. Seitens der Politikerinnen und Politikern werden nämlich diese Argumente als Rechtfertigung, als eine Conditio sine qua non der formulierten oder umgesetzten Maßnahme angewandt.

Es verhält sich aber mit der Wissenschaft doch ein wenig anders. Wie der französische Soziologe Bruno Latour mehrmals festgehalten hat: Wissenschaft ist auch eine Politik, nur mit anderen Mitteln. Man denkt natürlich gleich an negative Beispiele, in denen Wissenschaft im Dienste der politischen Propaganda agierte. Dies ist aber nicht gemeint. Anhand der zahlreichen Anekdoten rund um die Gefahr der Ausbreitung der Schweinegrippe haben wir bereits die These erhoben, dass die Wissenschaft als ein Regieinstrument der Politik gesehen werden kann, weil durch die Wissenschaft das Wissen als relevant oder gerechtfertigt anerkannt wird. Die Wissenschaft hilft Maßnahmen zu formulieren. Sie stellt Mittel zur Verfügung, damit die Maßnahmen begründet werden können und damit legitimiert sind. Jede politische Ordnung in der Geschichte hat sich auf diese Weise für ihre Regierungsinstrumente eine Legitimierung geholt.

Die Wissenschaft ist aber nicht homogen, sie birgt eine Reihe aufeinanderprallender Kontroversen. Nicht nur, dass durch Wissenschaft Politik betrieben wird, auch Wissenschaft selbst betreibt Politik, wenn sie in diesen Kontroversen schlichten will. In der *Ordnung der Dinge* beschreibt der französische Philosoph Michel Foucault genau solche Entwicklungen der aufeinanderprallenden Bedeutungen. Bedeutungen, die entweder stören oder als irrelevant eingestuft werden oder hingegen zum legitimierten Wissen erklärt werden. Wir können es uns wie in einem Archiv vorstellen, in dem das Wissen nach bestimmten Zeitpunkten und bestimmten Orten in der Geschichte geordnet wird. Ein Raum voller Informationen, die eine Ordnung haben, damit wir uns besser orientieren können. Dieses Archiv wird dann genau zu jener Gedächtniskarte, die wir im Falle von Semmelweis' Konflikt um das Händewaschen beschrieben haben. Diese Gedächtniskarte beinhaltet alles, was wir erlebt haben, was unsere Vorfahren erlebt und uns mittels Erzählungen vermittelt haben, eine Karte dessen, was in unserem Gedächtnis ruht und was auf diese Weise unsere Wahrnehmungen und Interaktionen beeinflusst.

Dieses durch die Gedächtniskarte kompakt gemachte Wissen dient zur Orientierung rund um ein Thema, rund um eine Epoche, es hilft uns die Welt zu verstehen. Dieses Wissen wird als verständlich, relevant und legitim angesehen. Es stellt jene Summe von Bedeutungen, Vorstellungen und Beweisen dar, die sich um ein Thema herum gebildet haben und eine Kohärenz sichern. Das wird als Diskurs bezeichnet. Der Diskurs ist die Ordnung dieser Bedeutungen. Somit könnte die Geschichte auch als eine Entwicklung dieser Diskurse betrachtet und erklärt werden. Zu einem bestimmten Zeitpunkt in der Geschichte wird eine Praktik, ein Wissen als wahr, als relevant und legitim bezeichnet, während sie zu einem anderen Zeitpunkt genau als das Gegenteil wahrgenommen wird. An dem Beispiel des Händewaschens sehen wir sehr gut, wie die Praxis diametral unterschiedliche Bedeutungen haben kann.

Dadurch werden Diskurse an die Macht gekoppelt, dadurch beeinflussen sie auch wissenschaftliche Kontroversen. Diese Macht steuert und strukturiert die Entwicklung der Diskurse, indem sie manche Bedeutungen hervorhebt und andere in den Hintergrund geraten lässt. Wir sehen es am Fall Semmelweis, wie durch diese

Macht manche Aspekte, die mit Semmelweis' Erkenntnis einhergingen, hervorgehoben werden. Das ist am Stellenwert der Obduktionen abzulesen. Durch die Vorgeschichte des Wiener Krankenhauses und die Wichtigkeit der pathologischen Schule Wiens, wirft Semmelweis' Erkenntnis hier stärker diese Fragen auf als andere. Auch die Vorgeschichte der medizinischen Versorgung der Geburt ist nicht sekundär für die Wahrnehmung der Kritik an den Geburtshelfern, dass sie beim Kindbettfieber nicht vorsichtig genug agiert hätten.

Diese Macht ist es, die sich zu jeder geschichtlichen Epoche durch bestimmte Diskurse, durch rationale Begründungen eine Legitimation für ihre Schritte holt. Die Adelsdynastien erteilten sich ihre Absolution durch die von Gott gegebenen Begabungen, das Land zu führen. Die Rationalität stellte immer eine Begründung für die Ordnung der Gesellschaft her, in der Pflichten und Rechte bestimmten Gruppen zugeteilt wurden, während anderen Gruppen diese Rechte abgesprochen oder zumindest eingeschränkt wurden. So spiegelt sich diese Ordnung, diese Rationalität auch in der Gesundheit wider. Wir haben es bei der Schilderung der Begründung zum Ausbau der gemeinnützigen Großkliniken gesehen. Die Rechtfertigung lag in dem Wechselgeschäft, dass die Menschen, die kostenlos gepflegt wurden, ihre Körper als Unterrichts- und Untersuchungsmaterial unentgeltlich zur Verfügung stellten. An diesem Beispiel sehen wir gut, dass die Rationalität auch als eine sichere Argumentationsquelle charakterisiert werden kann. Sie führt uns Begründungen logischer, klarer Art vor Augen, sie fügt sich scheinbar automatisch und fast natürlich in unseren Alltag ein.

Wie vollzieht sich nun die Entwicklung des Wissens zum Status einer legitimierten, anerkannten Argumentation genau? Es wird oft gesagt, dass wir heute in einer sogenannten postmodernen Zeit leben. Wir erleben eine Mehrdeutigkeit im Alltag. Es gibt nicht die einzig mögliche Therapie oder die einzig angebotene Maßnahme, die von allen Ärzten in einem Land gleichzeitig praktiziert würde. Wir wissen, dass es unterschiedliche medizinische Schulen gibt; ein Arzt schreibt weniger, der andere mehr Antibiotika vor. Ein weiterer empfiehlt ausschließlich homöopathische Arzneimittel. Jemand lässt sich selbstverständlich gegen Grippe impfen, ein anderer lässt sich mit der gleichen Selbstverständlichkeit nicht impfen. Die Postmoderne bringt uns eine Vermehrung der kulturellen und historischen Traditionen. Wir können uns fast wie in einem Supermarkt aussuchen, auf welche kulturelle Tradition wir zurückgreifen möchten, ob wir eher traditionell oder modern behandelt werden wollen. Tagtäglich lesen wir in der Presse von unterschiedlichen Auffassungen, Meinungen und Thesen. Der französische Philosoph Jean-François Lyotard sieht dies als einen Beweis dafür, dass unsere führenden Narrative, religiöse oder kulturelle Erzählungen, die uns früher den einzigen Weg zur Wahrheit zeigten, zerfallen sind. Es gibt nun mehrere von diesen Erzählungen und wir können uns eine aussuchen. Eine objektive Wahrheit gibt es nicht, kann eine logische Schlussfolgerung sein, denn jeder und jede kann in dieser Welt der Mehrdeutigkeit recht haben. Diese Wahrheit wird durch Kommunikation erzielt, meint etwa der deutsche Philosoph Jürgen Habermas, und ist unter den Kommunizierenden auszumachen. Mehrere Strömungen in den Sozialwissenschaften und der Philosophie haben sich mit dieser Dynamik auseinandergesetzt und haben Modelle entwickelt, durch die gesellschaftliche Entwicklungen zu beobachten sind.[26]

Alle diese Gedanken führen uns zurück zu unserer Vorstellung des Wissens als einer Gedächtniskarte. Um Semmelweis und seine Zeitgenossen zu verstehen, um uns selbst in unserer heutigen Praxis des Händewaschens zu verstehen, müssen wir anders an die Sache herangehen, als bloß nach Wahrheiten zu suchen. Wir müssen nach Begründungen dieser Wahrheiten suchen: in den Bedeutungen, in den Wertevorstellungen, in all den Hoffnungen und Ängsten, die mit Semmelweis' Erkenntnis einhergehen.

Wir können diese Suche nach den Begründungen von Wahrheit als die Wahrheit selbst heutzutage in vielen Selbstdarstellungen der Wissenschaft beobachten. Eigentlich präsentiert sich die Wissenschaft selten anders als in einer Welt der zustimmenden oder ablehnenden Argumentationen. Es wird stets über Kontroversen berichtet, über die Konkurrenz dieser Kontroversen. In vielen Zeitungsberichten wird der Weg zur Wahrheit als steinig dargestellt.

Eine Anarchie des Wissens, könnte man daraufhin erwidern. Eigentlich nicht. Unser Alltag hängt immer von einer institutionellen Umgebung ab, diese ist nach wie vor erkennbar. Das Spezifikum unserer Zeit besteht aber darin, dass es mehrere aneinander gebundene »Diskurse« geben kann, die nicht nur jeder für sich ein kompaktes legitimes Wissen darstellen, sondern sich gleichzeitig gegeneinander abgrenzen oder miteinander interagieren können. In unserem Fall wird zunächst der wissenschaftliche Diskurs des 19. Jahrhunderts offenbart, der in den institutionellen Diskurs der Universität Wien und der Zeit von Metternichs Administration eingebettet wird. Diese Einbettung verlief nicht reibungslos, denn nicht alle Akteure sind mit der Funktionsweise der Administration einverstanden. Auch haben nicht alle Akteure die gleiche Position in dieser Einbettung: Johann Klein ist der Abteilungsleiter, Ignaz Semmelweis nur ein Assistenzarzt. Diese Positionen erwecken bei beiden bestimmte Erwartungen an die Art und Weise, wie sie interagieren. Wäre Klein der Erfinder der Waschschüssel, wäre die Dynamik anders verlaufen. Ähnlich wirkt sich die Erschütterung des Revolutionsjahres 1848 unterschiedlich auf die Beteiligten des Falls Semmelweis aus.

Natürlich darf man hier nicht vergessen, dass diese beiden Diskurse, der wissenschaftliche und der institutionelle, an den geschichtlichen Diskurs gekoppelt sind. Aus diesem gehen die Aufteilungen der Kompetenzen der Wissenschaftler an der Universität Wien hervor, aus diesem gehen die Wahrnehmungen der Frauenkörper hervor. Diese werden zu Hilfe geholt, wenn es um die Argumente der Erkenntnis von Semmelweis geht, und diese werden aufgerufen, wenn es darum geht, was als Beweis gilt. Diese werden gleichzeitig durch Semmelweis' Wissen plötzlich spröde und ungenügend. Die Erkenntnis treibt Dynamik an und zeigt uns damit die besagte Macht des Alltags.

Die Träger dieses Wissens bilden dann eine Art Koalitionen rund um ein Thema, rund um einen Akteur. Solche Koalitionen erstrecken sich aber nicht entlang einer Pro- und Kontra-Achse, sondern können in jeweiligen Diskursen unterschiedlich kombiniert sein. Ein Beispiel wäre der Streit von Semmelweis mit den britischen

Ärzten. Gemeinsam war ihnen der Vorschlag für die Einführung hygienischer Maßnahmen als Vorbeugung gegen Kindbettfieber. Wohl schlugen die Briten auch andere Szenarien für Waschungen vor, und die Ärzte sahen die Hände auch nicht als Erreger der Infektion, sondern lediglich als deren Überträger. Im Prinzip hätten sie mit Semmelweis an einem Strang ziehen können, um die Waschungen durchzusetzen. Sie taten es aber nicht. Auch Semmelweis ließ in seiner Streitbarkeit über die richtige Ursache der Krankheit nicht nach. Sie wurden zu Gegnern.

Ihre Gedächtniskarten setzten sich aus unterschiedlichen Diskursen zusammen, die unterschiedlich geordnet wurden, darunter war auch die Absetzung der britischen Expertise gegenüber der Geburtshilfe des kontinentalen Europas. Das ist einer der Hintergründe, weswegen die britischen Fachkollegen in ihrer Argumentation dazu tendierten, das von dort kommende Wissen mit Misstrauen zu betrachten. Gleichzeitig spielte der Diskurs eines neuen Wissens in die Herstellung dieser Gedächtniskarte hinein. Das Wiener Fachpublikum wartete auf eine Antwort auf die Frage, ob Semmelweis' Wissen eine versprechende Innovation sei, ob es der Erprobung wert wäre, ob Waschungen systematisch eingesetzt und statistisch erfasst werden sollten. Die britische Antwort darauf war ein Nein. Diese Reaktion hatte aber einen ganz anderen Hintergrund als die ablehnende Haltung von Kiwisch von Rotterau oder von den anderen Gegnern von Semmelweis, die grundsätzlich Waschungen für sinnlos hielten. Die Briten hielten dagegen nicht die Waschungen für sinnlos, sondern sie hielten deren Bezeichnung als Innovation für sinnlos. Sie kannten diese nämlich schon. Diese Dynamik bewirkte letztendlich eine ablehnende Haltung der Briten gegenüber Semmelweis und verschob die britische Ansicht in die Waagschale seiner Gegner.

Nun könnte man anmerken, dass dann eine Entwicklung – der Fall, dass das neue Wissen sich in unserer Gedächtniskarte fest etablierte – gar nicht möglich wäre, wenn die Standpunkte dermaßen starr blieben. Wir kommen damit zurück zur Kraft des Wissens, zu der engen Verbindung zwischen dem präsentierten Wissen und dem, der dieses Wissen präsentiert und auf welche Art und Weise.

Die Worte haben in unterschiedlichen Situationen unterschiedliche Bedeutungen, damit haben sie auch unterschiedliche Auswirkungen auf die Taten, die sie hervorrufen. Die gesamte Kraft des Wissens in Betracht zu ziehen und auszulegen, heißt die Äußerungen und Auseinandersetzungen im Hinblick auf ihre Positionen in den jeweiligen Gedächtniskarten zu identifizieren. Nicht nur ob Semmelweis gewaltvoll und emotional schrieb, sondern warum diese Worte so wahrgenommen wurden, können wir dadurch besser verstehen. Im Fall von Ignaz Philipp Semmelweis können wir also tatsächlich die Gedächtniskarte seiner erfolglosen Kampagne zum Händewaschen entfalten. Eine, die im historischen Diskurs über die Frauenkörper und die Hände der Ärzte ruht. Eine, die den aufgeladenen Stil seiner Briefe trägt, und eine, die uns auch nach Semmelweis' Tod noch begleitet.

Wenn Semmelweis Scanzoni in seinem Brief als den Nero der Medizin bezeichnete, dann waren es keine bloßen Worte. Diese Worte waren der Spiegel seines Zorns, sie waren das Konglomerat aller Auseinandersetzungen, die er mit dem Gynäkologen in seinem Leben geführt hatte. Dieser heftige Ausruf brachte es nicht nur in sein Bewusstsein, sondern er zeigte es auch dem Publikum. Semmelweis entblößte sein Gedächtnisprotokoll, so wie dieses sich ihm schon vor Jahren gezeigt hatte. Dass Semmelweis sich dieser Kraft des Wissens bewusst wurde, beweisen mehrere seiner Äußerungen. Er suchte den Disput, nicht den Kompromiss: »Ihre Lehre, Herr Hofrat, basiert auf den Leichen aus Unwissenheit ermordeter Wöchnerinnen, und nachdem ich den unerschütterlichen Entschluss gefasst habe, dem Morden, soweit es in meiner Macht liegt, ein Ende zu machen, so richte ich an Sie, Herr Hofrat, folgende Aufforderung: Es sind nur zwei Fälle möglich. Entweder halten Sie meine Lehre für falsch, oder Sie halten meine Lehre für wahr, ein Drittes gibt es nicht.«[27] Das schrieb er am Ende seines Briefs an Scanzoni. Er stellte ihn zur Rede. Er verbarg den Konflikt nicht, er wollte ihn öffentlich machen. Noch mehr, er wollte zeigen, dass nun genug geredet worden sei. Das Fass bis zum Überlaufen voll. Es geht hier nicht nur um seinen Schreibstil, sondern darum, wie sich seine Gedanken und Intentionen in diesem Schreibstil widerspiegelten. Es geht um die

Kraft seines Wissens, durch die er die Störung des Alltags, das Aufeinanderprallen des Neuen und des Alten samt allen ihren zusätzlichen Spannungen nicht mehr verbarg. Semmelweis wird damit nicht nur zum Pionier der Handhygiene, sondern zum Pionier einer gesundheitspolitischen Bewegung. Die bis heute anhaltenden Spuren davon möchten wir uns schlussendlich betrachten.

Semmelweis als Urvater des Gesundheitsaktivismus

Der Fall Semmelweis ist auch für die heutige Zeit interessant, und darauf wollen wir hier unser Augenmerk richten. Die Unterschiede sowie die Parallelen zur damaligen Zeit im Vergleich mit der heutigen kommen dabei zum Tragen. Wir wollen damit einerseits veranschaulichen, dass der Kampf von Semmelweis erst in dem Dekorum seiner Zeit und den damit zusammenhängenden Ansprüchen, Hoffnungen und Ängsten zu verstehen ist. Andererseits gibt uns der Vergleich Anlass dazu, die Geschichte um Semmelweis anders zu bewerten. Diese Relativierung will unparteiisch sein und keinem Bestimmten recht geben. Sie dient uns dazu, auf die Parallele zwischen beiden Epochen hinzuweisen und uns einen Eindruck von dem andauernden Kampf um die Wahrheit zu geben. Denn so können wir fragen: Hat sich in der Welt der Gesundheit im Kampf um die Wahrheit tatsächlich etwas verändert?

Auf den ersten Blick hat sich seit Semmelweis viel ereignet. Ohne Handdesinfektion kann man heute kaum ein Krankenhaus betreten, nicht einmal als Besucher. Und das ist quasi erst der Anfang. Rund um die Uhr, egal ob in der Schule, im Labor oder am Flughafen, begegnen wir Anweisungen, wie wir Hände waschen, ja gar desinfizieren sollen. Wir werden überall informiert, wonach und wovor wir sie desinfizieren sollen, damit wir nicht nur uns selbst, sondern auch die anderen vor Infektionen schützen. Die Handdesinfektion ist nicht nur eine Vorbeugung der Ausbreitung der Krankheiten, sie gehört zum guten Ton oder zu einer professionellen Auffassung aller Dienstleistungen, die unseren Körper oder unsere Nahrung betreffen. Die Hand soll möglichst wenig »gemein« bleiben, sagt uns der Trend.

Andererseits sehen wir in der heutigen Zeit durchaus ähnliche Argumentationsmuster, wie Semmelweis sie verwendet hat. Wir beobachten im Lichte der heutigen Diskussionen rund um die Hygiene, dass emotional bewegende Kämpfe keine Ausnahmen, sondern die Regel geworden sind. Sie wurden die Regel nicht nur in politischen Kämpfen der Bürgerinitiativen und unterschiedlicher gesundheitspolitischer Bewegungen oder in den bewegenden Geschichten der Medien, sondern sie haben sich auf Expertendiskussionen ausgeweitet, an denen auch Wissenschaftler beteiligt sind. Aus der Sicht der heutigen Zeit ergibt sich für uns ein Bild von Semmelweis, das ihn nicht als einen irren oder gescheiterten Wissenschaftler zeigt, sondern als Initiator dieses systematischen Kampfes für die Gesundheit, wie wir ihn heute kennen. Betrachten wir nun einige dieser Kämpfe und machen uns ein anderes Bild von Semmelweis: Sehen wir ihn als den Urvater eines gesundheitspolitischen Aktivismus.

Gerade das »Schweinegrippejahr« 2009 zeigt uns die Kämpfe um die Handhygiene auf einem besonderen Höhepunkt. Denn was schon seit mehreren Jahrzehnten in den Krankenhäusern und unter Experten ein selbstverständliches Muss war, nämlich Desinfektionsgele, wiederholtes Waschen, Handschuhe und ein limitierter Kontakt mit anderen, wurde durch die Gefahr der Ausbreitung der Schweinegrippe auch in der breiten Öffentlichkeit stärker thematisiert. Einen Kosmetiksalon oder Fußpflege ohne Handschuhe, sterile Materialien und Desinfektionssprays sieht man heute nur mehr einzeln. Viele, die solche Dienstleistungen anbieten, würden meinen, das gehörte zu ihrer Professionalität. Kontaktlose Lichtschalter, Seifenspender oder Händetrockner erleben ihren Boom in der Gastronomie bis hin zu Museen und Theatern. Wo viele Leute unterwegs sind, wird möglichst wenig angetastet und möglichst wirksam desinfiziert. Denn seit Semmelweis wissen wir, dass sauber zu halten einfacher ist, als sauber zu machen.

Die verschärften Hygienemaßnahmen und die neuen alltäglichen Hygienetrends bieten uns eine treffende Parallele zur Kampagne von Semmelweis, die seine Händewasch-Maßnahme einführen und verbreiten sollte. Die Relevanz dieser Schutzmaßnahmen beginnt demnach bei uns selbst. Auch wenn praktische kleine Handdesinfektionsgele für die Handtasche bereits vor dem Ausbruch der Schweinegrippe im Jahre 2009 im Umlauf waren, waren sie noch die Ausnahme im alltäglichen Gebrauch. So kannte zum Beispiel vor 2005 Google das Wort »Handgel« noch gar nicht, da nach diesem Wort nicht gesucht wurde. Den Höhepunkt hat hingegen die Suche nach den Schlagworten »Handhygiene« und »Handgel« genau im Oktober 2009 erreicht[28], als die Nachricht von der Ausbreitung der Schweinegrippe die internationalen Schlagzeilen beherrschte und die Hygienemaßnahmen sich verschärft hatten. Die Masse sah sich beunruhigt und suchte nach Informationen und Schutzmöglichkeiten vor der Pandemie.

Die Handgele boten eine praktische und selbstverständliche Lösung, rund um die Uhr. Man konnte sie immer zur Hand haben, sie wirkten sofort und sie wurden in kleinen Packungen verkauft, die man zum Beispiel auch beim Fliegen mitnehmen konnte. Sie waren benutzerfreundlich. Um die Benutzerfreundlichkeit geht es letztendlich auch bei der Krankenhaushygiene, wie wir gesehen haben. Die Hygieneexperten suchen genau nach jenen Lösungen, die möglichst wenig Zeit kosten. Man spart damit nicht zuletzt Kosten. Denn mit der ständig steigenden Zahl der Patienten sorgen hygienische Maßnahmen bei der Gesundheitsversorgung für viel Aufwand und viel Stress. In erster Linie sollen die Patienten versorgt werden und das Personal nicht ständig zu Desinfektionsspendern laufen, meinen viele Experten, die nach optimalen Lösungen suchen. Die Erklärung der Pandemie der Schweinegrippe hat diesen Aufwand und Stress auch außerhalb der Krankenhauswände bedeutsam gemacht. Sie hat dafür gesorgt, dass alle möglichen Sorten des Handgels beinahe in jeder Handtasche mitgeführt wurden und ein fester Bestandteil der Apotheken und Drogerien wurden.

Gleichzeitig sah man, wie sich nach dem Ausklingen der Pandemie diese Angst um die Verbreitung langsam entschärfte und fast in einer eher gelassenen Haltung gegenüber der Hygiene mündete. Man hatte sich beruhigt, die Welle der Ansteckung war vorbei und so vergaß man immer wieder die Gefahr einer »gemeinen« Hand. Eine solche Gelassenheit führt uns wieder zu den Fachkollegen von

Semmelweis zurück, die nach der Beruhigung der Epidemie seinen Zahlen wieder weniger Beachtung schenkten, und man könnte sagen, dass alles wieder beim Alten blieb.

Das bringt uns zu jenen Erscheinungen, für die sich immer wiederholende Anweisungen richtiger Waschungsmaßnahmen im öffentlichen Raum Anlass zum Spott geworden sind. Ihre Botschaften sind unterschiedlich. Manche versuchen die komplexen Anweisungen einfacher zu machen. So haben sich Mikrobiologen in einem Labor in Vancouver folgendes Plakat an die Tür aufgehängt: Zwei Männer schütteln sich wie üblich die Hände. Aber eigentlich, falls sie sich nicht die Hände gewaschen haben, nachdem sie die Toilette benutzten, schütteln sie sich gegenseitig ihre Penisse. Die unerbittliche Macht der Kontaktinfektion wird hier mit einer sensiblen Thematik schön aufgegriffen. Waschen wir uns doch bitte die Hände: So einfach sieht die Gleichung aus.

In eine ironische Richtung geht hingegen etwa ein Plakat der Künstler Harry Hallgreen und Dick Debartolo, das sie *Das wahnsinnig gesund lebende Plakat* genannt haben. Auf den ersten Blick haben die Künstler einen genauen Leitfaden der unterschiedlichen Hygieneregeln erarbeitet. Ihre Zeichnungen weisen die gleiche herkömmliche Struktur der Beschreibung der Gefahren auf: das Händeschütteln, das Nutzen von Wasserhähnen und Seifenspendern, das Sitzen auf den öffentlichen Toiletten oder das Niesen im öffentlichen Raum. Sie ziehen aber diese Situation ins Absurde. So wird von den Künstlern vorgeschlagen, dass man Hände nunmehr mit einem Stück Ästchen schütteln soll, dass man seine eigene Klobrille herumtragen soll, dass man am besten die Wasserhähne mit Füßen öffnet, weil ja die Hände eine unheimliche Gefahr für alle darstellen. Man kann diese Abbildungen einerseits als eine Verspottung der gesteigerten Angst, krank zu werden, sehen, einer Besessenheit von der Hygiene. Andererseits führen sie uns damit vor Augen, dass wir unsere Hygiene nicht immer weiter ausweiten können, dass es Grenzen gibt.

So findet diese Karikatur der Hygiene auch ihren Niederschlag in den aktuellen Fachdiskussionen. Es gibt diesbezüglich auch zynische Sprüche, die nicht als Spott, sondern als eine ernst gemeinte

Warnung gelten sollen. Sie weisen darauf hin, dass wir uns allzu sicher sind, dass die Handhygiene bereits genug diskutiert worden wäre und dass diese andauernde Angst etwas übertrieben sei. Gelegentlich wird das Problem der Hygiene auch gelassen betrachtet, weil ja vieles leicht behebbar ist. Ein britischer Gesundheitsexperte meinte etwa, dass diese entspannte Haltung der schlimmste Nebeneffekt der Antibiotika sei. Man fürchtet sich nämlich nicht mehr vor einer Infektion wie früher. Man denkt, die Gefahr wäre vorbei. Solche Vorwürfe erinnern uns eigentlich an jene vom Anfang des 20. Jahrhunderts, als man Semmelweis nachträglich vorhielt, er würde denken, dass mit der Chlorkalklösung das Problem der Krankenhaushygiene gelöst sei und man nicht mehr aufpassen müsse.

Diese Warnung nutzte damals im Jahre 2009 auch der Markt für seine Kampagne der verschärften Handhygienemaßnahmen. Genau diese Ängste und Warnungen, die vorhanden waren, wurden instrumentalisiert. Dass die Angst um die Verbreitung der Schweinegrippe durch die Kontaktinfektion als eine der größten Gefahren angesehen wurde, kann man zum Beispiel der Werbekampagne des Handgel-Herstellers Baccide entnehmen. Diese Angst, von anderen mittels der Hände angesteckt zu werden, wurde von der Firma instrumentalisiert, um die Öffentlichkeit wachzuhalten. Man wollte die überall ruhende Gefahr der Mikroorganismen greifbar machen. So wurden im Herbst 2009 in ihrer Werbung Hände eines Biestes auf die U-Bahn-Haltestange neben den Händen der Reisenden platziert.

Dieses Werbebild zeigt eine Frau in der U-Bahn. Sie legt ihre Hand, wie gewöhnlich, an die Haltestange im Zug. Es kommen weitere Fahrgäste, die ihre Hände dazulegen. Ein gewöhnlicher Alltag in einer Großstadt also. Nur sind die Hände dieser Fahrgäste mit Schmutz und Schweiß bedeckt. Noch mehr, alle diese an den Händen vorhandenen Unreinheiten werden bildhaft unterstrichen. Die anderen Hände sind grün, braun und gleichen den Händen eines Biestes. Als Biesthand wird in der Werbung symbolisch die Gefahr abgebildet, die eine in der Stadt sich bewegende, essende, alles Mögliche anfassende Hand bedeuten kann. Nichts ist absolut sauber und nur die Handdesinfektion in der Handtasche kann jede Gefahr einer

Infizierung leicht beheben. Solche Bilder der gefährlichen Biesthände sind keine Ausnahme, sondern eher die Regel in dieser Art von Werbungen. Auch andere Bildkampagnen verdeutlichen die versteckte Gefahr einer fremden Hand, die eine Biesthand sein kann.

Biesthände! Diese treffende Abbildung der Gefahr einer Kontaktinfektion ist laut unseres Wissens Ignaz Philipp Semmelweis damals nicht eingefallen, als er mittels offener Briefe seine Berufsgenossen von der Richtigkeit der hygienischen Maßnahmen der Handdesinfektion überzeugen wollte. Die Schärfe seiner Worte, die er an seine Kollegen und an die Leiter anderer Krankenhäuser richtete, war aber nicht weit davon entfernt. Begriffe wie »Nero der Medizin« oder »Massenmörder« nutzte Semmelweis, um die Geburtshelfer daran zu erinnern, dass es ihrer Gelassenheit dem nicht nachlassenden Phänomen des Kindbettfiebers gegenüber und ihrer Weigerung, die Maßnahmen zu akzeptieren, zuzuschreiben war, dass er sie als Massenmörder charakterisieren musste. Semmelweis wollte mit seiner Wortwahl die gravierenden Konsequenzen der Absenz des Händewaschens auf den Punkt bringen. Er wollte seinen Fachkollegen klarmachen, dass durch ihre Unwilligkeit, seiner Methode eine Chance zu geben, das Kindbettfieber weiter sinnlos junge Frauen tötete. Die Wortwahl von Semmelweis war genauso heftig wie die Kampagne von Baccide im Jahre 2009 oder wie andere Bilder, die heutzutage häufig im Umlauf sind.

»Du Familienvater, weißt Du, was das heißt, einen Geburtshelfer oder eine Hebamme zu Deiner Frau zu rufen? Das heißt so viel, als Deine Frau und Dein noch ungeborenes Kind einer Lebensgefahr auszusetzen.« Semmelweis' Absicht seiner Kampagne für die Chlorkalklösung war klar. Er wollte die Wahrheit ans Licht bringen. Er wollte die Ärztezunft mit dieser Wahrheit konfrontieren und zur Rechenschaft ziehen. Deshalb führte er diese hypothetische Ansprache an die Väter, die er in einem der offenen Briefe an sämtliche Professoren beifügte. Genauso hätte man den Vätern gegenüber die Geburtshilfe schildern können, wenn das lethargische Zusehen der Geburtshelfer gegenüber dem Kindbettfieberopfer so weiterginge, drückte Semmelweis damit aus. Eine Drohung, empörten sich die

Wissenschaftstheoretiker. Ein Beweis einer Geistesstörung, meinen viele Historiker. Ein Wahnsinn, haben sich damals viele Fachkollegen von Semmelweis gedacht und Semmelweis am Ende seines Lebens für psychisch krank erklärt.

Diese Auslegungen von Semmelweis' hartem und schonungslosem Schreibstil haben eines gemeinsam. Sie können sich die Gewaltigkeit seiner Worte nicht anders erklären. Wenn wir auch inzwischen einiges über Semmelweis' psychische Erkrankung zum Ende seines Lebens hin wissen und es bereits Analysen gibt, die diese emotionale Kampagne mit seiner Krankheit in Verbindung bringen, müssen wir zugleich auch in Erwägung ziehen, dass Semmelweis' Briefe sich nicht davon unterscheiden, wie die Kampagne rund um das Händewaschen heute geführt wird. Dabei geht es nicht nur um die Bilder der Hände, auch andere sprachliche Mittel werden genutzt, um den Inhalt zu betonen, um eben die besagte Kraft des Wissens in den Vordergrund zu stellen. Betrachten wir also noch einmal die Briefe nicht als einen verzweifelten Ruf des noch immer nicht anerkannten Wissenschaftlers. Versuchen wir dem Fall Semmelweis im Lichte der aktuellen Debatten einen anderen Sinn zu geben.

Es ist nämlich heutzutage fast zum Standard geworden, dass man Emotionen rund um das Thema Gesundheit mobilisiert. Das Stichwort Händewaschen ist dabei keine Ausnahme. Solche Kampagnen werden sowohl unter dem Laienpublikum als auch unter den Hygieneexperten langsam zu einer üblichen Praxis. Das Laienpublikum bekommt solche Argumentationen und Kampagnen gewöhnlich rund um den 15. Oktober, dem Welttag des Händewaschens, vorgeführt. Dieser wurde von mehreren Gesundheitsorganisationen und mit Unterstützung des Kinderhilfswerks der Vereinten Nationen (UNICEF) eingeführt, und heutzutage wird er von vielen anderen Nichtregierungsorganisationen propagiert. Es ist übrigens kein Zufall, dass gerade die Kinderrechtsorganisationen zu einem der größten Akteure dieses Welttages geworden sind. Unter dem Motto »Retten wir unsere Kinder« wird jedes Jahr an dieses Gebot des Händewaschens, das wir seit der Kindheit eingeprägt bekommen, erinnert.

»Guten Morgen, Seife. Tschüss, Mikroben!«, lautete beispielsweise die Botschaft der französischen Ärztin anlässlich dieses Tages in Haiti vor fünf Jahren. Man muss sich die Szene vorstellen. Eine Ärztin steht mittendrin in einem kleinen Dorf in Haiti, rund herum die süßen Kindergesichter der kleinsten Inselbewohner. Die neugierigen Augen sind auf die Ärztin gerichtet und sie spricht ihre Worte fast wie eine magische Formel: »Guten Morgen, Seife. Tschüss Mikroben!« Die Kinder lachen, wiederholen die Sätze und machen sich an das Händewaschen. Die Botschaft ist klar. Das Händewaschen ist das Symbol einer friedlichen Dritten Welt ohne Krankheiten.

Solche Botschaften gibt es in dem Zusammenhang viele. Eines der meistbesuchten Videos auf der Webseite der Initiative des globalen Tags des Händewaschens zeigt Kinder im Zentrum einer Stadt, die mit gleich aussehenden Eimern an den Füßen einen Marktplatz füllen. Sie sehen die Ärzte sich die Hände waschen und machen diese nach. Sie tauchen fast alle gleichzeitig die Hände in ihre Eimerchen, sie greifen nach der Seife und waschen sich dann, lächelnd vor den Augen der Kamera, ihre Hände. In Bhutan ging die UNICEF-Kampagne im Jahre 2011 mit der Nutzung des Kindesbildes noch weiter: In einem Kurzfilm erklären die Kinder ihren Eltern, warum ihre Hände nicht sauber genug sind und warum sie eine Seife gut gebrauchen können, auch wenn dies nicht in der Tradition der dortigen Gemeinden steht. Die Kinder werden zu unschuldigen Boten der Verbreitung der hygienischen Maßnahme. Sie bewegen uns.

Es geht noch weiter. Diese Kinder werden als die unschuldigen Opfer unserer Nachlässigkeit dargestellt. Sie erwecken Mitleid und Erbarmen. Genauso wie für Semmelweis die sterbenden Mütter die unschuldigen Opfer der Nachlässigkeit der Ärztezunft waren. Das obige Zitat mit der Anspielung auf die tödliche Gefahr während der Geburt, die Illustrierung der Auslieferung der Mutter und des noch nicht geborenen Kindes in die Hände der Ärzte, findet sein perfektes Pendant in der heutigen Nutzung der Kinder aus der Dritten Welt für die Diskussion rund um das Händewaschen. Die aktuellen Kampagnen für das Händewaschen illustrieren diese

Auslieferung durch die Kindersterblichkeit und durch die unmäßige Ausbreitung von Grippe und Durchfall unter den Kindern aus der Dritten Welt. In dem erwähnten bhutanischen Video sehen wir etwa einleitend zu dem Thema des Waschens eine Szene aus der Schule, wo Kinder fehlen. Sie fehlen, weil sie krank sind. Die Freunde der bhutanischen Jungen und Mädchen, die später die Botschaft des Händewaschens in ihrem Dorf verbreiten, können nicht mit ihnen spielen. Sie kämpfen mit Durchfall und mit der Grippe. Dabei hätte sie gerade die entsprechende Handhygiene schützen können.

Solche emotionalen Kampagnen stützen sich auf Statistiken, ähnlich wie Semmelweis sich auf die Sterblichkeitsraten und den Vergleich der beiden Abteilungen berufen hatte. Laut UNICEF ist nämlich die zweithäufigste Sterbeursache von Kleinkindern unter fünf Jahren eine Durchfallerkrankung, welche durch mangelnde Handhygiene verursacht wird. Die Kinder, die Unschuldigsten dieser Welt, dominieren daher die internationale Kampagne für das Händewaschen auch auf der Basis dieser beunruhigenden Zahlen. Zur Verantwortung werden dabei nicht nur die Verhältnisse in den jeweiligen Staaten gezogen, sondern auch die gesamte Welt, an die diese Botschaft geht. Das sind vor allem verschiedene internationale Gesundheitsinstitutionen, Experten, Politiker. Diese Kinder haben den gleichen Stellenwert für UNICEF wie sie die Mütter für Semmelweis hatten. Sie sind der Zündungspunkt der Emotionen, sie sind die Vermittlung der Zahlen der Statistiken, die dem Wissen ihre Kraft verleihen.

Eine sehr bildreiche Parallele für diese Vermittlung stellt die Gesundheitsexpertin Myriam Sidibe vor, indem sie ihr Anliegen in bewegende emotionale Zusammenhänge einbindet. Die Statistiken und Zahlen der Kinderopfer bringt sie in Verbindung mit anderen Katastrophen, die uns schockieren: »Stellen Sie sich vor, dass ein Flugzeug mit zweihundertfünfzig Kindern und Neugeborenen abstürzt«, beginnt sie einen ihrer Vorträge. Und sie setzt ihre Illustrierung fort: »Stellen Sie sich vor, dass sechzig solcher Flugzeuge jeden Tag auf der Welt abstürzen. Das sind 6,6 Millionen Opfer. Das ist genau die Zahl der Kinder, die es nicht bis zu ihrem fünften Geburtstag schaffen.« Diese Kinder, von denen die Gesundheitsexpertin spricht, sind jene von Durchfall und Grippe betroffenen, genau jene Fälle, denen mit Händewaschen vorgebeugt werden könnte. Als Kontrapunkt greift Sidibe während ihres Vortrags in ihre Tasche und zieht ihr magisches Mittel heraus: ein Stück Seife. Das Stück Seife könnte die Grippeinfektionen bei den Kindern um die Hälfte reduzieren. Es könnte die Ausbreitung von Epidemien entschärfen und verzögern. Deshalb fordert Myriam Sidibe und mit ihr andere Experten, die sich mit hygienischen Vorbeugungsmaßnahmen auseinandersetzen, dass diese Basisangewohnheit gefördert wird: nämlich das Händewaschen mit Seife. Sie führt das Händewaschen nicht nur in öffentlichen Institutionen, sondern auch in den Haushalten ein. Und sie sucht unter anderem dafür Sponsoren. Sie argumentiert mit Statistiken, mit Zahlen und mit Emotionen. Diese Emotionen dienen zur Verdeutlichung ihrer Zahlen. Sie sind jene Kraft des Wissens, die auch Semmelweis in seinen Materialien nutzte.

Auf die gleiche Art und Weise, wie sich diese Kampagnen für das Händewaschen präsentieren, können wir eigentlich Semmelweis' Botschaft lesen. Er forderte Taten und wollte nicht mehr zuschauen. So wie die Gesundheitsexpertin warf auch er der Mehrheit passives Wegsehen vor.

Aber nicht nur in den sogenannten Entwicklungsländern wird eine Fahrlässigkeit festgestellt und auf diese emotionale Weise an die Öffentlichkeit getragen. So weisen etwa manche Gesundheitsexperten immer wieder darauf hin, dass das Krankenhauspersonal nur dreißig Prozent der notwendigen Waschzeit nutzt, wenn sie zwischen Patienten und unterschiedlichen Behandlungen wechseln. Das Schlagwort »Todesfalle Klinik«, das der Bayerische Rundfunk als Titel für die Diskussion rund um die Infektionen im Krankenhaus wählte, ist ein deutliches Beispiel für die Emotionen, die bei diesem Phänomen nach außen getragen werden. Viele der Kritiker des aktuellen Hygienesystems in unseren Krankenhäusern zeigen mittels Beobachtungsstudien eine interessante Korrelation zwischen der Nachlässigkeit der regelmäßigen Handhygiene und dem Prestige der Ärzteposition.

Auch dem Expertenpublikum bleibt also eine solche Nutzung der Emotionen nicht erspart. Die Patientensicherheit im Lichte der Krankenhaushygiene ist ein sehr aufgeladenes Thema, das sowohl die Gesundheitsexperten als auch Patientenorganisationen thematisieren. Dass Patienten im Zuge des Aufenthaltes oder einer Behandlung im Krankenhaus eine Infektion erleiden können, wird von manchen sogar als Angriff auf die Autonomie der Patienten gesehen. Es bilden sich Patienteninitiativen, die auf manche ausgeblendeten Statistiken der hygienischen Maßnahmen aufmerksam machen wollen. Es werden Vergleiche zwischen Kliniken oder Ländern präsentiert, als bekräftigende Hinweise auf den notwendigen Handlungsbedarf. Gleichzeitig erheben sich aber Stimmen der Ärzte, die vor einer zu weitgehenden Transparenz dieser Zahlen warnen. Die Patienten könnten beunruhigt werden, die komplexen Zusammenhänge dieser Zahlen nicht verstehen und sich in der Folge vor dem Krankenhaus fürchten. Wir landen bei der gleichen Arbeitsweise, wie sie Semmelweis in seiner Argumentation dem Fachpublikum vorlegte: Vergleiche, tatkräftige Unterstützungen, Hinweise auf Vertuschung, auf Gelassenheit und Fahrlässigkeit. Wir finden die gleiche Angstmache, wie wir sie aus den unterschiedlichen Erzählungen herausgefiltert haben. Die Mütter baten einst auch darum, dass sie nicht zu den Ärzten kamen. Das Krankenhaus wurde auch damals als ein gefährlicher Ort wahrgenommen.

Welche Lektionen sind also aus diesen zahlreichen Parallelen zwischen Semmelweis und den heutigen gesundheitspolitischen Ereignissen zu ziehen? Wir haben bewusst unterschiedliche Reaktionen zum Thema Handhygiene ausgewählt. Wir wollen damit auf ihre Bandbreite hinweisen. Was sie verbindet, ist eine Art Mobilisierung. Alle diese Kämpfe mobilisieren Fakten und Emotionen zugleich: Sie stellen ein Bündel aus Wissen, Hoffnungen, Ängsten und Ansprüchen der beteiligten Personen dar. Wenn man über Emotionen spricht, wird diese Tendenz oft mit populistischen und fundamentalen Bewegungen in Verbindung gebracht. Das sahen wir auch in der historischen Betrachtung des Falls Semmelweis. Nicht nur damals, auch heute denkt man sofort an einen Konflikt, an unnötige Differenzen und Streitereien. Das Emotionale wird dann als etwas Irrationales verstanden, wobei das Irrationale negativ behaftet ist. Und das gehöre nicht in die Diskussion, hören wir oft. Alle diese Emotionen rund um Handhygiene stellen jedoch eine komplexe, bewusste Reaktion auf die äußere Welt dar. So sollten wir sie auch in all den angeführten Beispielen verstehen.

Für unsere Geschichte des Falls Semmelweis ist entscheidend, dass uns diese Emotionen die historischen Reflexionen rund um das Phänomen Kindbettfieber und daher auch die Argumentation der Schritte von Semmelweis und von seinen Gegnern erklären. Wenn wir aber meinen, dass die Emotionen im Fall Semmelweis eine Rolle spielen, geht damit einher, dass sie kein Zusatz sind. Diese Emotionen können nicht weggeschaltet werden, wenn das Thema Handhygiene diskutiert wird. Sie sind da. Wie wir in unseren Beispielen gesehen haben, wird das Wissen durch die Emotionen in seiner Gesamtheit, mit allen möglichen Implikationen, präsentiert.

Daher gehen die Überlegungen über Semmelweis' Kampf und seinen Argumentationsstil auch über eine Vorstellung dessen, was als objektiv oder richtig betrachtet wird, hinaus. Einerseits zeigt uns diese Parallele zwischen damals und heute, was im 19. Jahrhundert als richtig bezeichnet worden ist und auf diese Weise verstanden wurde. Wir können durch die Untersuchung des damaligen Alltags Erklärungen anbieten, warum dem so gewesen ist. Das bereits mehrmals erwähnte historische Dekorum ist uns ein Wegweiser, wie der damalige Alltag von Semmelweis, seinen Kollegen und den Müttern zu verstehen ist. Er zeigt uns Bedingungen, Muster für ihre Handlungen. Andererseits muss das aber nicht heißen, dass die Protagonisten unserer Geschichte diese Muster lediglich nachahmen. Manche akzeptierten sie, manche wehrten sich dagegen. So ging es vor allem Semmelweis, der sich eigentlich an dem Tag, an dem er seine Erkenntnis begriff, an dieser Grenze zwischen Altem und Neuem bewegte und letztendlich den Alltag, so wie er ihn bis dahin als Arzt gewohnt war, aufgeben musste. Dass er so eine Entwicklung machte, war nicht nur von seinen Charakterzügen abhängig und ist nicht nur auf das historische und kulturelle Dekorum zurückzuführen. Es ruht auch in seinem Wissen und in der Kraft dieses Wissens.

Und die Öffentlichkeit verlangt diese Kraft des Wissens, das sehen wir anhand der Parallelen zur heutigen Zeit mehr als deutlich. In der modernen Welt, mit ihren widersprüchlichen Direktiven, was zu machen ist oder eben nicht zu machen ist, verlangt die Öffentlichkeit eine Antwort, welcher sie vertrauen und glauben kann. Es wird immer häufiger davon geredet, dass Politik sich jenseits der herkömmlichen und traditionellen Institutionen abspielte: in Nichtregierungsorganisationen, in der Wirtschaft mit ihren Werbekampagnen. Wir sehen aber mit Semmelweis' Geschichte, dass diese traditionellen Institutionen vielleicht nie wirklich so traditionell waren, wie wir uns das gerne vorstellen. Der Streit um die Waschschüssel geht weiter, nicht nur in Bezug auf die Aktualität des Themas Handhygiene, sondern auch in Bezug auf die Mittel, mit denen Semmelweis seinen Kampf geführt hat, ebenso wie in Bezug auf die Gemüter, die er nach wie vor spaltet oder an sich zieht.

Nicht zuletzt zeigt uns damit der Streit um Semmelweis' Erkenntnis eine Botschaft an jegliche wissenschaftliche Erkenntnis. Die Waffe im Kampf um die Wahrheit, der sich Wissenschaftler bedienen, kann zweischneidig sein. Die Experten in der Medizin werden manchmal als »neuer Klerus« dargestellt, weil eine Expertenaussage zugleich als Tugend, als eine Festlegung verstanden wird von dem, was richtig und was falsch ist. Die politischen Akteure bedienen sich demnach dieser Aussagen, um ihren Entscheidungen Geltung zu verleihen, um sie als die richtigen hervorzuheben. In allen Beispielen, die wir hier angeführt haben, bedienen sich politische Akteure der Expertenarbeit auf dem Feld der Handhygiene, um sich darauf zu stützen, um aus einer Empfehlung eine selbstverständliche Notwendigkeit zu machen. Der Wissenschaftler figuriert als ein »Wahrsager«, denn er bietet einen Einblick in die Wahrheit unseres Lebens. Er ist derjenige, der uns das Geheimnis der Krankheit aufdeckt, er nimmt die Ursachen unter die Lupe, unter das Mikroskop, und bietet uns die wahren Lösungen an. Aber wie wir sehen, bleibt diesen Wahrsagern ein Kampf nicht erspart. Sie müssen argumentieren, sie müssen Beweise als Beweise verkaufen können, sie müssen mit der Kraft des Wissens agieren, damals wie heute. Sie müssen in Kauf nehmen, dass sie sich irren. Sie müssen in

Kauf nehmen, dass sie zu einem Semmelweis gekrönt werden könnten: im positiven wie im negativen Sinne. Denn beide Gesichter leben in unserer aktuellen Zeit weiter. Mit diesen Überlegungen schließen wir langsam unseren Fall Semmelweis ab.

Und wie geht es weiter?
Semmelweis als Scharlatan und Märtyrer

»Nur wer sich sicher ist, dass er auch nach vierzehn Jahre währender Verhöhnung in einem anderen Tone schreiben würde, wo es Pflicht ist zu schreiben, nur der hat das Recht, einen Stein auf Semmelweis zu werfen.«[29] Der Herausgeber von Semmelweis' *Gesammelten Werken*, Tibor Györy, sieht es deutlich vor sich: Semmelweis hatte sich bloß verteidigen wollen. Jeder und jede hätten in seiner Situation genauso gehandelt. So versteht er die öffentlichen Briefe von Semmelweis und nimmt damit eine ablehnende Haltung gegenüber dem von Biografen häufig formulierten Kritikpunkt ein, dass der polemische Ton für die Diskussion unerträglich gewesen wäre und für die weitere Wissenschaftlichkeit der Debatte vernichtend gewesen sei. Györy ist nicht der Einzige, der diesen polemischen Ton als eine notwendige Verteidigungsstrategie gegen die Starrheit der Zunft betrachtet. Viele sehen in der Gestalt von Semmelweis nicht nur einen Helden im Kampf um die Wahrheit, sondern durchaus einen Märtyrer, der für diese seine Wahrheit leiden musste. Es ist in dieser Hinsicht verständlich, dass er wütend wurde, das war ein Teil seines Kampfes. An dieser These ist etwas dran, denn wie wir gezeigt haben, kommen noch heute bei der bloßen Erwähnung des Themas »Händewaschen« bei manchen Ärzten Emotionen hoch.

Um die letzten Monate und Jahre nach der Erscheinung der offenen Briefe von Semmelweis kreisen mehrere Thesen und Gerüchte. Abseits von den wissenschaftlichen Debatten, die sich in dieser Zeit bereits in Richtung der erfreulichen Entdeckung der Mikroorganismen und deren Funktion als Krankheitserreger bewegten, weilte Professor Semmelweis in Budapest. In diesen Debatten kommt er nicht mehr vor und er nahm an diesen nicht teil. Aber trotzdem offenbaren uns die letzten Ereignisse seines

Lebens eine letzte politische Seite seiner Gestalt, die wir noch nicht beleuchtet haben.

Beginnen wir mit dem, was am eindeutigsten ist. Ignaz Philipp Semmelweis starb am 13. August 1865 in Wien. Drei Jahre nach der Veröffentlichung seiner Briefe, ein paar Tage, nachdem Lister seine ersten erfolgreichen Versuche mit der antiseptischen Wundbehandlung in Glasgow vorweisen konnte. Oder doch nicht? Selbst das Datum seines Todes ist mit Nebel verhüllt. Zuerst publizierten die Zeitungen vom August 1865 fehlerhafte Angaben. Die »Allgemeine Wiener Medizinische Zeitung« benachrichtigte ihre Leser, dass Ignaz Semmelweis am 16. August gestorben wäre. Die Presse bezeichnete den 15. August als Todestag. War dies auf bloße Schlampigkeit und eine gewisse Gleichgültigkeit gegenüber Semmelweis zurückzuführen? Oder verbarg sich hinter diesen Fehlern mehr, ein Vertuschen, gar ein Komplott? Diese Unklarheit hat die Historiker lange beschäftigt. Denn was in den letzten Wochen vor dem Tod von Semmelweis geschah, wird unterschiedlich erzählt und analysiert und deutet auf gegensätzliche Zeitzeugenberichte oder auch offizielle Dokumente in doppelter Fassung hin. Das Rätsel rund um Semmelweis' Tod machte die heroische Erzählung des peinigenden Weges seiner wissenschaftlichen Laufbahn erst komplett.

Am 14. August 1865 soll seine Frau, Maria Semmelweis, die Benachrichtigung der Wiener Irrenanstalt über den Tod ihres Mannes erhalten haben. Sie hatte ihren Mann das letzte Mal am 31. Juli desselben Jahres gesehen, als sie ihn in die Irrenanstalt einweisen ließ. Die letzte offizielle Erklärung der Todesursache war, dass er den Verletzungen, die er im Rahmen seines Aufenthalts in der Anstalt erlitt, zum Opfer gefallen war. Er hätte sich mit dem Pflegepersonal gestritten, wollte fliehen und wurde mit Gewalt davon abgehalten. Danach wären seine Wunden nicht verheilt. Lange wusste man nichts von dieser Ursache und die Hintergründe blieben ungewiss.

Lange schwieg man darüber. Danach meldeten sich die ersten verwirrten Stimmen der von den Ereignissen nichts wissenden Öffentlichkeit. Wie kam es dazu, dass der große Wissenschaftler, der Universitätsprofessor aus Pest und Pionier der Handhygiene in eine Irrenanstalt eingewiesen wurde? Wie konnte ihm so ein fahrlässiges Handeln seitens des Gesundheitspersonals widerfahren? Werfen wir einmal einen Blick auf die Korrespondenzen der Zeitzeugen. In den letzten Monaten seines Lebens wurde der Fall Semmelweis nicht nur für die wissenschaftlichen Kreise unerträglich. Er wurde dies auch für seine familiäre Umgebung. Deshalb wurde Semmelweis am 31. Juli 1865 von seiner Frau Maria nach Oberdöbling bei Wien gebracht. Auch über dieses Datum herrscht in den Biografien oft Unklarheit. Semmelweis traf sich auf dem Bahnhof noch einmal mit Ferdinand Hebra. Das hatte seine Frau organisiert, scheinbar den Ratschlägen von Semmelweis' Kollegen und Freund Markusovszky folgend. Auch andere Pester Kollegen dürften zurate gezogen worden sein, denn die Lage hatte sich angeblich sehr zugespitzt.

Maria Semmelweis war nämlich schon länger über die seltsamen Geisteszustände ihres Mannes besorgt, und sie war nicht die Einzige gewesen, der es so erging. Sie fand offenbar keinen anderen Ausweg als diese letzte Reise nach Wien, wo sie ihren Mann in einer psychiatrischen Klinik behandeln lassen wollte. Die Ärzte an der Pester Geburtsklinik von Semmelweis beschwerten sich während der letzten Monate über mehrmalige Ausbrüche des Herrn Professors, die die Fachdiskussionen an der Klinik unterbrachen oder in die Länge zogen. Oft wird in der Literatur der Vorfall beschrieben, bei dem Semmelweis angeblich eine Sitzung unterbrach, um den Hebammeneid laut vorzulesen. Semmelweis wäre wie besessen, beklagten sich viele über seinen Kommunikationsstil. Er bezeichnete eben jeden, der seine Meinung nicht vertrat, als Mörder, so die unterschiedlichen Zeitzeugenberichte.

Gleichzeitig wurde es langsam auch für seinen engsten Kreis unerträglich. Manche Biografien skizzieren die Situation der letzten Monate besonders ausführlich und schildern die Unmöglichkeit der Situation oft anhand seines Verhältnisses zu seiner Frau. Maria Semmelweis, geborene Waidenhoffer, wird als eine Art Erlöserin des unglücklichen Wissenschaftlers dargestellt. Ignaz Semmelweis hatte sich in die junge Tochter eines wichtigen Kaufmanns in Pest verliebt und heiratete sie im Jahre 1857. Die Ehe mit Maria schildern alle

Biografen als einen ruhigen Kontrapunkt zu dem ermüdenden Konflikt um das Händewaschen, in dem keine glückliche Wendung abzusehen war und in dem es keine lobende Anerkennung gab. Mit Maria durfte Semmelweis hingegen auf Ruhe und Entspannung, auf die Familienidylle mit den drei Kindern hoffen. So die Quellen. Umso enttäuschter merken die Biografen an, dass diese Idylle während des Frühjahrs 1865 langsam zugrunde ging, als sich der psychische Zustand von Ignaz Semmelweis verschlechterte. Maria wurde unruhig, verzweifelt, sah keinen anderen Ausweg mehr als die Irrenanstalt. Manche skizzieren die dramatische Lage sogar so detailliert, dass Maria scheinbar auch mit unanständigen sexuellen Wünschen seitens ihres Mannes konfrontiert gewesen war. Dieses, wenn auch gewaltige, Detail nimmt in der Darstellung ihrer Beziehung eine ziemlich wichtige Stellung ein. Als wollte man so die fatale böse Veränderung des Geistes von Semmelweis bildreich darstellen und damit die Fatalität der Entwicklung des Geistes dieses einst fröhlichen Mannes auf den Punkt bringen. Nicht nur Semmelweis, der Wissenschaftler, auch Semmelweis, der Mensch, ging langsam zugrunde.

So hatte sich angeblich Maria Semmelweis im Sommer 1865 mit Ferdinand Hebra verabredet und die Einweisung in die Irrenanstalt organisiert. Dies geht zum Teil aus einer Erzählung der Schwester von Frau Hebra hervor. Semmelweis hatte keine Ahnung davon, was auf ihn zukam. Es war ausgemacht, dass er sich in Gräfenberg während einer Kur erholen sollte. Nach dem Fauxpas der Rezitation des Hebammeneides hätten ihm dies angeblich seine Kollegen verordnet und er nahm es, so die Nacherzählung, gelassen hin und freute sich sogar auf die Reise. Es war ausgemacht, dass das Paar mit Marias Onkel und mit der jüngsten Tochter zu dieser Kur fuhr und auf dem Weg kurz in Wien haltmachte. Ob diese Reiseunterbrechung erst im Zug mit Semmelweis besprochen wurde, bleibt unklar und ist für die Schilderung auch sekundär.

Denn wichtiger wäre hier noch die Involvierung von Ferdinand Hebra, seinem alten Kollegen und Unterstützer, hervorzuheben. Hebra sollte ihn in die Irrenanstalt bringen. Auch diese Umstände der Wiener Reise werden unterschiedlich geschildert, wer – wie –

wohin – mit wem fuhr, und diese Schilderungen tragen hier und da zu einer Dramatisierung des unabwendbaren Endes des großen Wissenschaftlers bei. Sicher ist jedenfalls, dass Ferdinand Hebra auf dem Wiener Bahnhof wartete und Ignaz Semmelweis mit ihm gemeinsam in die Irrenanstalt ging. Die Falle schnappte erfolgreich zu. Semmelweis befand sich im Garten der Irrenanstalt, Ferdinand Hebra entfernte sich angeblich langsam und überließ ihn dem Personal der Irrenanstalt.

Was danach geschah, konnte durch die historischen Untersuchungen erst im Laufe der letzten Jahrzehnte geklärt werden. Jedoch nur zum Teil, denn die medizinischen Dokumente aus der psychiatrischen Klinik stellten sich als äußerst problematisch und ungenügend dar. Wir wissen auf alle Fälle aus der Korrespondenz von Maria Semmelweis, dass sie ihren Mann nicht mehr sehen durfte. Als sie es am darauffolgenden Tag nach der Einweisung versuchte, wurde ihr mitgeteilt, dass ein Besuch nicht gestattet werden könne. Semmelweis hätte versucht auszubrechen und man musste ihn gewaltsam zurückhalten. Sechs Wächter hätte es benötigt, um ihn zu beruhigen. Dieses Detail bezüglich der Zahl der Wächter findet übrigens immer wieder Erwähnung, auch in den kürzesten Schilderungen seines Lebens, als eine perfekte Illustrierung einer Situation ohne Ausweg. Nach diesem erfolglosen Besuchsversuch reiste Maria Semmelweis zurück nach Budapest, und zwei Wochen später erreichte sie die traurige Nachricht von dem Tod ihres Mannes.

Lange war die medizinische Dokumentation von Semmelweis' Aufenthalt in der Irrenanstalt verschwunden. Den Grund dafür kannte man nicht. Genau dies führte zu allerlei Konspirationstheorien über die Beseitigung eines unbequemen Fachkollegen. Danach wurden die Dokumente 1977 von dem deutsch-ungarischen Medizinhistoriker Georg Silló-Seidl entdeckt. Die Entdeckung löste beim Fachpublikum große Diskussionen aus. Vor allem, weil der Autor die Unwilligkeit der Wiener Administration, dieses Dokument herauszugeben, sehr betonte, glaubten viele nach wie vor an eine Konspiration. Hatte man also doch etwas zu verbergen? Es handelte sich in dieser Diskussion um das Obduktionsprotokoll seiner Leiche und die Krankengeschichte aus der Irrenanstalt. Vor allem das letztere Dokument machte den Eindruck, dass die Beschreibung über den Zustand des Patienten nachträglich verfasst worden sei.

Die letzten Wochen des Lebens von Ignaz Semmelweis sind somit mit vagen Formulierungen über seinen Gesundheitszustand gefüllt. Es wurde in seiner Krankengeschichte auf eine Wunde, die vom Sezieren herrührte, immer wieder aufmerksam gemacht. Semmelweis sollte sich bei einer gynäkologischen Operation verletzt haben und bereits mit einer infizierten Wunde in die Irrenanstalt gekommen sein. Diese Wunde tauchte jedoch nirgends im Protokoll der letzten ärztlichen Untersuchung auf, die Semmelweis noch im Juli 1865 vor seinem Aufenthalt in der Irrenanstalt über sich ergehen ließ. Diese Untersuchung hatte seine Frau noch in Pest veranlasst. Angeblich sollte jener Bericht Klarheit bringen und den Verdacht seiner Geisteserkrankung bestätigen. Erst auf dieser Basis wurde seine Einweisung möglich. Er wurde von drei behandelnden Ärzten, die der Familie Semmelweis nahestanden, ausgearbeitet. Jedoch findet sich keine Erwähnung einer Fingerverletzung in diesem Bericht. Daher kann man daraus schließen, dass die Verletzungen, an deren Entzündung Semmelweis verstarb, der Arzt erst in der Anstalt selbst erlitten hatte. Wahrscheinlich im Kampf mit den sechs Wächtern.

Im Lichte dieser zuerst verschollenen und dann zweifelhaften Krankengeschichte verbreitete sich immer mehr die Auffassung, dass Semmelweis aus dem Weg geräumt wurde, und zwar gewollt und gezielt. Die Irrenanstalt bot sich als die herkömmliche Lösung an, wie wir sie in der Geschichte großer Wissenschaftler, Denker oder Künstler immer wieder vorfinden. Seine Erkenntnis hätte den Ärzten einfach zu sehr auf das Gewissen geschlagen. Mit seinen offenen Briefen hätte er die Gefährlichkeit seiner Gestalt zur Gänze offenbart. Man fürchtete sich. Man wollte ihn einfach loswerden. Diese überzeugende Hypothese macht Sinn. Die Reaktionen auf seinen Tod waren unterschiedlich, von einer durchaus kontroversen Stimmung unter den Ärzten wird berichtet. Manche wollten Semmelweis sofort vergessen. Manche schrieben positive Nekrologe, warfen ihm aber die offenen Briefe vor. Man schätzte seine wissenschaftliche Tätigkeit, so etwa die »Wiener Medizinische Wochenschrift« in der Anzeige über Semmelweis' Tod. Aber die Briefe, die er vor dem Ende seines Lebens überallhin verschickte, die würde man nach wie vor nicht gutheißen können, meinten die Wiener Redakteure und ließen damit manchen Biografen mit dem Eindruck zurück, für Semmelweis' Schicksal gäbe es in Wien keine Gnade.

Was jedoch nicht so ganz stimmte, meinen wiederum viele, die darauf hinweisen, dass es doch durchaus Wiener Ärzte gab, die Semmelweis' Ratschläge befolgten und die Chlorwaschungen noch zu seinen Lebzeiten einführten. Semmelweis ausschließlich als unwillkommenen Kollegen in Wien darzustellen und böse Absichten zu unterstellen, das wäre ein wenig überzogen. Dazu gesellen sich jene ernüchternden Analysen, die durchaus Zeichen einer aufkommenden psychischen Krankheit bei Semmelweis feststellen. Die ersten Jahrzehnte nach dem Tode sprach man von einer Gehirnentzündung. Danach kam die These der progressiven Paralyse auf. Es folgte noch die Hypothese einer der ersten Stufen des Autismus. Diese Analysen geben den Stimmen recht, die die Einlieferung in die Irrenanstalt bloß als ein trauriges Ende des Wissenschaftlers sehen, das in keiner Weise mit seiner Erkenntnis verbunden werden soll.

So weit, so gut. Allerdings, fragt sich mancher Betrachter seiner Geschichte, ob es in diesem Zusammenhang nicht eigenartig sei, dass in dem letzten medizinischen Gutachten aus Pest kein Psychiater zurate gezogen worden war. Eine Begegnung musste doch stattgefunden haben. Außerdem kann von dem Gutachten als eines von Experten über seinen psychischen Gesundheitszustand kaum die Rede sein. In diesem Zusammenhang beschränkte sich der Bericht auf die äußere Beschreibung dessen, wie Semmelweis im Kontakt mit anderen wirkte. Viele stellen dazu oft die Frage, warum man Semmelweis gerade in Wien einsperren wollte, in Ungarn hätte es doch auch Nervenkliniken gegeben. Man schloss damit wieder an die konspirative These der Beseitigung eines unbequem gewordenen Arztes an. Höchstwahrscheinlich dürfte aber hier einfach die Tendenz mitentscheidend gewesen sein, die Einlieferung von

Semmelweis vor der Pester Öffentlichkeit geheim zu halten. Ignaz Semmelweis war immerhin eine bedeutende Pester Persönlichkeit, und wenn man in der Tat auf eine Heilung hoffte, so wäre es für seine Berufsausübung von Vorteil gewesen, wenn die Öffentlichkeit von dieser Episode möglichst wenig erfahren hätte. Das Schicksal wollte es aber anders. Diesmal kam Semmelweis nicht wieder in seine Heimat zurück.

Diese Thesen, Verschwörungstheorien und Überlegungen zu den letzten Geschehnissen um Semmelweis stehen auf den ersten Blick nicht in Verbindung mit seiner wissenschaftlichen Erkenntnis. Wie auch seine leidenschaftlichen Briefe, haben diese Gerüchte doch nichts mit der Erkenntnis der Ursachen des Kindbettfiebers zu tun. Das ist der erste Gedanke. Die hundertfünfzig Jahre der Aufarbeitung der Geschichte von Semmelweis zeugen aber vom Gegenteil. Die Erkenntnis und die Figur Semmelweis' blieben immer untrennbar vereint. Eine Trennung fand nicht statt, wenn man über seine Herkunft sprach, wenn man seine politischen Ansichten erahnte, wenn man seinen Schreibstil analysierte, wenn man die geschichtlichen Gegebenheiten, die ihn möglicherweise gehemmt oder instrumentalisiert haben, als Erklärung des Scheiterns heranzog. Wir haben dies jetzt schon oft hervorgehoben, Semmelweis war mit seiner Erkenntnis verwachsen und zum Fall Semmelweis geworden. Und dieser Fall erlosch auch mit seinem Tode nicht. Ganz im Gegenteil. Der Fall Semmelweis lebte samt seiner Kontroverse weiter. Die Geister scheiden sich noch über seiner Leiche: Sie wollen schlichten, eine Lektion daraus ziehen. Was wäre also nun unsere Lektion Semmelweis?

Die politische Lektion Semmelweis'

Wir haben bereits einige von jenen erwähnt, die Semmelweis zum Helden machen. Eine vollständige Liste wäre zu lang gewesen. Semmelweis sei der Pionier der Handhygiene, schreiben jährlich noch immer Wissenschaftlerinnen und Wissenschaftler in den medizinischen Fachzeitschriften zur Krankenhausinfektion, Handhygiene oder Chirurgie-Infektion. Es werden jährliche Symposien organisiert mit nach ihm benannten Festvorträgen, die zum Thema der neuen bahnbrechenden Entdeckungen in der Medizin gehalten werden. Nicht nur für das wissenschaftliche Fachpublikum ist Semmelweis zum stilistischen Aufmacher geworden, auch für Zeitungen und für das Fernsehen, wenn es um Händewaschen geht oder wenn Hygienemaßnahmen thematisiert werden. Er wird ebenfalls als eine symbolische Figur genutzt, wenn gesundheitliche Kontroversen skizziert werden. Er lebt als Ikone der wissenschaftlichen Welt weiter und steht nicht nur für die Wahrheit, sondern auch für den peinigenden Weg, der erst zu dieser führte. Schon nach Semmelweis' Tod wurde bereits mit Gedächtniskomitees begonnen.

Die Aufarbeitung des Falls Semmelweis erfolgte aus oben genannten Gründen eher langsam. Ende des 19. Jahrhunderts wurde Semmelweis nach und nach auf Fachkongressen von Geburtshelfern wiederentdeckt, erwähnt und gelobt. Oft geschah dies in Verbindung mit Listers antiseptischer Forschung. Die beiden Mitstreiter begegneten sich hier also indirekt. Davon ausgehend suchte man nach einer Würdigung, die über die Erwähnung in Fachgremien hinausging. Die wohl bekannteste Initiative, dem Leben und Wirken von Ignaz Semmelweis Achtung zu verleihen, fand im Jahre 1906 statt, anlässlich der Einweihung des Denkmals vor dem Sankt Rochus Krankenhaus.

Kinder stehen rund um die Füße des Retters der Mütter, Ignaz Philipp Semmelweis. Eine Mutter kniet mit ihrem Kindchen und sieht den Arzt verehrend und dankbar an. Dieses Denkmal ist in seinem pompösen Stil eine bildreiche Darstellung der heutigen Bedeutung von Semmelweis in Budapest. Das Krankenhaus wurde nach ihm benannt, die Universität und ebenso das Museum für Medizingeschichte, das in seinem Geburtshaus in der Aprod Straße errichtet wurde. Das Museum hütet außer den Räumlichkeiten seines Geburtshauses auch viele symbolische Gegenstände, die an die Wirkung von Semmelweis lobend erinnern sollen. So kann man noch einmal seinen Schreibtisch sehen, an dem er sein umstrittenes Lebenswerk schrieb, und auch seine Bibliothek, die teilweise noch erhalten geblieben ist. Im Garten des Hauses befindet sich die Grabstätte von Semmelweis, die hier 1964 errichtet wurde. Semmelweis' Überreste kehrten nach hundert Jahren wieder nach Ungarn zurück.

Auch in Wien denkt man an Semmelweis. Im Jahre 1943 wurde die Geburtsklinik im 18. Bezirk von Wien gegründet und nach Ignaz Philipp Semmelweis benannt. Die Ironie des geschichtlichen Schicksals wollte es, dass nach dem Zweiten Weltkrieg die uns bekannte Zweite Abteilung der Wiener Geburtsklinik, also die Hebammenabteilung, hierher verlegt wurde. Die »Semmelweisklinik« wurde in der Nachkriegszeit zur wichtigsten Gebäranstalt von Wien. Mit ihrem aktuellen Werbeversprechen »Die sanfte Klinik für die Frau« bietet die Klinik eine kurze und prägnante Verkörperung des Erbes von Semmelweis, so wie es heute im Bereich der Geburtshilfe wahrgenommen wird.

Nicht zuletzt zeigt die bleibende, ja wachsende Bedeutung des Arztes die Tatsache, dass die ungarische Regierung beantragte, dass der 150. Todestag von Ignaz Philipp Semmelweis als ein sogenanntes Gedächtnisjahr unter den Schutz der internationalen Organisation UNESCO gestellt wird. Zahlreiche Vorträge, Ausstellungen und Denkschriften werden geplant. Die weltweit wichtigste Organisation für die Erhaltung des Kulturerbes wird dabei nicht nur das Andenken würdigen, sondern durchaus Raum für Diskussionen lassen. Dem Semmelweis-Gedenken steht ein Jahr voller Anerkennung seiner Verdienste bevor. Ignaz Philipp Semmelweis wird nun die während seines Lebens so sehr vermisste breite Anerkennung zuteil.

Zu der langen Liste nachträglicher Anerkennung und Verehrungsbeweise des komplizierten Schicksals des ungarischen Arztes gesellt sich eine ebenso lange Liste mit Kritikpunkten. Auch diese sind vielschichtig: Semmelweis wäre nicht der Erste, der die Ursachen des Kindbettfiebers erkannt hatte. Es hätte viel wesentlichere Vorarbeiten gegeben, etwa die des schottischen Arztes Alexander Gordon oder gar die des Amerikaners Oliver Wendell Holmes. Dass Kindbettfieber nicht durch Milchtheorien und Uterus-Theorien zu erklären war, haben doch viele gewusst. Manche Historiker, vor allem jene aus Großbritannien, verbinden damit oft einen Vorwurf der Rückständigkeit der Wiener Geburtshilfe. Es verhielt sich mit der in der Geschichte so hochgelobten Modernisierung in Wien doch anders, meinen sie. Semmelweis war jedoch zumindest der Erste, der das Kindbettfieber als Sepsis erkannte und eine systematische Bekämpfung vorschlug, erwidern viele in diesem Streit um den ersten Platz der Entdeckung der Kindbettfieberbekämpfung. Nein, gehen die Anwürfe weiter. In Großbritannien und auch an manchen Orten Deutschlands setzte man Chlor schon früher ein, allerdings ohne wissenschaftliche Begründung. Das Chlordämpfen kannte man aus den Wäschereien. Man vergisst oft auch die Hebammen. Diese hätten Alkohol als eine Vorbeugung gegen Entzündungen womöglich schon eine lange Zeit davor genutzt. Ihr Wissen wurde einfach nur nicht systematisch vermittelt, nicht in die großen Bücher der Wissenschaft geschrieben und so blieb es ohne Anerkennung. Der Mythos Semmelweis sei überzogen, merken somit zahlreiche Kritiker an.

»Und bitte erliegen Sie nicht der Versuchung, die ganze Geschichte unter den politischen Einflüssen von 1848 zu sehen«, war die Warnung eines Medizinhistorikers, dem ich vor Jahren meine Absicht, den Fall Semmelweis mit der politischen Brille durchblicken zu wollen, kurz geschildert hatte. Es war eine der typischen Bemerkungen im Hinblick auf das Leben von Semmelweis, die um Nüchternheit baten. Semmelweis hätte einfach alles falsch gemacht, lesen wir oft in jenen Arbeiten, die sich mit der Geschichte eines armen, zu seinen Lebzeiten nicht anerkannten Wissenschaftlers nicht identifizieren wollen. Semmelweis hätte doch einfach seine Resultate rechtzeitig publizieren können, liest man hier oft. Alles wäre dann ganz anders verlaufen. Zu diesen Arbeiten und Einschätzungen sind zum Teil auch all jene Analysen des Konfliktes zu zählen, welche das Schicksal von Semmelweis nicht als Schicksal sehen wollen. So etwa die Kritik einer nachträglichen Dramatisierung der Rolle von Kolletschka. Oder nochmals der Hervorhebung der politischen Ereignisse aus dem Jahre 1848.

Manche gehen sogar so weit, dass sie meinen, dass der Mythos Semmelweis nur Unwahrheiten verbreite. Denn Semmelweis habe weder die Ursache des Kindbettfiebers als Erster erkannt, noch sei er aufgrund seiner innovativen Ansichten ein Märtyrer gewesen. Es lag, so der Historiker Irwin Loudon, einfach nur an seiner sich ausbreitenden psychischen Krankheit. Seine Thesen in dem Buch seien schlecht geschrieben, das Manuskript habe über fünfhundert Seiten gezählt. All das sei als Grund einer, fast logischen, Abneigung gegen Semmelweis zu sehen. Da dürfe man sich doch nicht wundern, wenn er mit seinem unheimlich komplexen Schreibstil und ständigen Wiederholungen auf Ablehnung gestoßen sei. Semmelweis scheint im Lichte dieser Berichte fast ein verschriener Scharlatan zu sein. Ein egomanischer Irrer.

Es gibt auch Arbeiten, die die psychische Erkrankung zugunsten des Bildes von Semmelweis nutzen. Sie versuchen, dem Schicksal des merkwürdigen Wissenschaftlers Semmelweis ein menschliches Antlitz zu verleihen. Der bereits erwähnte Biograf Sherwin Nuland füllt etwa seine erzählerische Schilderung der Tragödie Semmelweis' vom »Arzt und großen Entdecker« mit Mitgefühl für die schwierige Position des jungen Assistenten. Semmelweis' Erklärungen waren, im Widerspruch zur Meinung von Loudon, »simpel und logisch«, nur standen sie in »krassem Widerspruch zur reaktionären Selbstgefälligkeit der alten Garde«[30]. Ähnlich verhält sich das mit der Biografie von György Gortvay und Imre Zóltan, in welcher Ignaz Semmelweis zum Helden der Medizin gemacht wird und zum Opfer der geschichtlichen Verhältnisse.

Uns geht es nicht darum, diese Schilderungen zu kritisieren oder zu überprüfen. Mit diesen Anekdoten möchten wir die Tatsache hervorheben, dass solche biografischen Darstellungen oft polemisch geschrieben werden, weil wir selbst zum Schlichter des Falls Semmelweis geworden sind. Wir tragen dabei die Worte, die Taten und die Gefühle seiner Gegner weiter mit uns. Wir wollen uns mit ihm identifizieren. Wir wollen durch Semmelweis eine Lektion lernen. Wir brauchen Semmelweis, um die Welt der medizinischen Entwicklungen zu verstehen.

So führte auch der Schriftsteller Robert Anton Wilson den Begriff Semmelweis-Reflex ein. Jeder und jede in der Geschichte der Wissenschaft, der Neues hervorgebracht hatte, musste mit Abneigung,

Unmut und Nicht-Akzeptanz kämpfen. Das lag weder in den Fähigkeiten konkreter Wissenschaftler noch in dem Charakter ihrer Erkenntnis, es läge im Menschen selbst, sich gegen Neues zu wehren. Zum Teil reicht diese Reflex-Vorstellung an die wissenschaftstheoretischen Überlegungen heran, welche der Durchsetzungskraft neuer Erkenntnisse nachgehen und diese unterschiedlich auslegen. Einiges davon haben wir auch in diesem Konflikt beleuchtet.

Wir haben es schon gesagt, Semmelweis war in dieser Hinsicht keine Ausnahme. Wir werden in der Wissenschaftsgeschichte oft mit solchen Mustergeschichten konfrontiert; sei es im positiven oder auch negativen Sinne. Wir bekommen klare Pros und Kontras, wir bekommen Bilder von widerstreitenden Geistern, die als die notwendige Währung dargestellt werden, mit der die außerordentliche wissenschaftliche Leistung zu bezahlen ist. Zum Beispiel: wenn Wissenschaftler während ihrer Lebenszeit nicht anerkannt werden. Oder wenn sie durch eine zufällige Freundschaft zu dem Aufgabengebiet kamen, auf dem sie Hervorragendes geleistet haben. Oder auch, dass sie schon in ihren Kindheitsspielen den Eifer oder die Neugier bewiesen hatten und somit für ihre Laufbahn prädestiniert waren.

Umgekehrt kennen wir allerlei Studien über machtgierige Wissenschaftler, die nicht die ersten Entdecker waren, aber wohl die geschickteren. Über mittelmäßige Köpfe, die eigentlich vor allem Kontakte hatten, die sie zu nutzen wussten. Dies ist nichts Spezifisches zu Semmelweis. So wird etwa immer wieder betont, dass der Nobelpreis für Medizin für die Insulinentdeckung nicht an den schottischen Arzt John James Rickard Macleod hätte gehen sollen, sondern an Charles Best, den Mitarbeiter von Frederick Banting, der mit ihm gemeinsam diese ganzen Untersuchungen durchgeführt hatte. Das DNA-Doppelhelix Duo Francis Crick und James Watson wird etwa so dargestellt, dass Watson zwar der Bekanntere, nicht aber der Klügere gewesen sei. Außerdem gerät oft bei der DNA-Geschichte der Name der Wissenschaftlerin Rosalind Franklin, die an dem Erfolg einen maßgeblichen und entscheidenden Anteil hatte, in Vergessenheit. Weil sie eine Frau war, meinen viele, die darin das Bild der männlich dominierten Wissenschaft gespiegelt sehen. Dem tschechischen Erfinder der Kontaktlinsen, Otto Wichterle, wird in einem ähnlichen Argumentationsstrang vorgeworfen, dass er das Wesen seiner Erfindung nicht erkannt hatte und die tschechoslowakische Akademie das Patent an die Amerikaner verkaufen ließ. Er habe den Konkurrenzkampf der Wissenschaft unterschätzt und so sei er selber schuld, übergangen worden zu sein. Bis heute kursiert in vielen Quizspielen die Fangfrage, woher die Kontaktlinsen ursprünglich kommen,

Im Lichte all dieser Fangfragen, Hintertür-Anekdoten und Mehrdeutigkeiten soll auch diese Erzählung über Semmelweis betrachtet werden. Es geht nicht nur um eine geschichtliche Verarbeitung. Es geht um eine symbolische Funktion des Phänomens Semmelweis, die sich mit den geschichtlichen Aspekten und den heutigen Alltagsvorstellungen verbindet. So ist aus Ignaz Philipp Semmelweis ein Retter der Mütter gemacht worden, weil sein Kampf symbolisch für die Achtung der Frauen in einem wichtigen Lebensprozess steht. So ist er auch zum Pionier der Handhygiene gekrönt worden, weil er uns die Gefahr der Nachlässigkeit in der Medizin vor Augen führt. Diese Pioniereigenschaft, die ihn in seinem Schicksal so eifrig und so verzweifelt streiten ließ, macht ihn gleichzeitig zu einer symbolischen Gestalt unserer Wahrnehmung von Wissenschaft. Nicht nur seine Erkenntnis, auch sein Leben, seine Leidenschaft, seine Krankheit und sein Untergang sind Wegweiser unserer Reise durch die komplizierte Welt der Wissenschaft und ihrer Kontroversen. Diese politische Lektion von Semmelweis wird auch nach mehrmaligem Waschen der Hände nicht verblassen.

Dank

Ich bedanke mich bei: *Manfred Skopec, Thomas Sautner, Christiane Druml, Paul Just, Gábor Oláh, Katharina Swoboda, Ursula Fürnkranz, Klaus Taschwer, Monika Grass, Eva Krejčí, Ruth Koblizek* und *Heike Hauf.*

Anhang

Ausgewählte Literatur und weiterführende Quellen

Semmelweis

BENEDEK, I. 1983. *Ignaz Philipp Semmelweis 1818–1865,* Wien, Graz [u.a.], Böhlau.

BERCHE, P. & LEFRERE, J. J. 2011. Ignaz Semmelweis. *Presse Medicale,* 40, 94–101.

CODELL CARTER, K. & CARTER B. 1983. *Childbedfever. A scientific Biography of Ignaz Semmelweis,* The University of Wisconsin Press.

GILLIES, D. 2005. Hempelian and Kuhnian approaches in the philosophy of medicine: the Semmelweis case. *Studies in History and Philosophy of Science Part C: Studies in History and Philosophy of Biological and Biomedical Sciences,* 36, 159–181.

GORTVAY, G. & ZOLTÁN, I. 1976. *Ignaz Philipp Semmelweis. Retter der Mütter,* Leipzig.

GYÖRY, T. 1967. (Ed.) *Semmelweis' Gesammelte Werke,* Wiesbaden.

KLINGER, J. 2002. Wissenschaft und Menschlichkeit. Eine Einführung in wissenschaftstheoretische Probleme an der Hand von Ignac Fülop Semmelweis. Klagenfurt/Wien.

LANCASTER, H.O. 1994a. Semmelweis. A rereading of
Die Aetiologie ... Part I: Puerperal sepsis before 1845.
Journal of Medical Biography, Vol. 2, 12 – 21.

LANCASTER, H.O. 1994b. Semmelweis. A rereading of
Die Aetiologie ... Part II: Medical historians and Semmelweis.
Journal of Medical Biography, Vol. 2, 84 – 88.

LANDEN, M. 2011. Was Semmelweis' registry in reality or
power tool for the authorities? *Lakartidningen*, 108, 1504 – 5.

LANE, H. J., BLUM, N. & FEE, E. 2010.
Oliver Wendell Holmes (1809 – 1894) and Ignaz Philipp
Semmelweis (1818 – 1865): Preventing the Transmission of
Puerperal Fever. *American Journal of Public Health*,
100, 1008 – 1009.

LESKY, E. 1964. *Ignaz Philipp Semmelweis und die Wiener
Medizinische Schule*, Wien, Böhlau.

LESKY, E. 1981. *Meilensteine der Wiener Medizin.
Große Ärzte Österreichs in drei Jahrhunderten*, Wien, Böhlau.

LIGON, B. L. 2001. Biography: Historical moments in the
recognition of hand hygiene for control of infections:
A short biography of Ignaz Philipp Semmelweis (1818 – 1865).
Seminars in Pediatric Infectious Diseases, 12(2), 154 – 159.

LOUDON I. 1995. *Childbed Fever: A documentary History*,
Garland Publishing Inc.

LOUDON, I. 2005. Semmelweis and his thesis.
Journal of the Royal Society of Medicine, 98(12).

MIKSCH, W. 1967. *Retter der Mütter. Doktor Semmelweis
kämpft gegen den Mörder d. Mütter, das Kindbettfieber*, Wien.

MIRANDA, C.M., & NAVARRETE, T.L. 2008. Semmelweis y su aporte científico a la medicina: Un lavado de manos salva vidas. *Revista Chilena de Infectologia* 25 (1), 54–57.

NULAND, S. B. 2003. *The doctors Plague: Germs, Childbed Fever, and the Strange Story of Ignác Semmelweis.* Atlas Books/W.W: Norton & Company, New York/London.

PUTNAM, C. E. 2000. *Pioneers of puerperal fever the unparallel lives of Oliver Wendell Holmes and Ignác Fülöp Semmelweis;* Work in Progress: 28 March 2000.

RICHARDS, D. 2010. Semmelweis: Magyar warrior. *The Pharos of Alpha Omega Alpha-Honor Medical Society. Alpha Omega Alpha,* 73, 16–21.

SCHÜRER von WALDHEIM, F. 1905 *Ignaz Philipp Semmelweis. Sein Leben und Wirken,* Wien.

SEMMELWEIS, I. P. 1861a. *Die Aetiologie, der Begriff und die Prophylaxis des Kindbettfiebers,* Pest [etc.], C.A. Hartleben's Verlags-Expedition.

SEMMELWEIS, I. P. 1861b. *Zwei offene Briefe an Dr. J. Spaeth ... und an Hofrath Dr. F.W. Scanzoni,* Peat, G. Emich.

SEMMELWEIS, I. P. 1862. *Offener Brief an sämtliche Professoren der Geburtshilfe.* Wien aus der königlichen Ungarischen Universitätsbuchbinderei.

SEMMELWEIS, I. P. 1905. *Gesammelte Werke,* Jena, Verlag G. Fischer.

SEMMELWEIS, I. P. 1941. *The cause, concept and prophylaxis of childbed fever,* Baltimore, Md., The Williams & Wilkins company.

SEMMELWEIS, I. P. 1966. *Die Aetiologie, der Begriff und die Prophylaxis des Kindbettfiebers*, New York u.a., Johnson.

SIEBOLD, E.C. 1862. *Geburtshilfliche Briefe*, Braunschweig.

SILLÓ-SEIDL, G. 1978. *Die Wahrheit über Semmelweis. Das Wirken des großen Arzt-Forschers und sein tragischer Tod im Licht neu entdeckter Dokumente; eine Bild-Biographie*, Genf, Ariston-Verlag.

SILLÓ-SEIDL, G. 1985. *Die Affaire Semmelweis*, Wien [u.a.], Herold.

SIMMONS, J. G. 2002. *Doctors and discoveries: lives that created today's medicine*, Boston, Houghton Mifflin.

SINCLAIR, WJ. 1909. Semmelweis, His Life and Doctrines. University Press, Manchester.

SKOPEC, M. 1991. *Ignaz Philipp Semmelweis: Die Bedeutung seiner Erkenntnis*, in: Kunst des Heilens. Aus der Geschichte der Medizin und Pharmazie, Kat. Ausstellung Kartause Gaming, Wien.

TELEKES, A. 2009. Lessons from the life and work of Semmelweis (1818–1865) and its actuality in 2009. *Orvosi Hetilap*, 150, 2200–3.

WYDER, T. 1906. *Die Ursachen des Kindbettfiebers und ihre Entdeckung durch Ignaz Philipp Semmelweis*, Berlin.

Kindbettfieber

ADAM I, J., G. 1922. The Manchester School Charles White (1728 – 1813) and the Arrest of Puerperal Fever. *BJOG: An International Journal of Obstetrics & Gynaecology*, 29(1).

ADRIAANSE A.H., PEL M., BLEKER O.P. 2000. Semmelweis: the combat against puerperal fever. *European Journal of Obstetrics & Gynecology and Reproductive Biology*. 2000; 90(2): 153 – 8.

BERNDT, G. 1934. *Die Sterblichkeit im Kindbett und am Kindbettfieber während der letzten 40 Jahre*, Zeulenroda in Thüringen.

BRAUN, C. 1857. *Lehrbuch der Geburtshilfe*, Wien.

DE COSTA, C. 2002. The contagiousness of childbed fever: a short history of puerperal sepsis and unit's treatment. MJA, Vol. 177, 2 / 6, 668 – 671.

EHRENREICH B. und D. ENGLISH, 1973. *Witches, Midwives and Nurses. A History of Women Healers*, The Feminist Press and the city of New York.

FEKETE, S. 1970. *Die Geburtshilfe zur Zeit Semmelweis'*, Oxford, u.a.

FLEISCHER, J. 1856 »Statistischer Bericht der Gebärklinik an der k.k. Universität zu Pest« *Wiener Medizinische Wochenschrift* 6, (536).

GOULD, I. M. 2010. Alexander Gordon, puerperal sepsis, and modern theories of infection control-Semmelweis in perspective. *Lancet Infectious Diseases*, 10, 275 – 278.

HACH, W. 2007. Puerperalsepsis im 19. Jahrhundert und Trendelenburg Ligatur der V. hypogastrica«, *Hämostaseologie*, Vol. 2, 111 – 116.

HACH W, HACH-WUNDERLE V. 2004.
Die chirurgische Therapie des Kindbettfiebers ausgangs
des 19. Jahrhunderts. *Gefäßchirurgie* 2004; 9: 220 – 226.

IRVING FC. 1943. Oliver Wendell Holmes and Puerperal Fever.
New England Journal of Medicine. 229(4): 133 – 7.

KOTHEN, C. 1903. »Ueber die Morbidität im Wochenbett
nach Geburt von macerirten Früchten.« Archiv für
Gynäkologie, 1903, Vol.70(3), 723 – 745: 723.

LUMPE, E. 1845. Die Leistungen der neuesten Zeit in der
Gynaekologie.« *Zeitschrift der k.k. Gesellschaft der Aerzte zu
Wien* 1(2): 341 – 371.

LUMPE, E. 1843. *Cursus der practischen Geburtshülfe
mit vorzüglicher Berücksichtigung der Ansichten der Wiener
geburtshülflichen Schule*, Braumüller & Seidel, Wien.

MARKUSOVSZKY, L. 1864. Orvosi Hetilap, 8 (1864),
Gynäkologische Beilage 3, 33.

METZ-BECKER, M. 1997. *Der verwaltete Körper:
die Medikalisierung schwangerer Frauen in den
Gebärhäusern des frühen 19. Jahrhunderts.*

MURKEN, A.H. 1991. *Vom Armenhospital zum
Großklinikum. Die Geschichte des Krankenhauses vom
18. Jahrhundert bis zur Gegenwart*, Köln.

WASYLKIW, B. (1938). *Oliver Wendell Holmes und seine
Studie über das Kindbettfieber.* Karl Mayer Buchdruckerei,
Günzburg, a. D.

WINCKE, L. F. 1906. *Handbuch der Geburtshülfe.*
Bd. III, Theil II. Wiesbaden: Bergmann.

Handhygiene

BIDDLE, C. 2009. Semmelweis revisited: hand hygiene and nosocomial disease transmission in the anaesthesia workstation.
AANA journal, 77, 229 – 37.

CARTER, J. M. 2002. Importance of hand-washing.
Journal Natal Medical Association, 94, 11 – 12.

CORK, D. P., MAXWELL, P. J. & YEO, C. J. 2011. Remembering Semmelweis: Hand Hygiene and Its Importance on Today's Clinical Practice. American Surgeon, 77, 123 – 125.

CRANTZ, H. J. N. 1770. Einleitung in eine wahre und gegründete Hebammenkunst, Wien, gedruckt bey Johann Thomas Edlen v. Trattnern.

DELAVAULT, R. 2007. L'asepsie un demi-siecle avant Pasteur: Ignace Semmelweis (1818 – 1865), Editions l'Harmattan.

ECKART, W., U. 2009. Geschichte der Medizin.
Fakten, Konzepte, Haltungen, Berlin, Springer.

ENGELMANN, L. 1995. Zur Entwicklungsgeschichte der Haut- und Händedesinfektionsmittel sowie Hautantiseptika vom Ende des 19. bis zum Anfang des 20. Jahrhunderts im deutschen Sprachgebiet. Dissertation an der Philosophisch-Naturwissenschaftlichen Fakultät der Universität Basel.

FLAMM, H. 2007. Von der Antiseptik zur Aseptik,
Wiener Klinische Wochenschrift , Vol. 119/23 – 24, 685 – 696.

HOLZGRABE, U. 2010. Return to the pre-Semmelweis-age – MRSA, NDM-1 and what is to come?
Pharmazie in unserer Zeit, 39, 426 – 7.

JARVIS, WR. 1994. Handwashing—The Semmelweis lesson forgotten?, *The Lancet*, 344 (1994), 1311–1312.

KAMINETZKY, H. et.al. 1979. *New techniques and concepts in maternal and fetal medicine*, New York, Van Nostrand Reinhold.

KINCAID, G. C. 2004. WHI, Semmelweis, and the fallacy of »evidence-based medicine«. *American Journal of Obstetrics and Gynecology*, 191, 1840–1841.

KOVACH, T. L. 2005. »Freedom from the chain of septic flow: hand washing in infection control.« *Journal of Practical Nursing* 55 (4): 10–5.

LISTER, J. 1867. »On The Antiseptic Principle In The Practice Of Surgery.« *The Lancet* 90 (2299): 353–356.

LISTER, J. 1875. »On Recent Improvements in the Details of Antiseptic Surgery.« *The Lancet* 105 (2689): 365–367.

MAGALDI, M. C. & MOLLOY, J. 2010. Using student nurses as hand-washing ambassadors: a model to promote advocacy and enhance infection control practice. *Nurse Education*, 35, 183–185.

MALEY, M. P. 2000. Compliance with hand washing. *Infection Control Hospital Epidemiology*, 21, 4.

MOORE, W. 2007. Now wash your hands. *British Medical Journal*, 335(7616), 402–402.

MORTIMER E. A., Jr. WOLINSKY, E., GONZAGA, A. J., & RAM

MELKAMP C. H., Jr. 1966. Role of airborne transmission in staphylococcal infections. *British Medical Journal*, 1(5483), 319.

NEUHAUSER, D. 2003. »Ignaz Semmelweis and the birth of infection control«. *Quality and Safety of Health Care*, Vol. 13, 2004, 233 – 234.

NEWSOM, S. W. B. 1993. Ignaz Philipp Semmelweis. *Journal of Hospital Infection*, 23, 175 – 187.

OBERMAYR, J. B. 1791 *Ausführlicher Unterricht in der Entbindungskunst: hauptsächlich zum Gebrauche für Wundärzte und Stadt- und Land-Hebammen.* Seidl, 1791.

OLSHAUSEN R., VEIT J. 1899. Lehrbuch der Geburtshülfe. *Puerperale Infektionskrankheiten.* Bonn.

PERSSON, J. 2010. Misconceptions of positivism and five unnecessary science theoretic mistakes they bring in their train. *International Journal of Nursing Studies*, 47, 651 – 661.

PERSSON, J. 2009. Semmelweis's methodology from the modern stand-point: intervention studies and causal ontology. *Studies in History and Philosophy of Science Part C: Studies in History and Philosophy of Biological and Biomedical Sciences*, 40, 204 – 209.

PIRIE, S. 2010. Hand washing and surgical hand antisepsis. *Journal of Perioperative Practice*, 20, 169 – 172.

RANGAPPA, P. 2010. Ignaz Semmelweis – hand washing pioneer. *The Journal of the Association of Physicians of India*, 58, 328.

SACAR, S., TURGUT, H., et al. (2006). Poor hospital infection control practice in hand hygiene, glove utilization, and usage of tourniquets. *American Journal of Infection Control*, 34(9), 606 – 609.

SKOPEC, M. 1991. Priessnitz Vinzenz And The Vienna-Medical-School. *Wiener Klinische Wochenschrift*, 103, 506 – 508.

STEWARDSON, A., ALLEGRANZI, B., SAX, H., KILPATRICK, C. & PITTET, D. 2011. Back to the future: rising to the Semmelweis challenge in hand hygiene. *Future Microbiology,* 6, 855–876.

STEWARDSON, A. & PITTET, D. 2011. The art of medicine Ignaz Semmelweis-celebrating a flawed pioneer of patient safety. *The Lancet,* 378, 22–23.

STONE, S. P. 2001. Hand hygiene — the case for evidence-based education. *Journal of the Royal Society of Medicine,* 94(6), 278–281.

WENDT C. 2001. Hand hygiene — comparison of international recommendations. *Journal of Hospital Infection.* 2001; 48, Supplement A(0): 23–28.

WENDT, C. 2012. Nosokomiale Infektionen *Lexikon der Infektionskrankheiten des Menschen* (623–635): Springer.

WIDMER, et al. 1999. »Infection Control and Hospital Epidemiology Outside the United States.« *Infection Control and Hospital Epidemiology* 20 (1): 17–21.

WONG, Edward S. M. D. 2000. »The Epidemiology of Contact Transmission: Beyond Semmelweis.« *Infection Control and Hospital Epidemiology* 21 (2): 77–79.

WYKLICKY H. & SKOPEC M. 1983. Proceedings of the First International Symposium on Hospital-Acquired Infections Vol. 4, No. 5, (Sep. – Oct., 1983), *Infection Control,* 367–370.

YAMADA, Stephen M, Godich Joan& Brumage Michael R. Semmelweis Hand Hygiene Project. (2008). *American Journal of Infection Control,* 36(5), E114–E115

Schriften zu Politik, Wissenschaft und Medizin

BECK, U. 1988. *Risikogesellschaft. Auf dem Weg in eine andere Moderne*, Frankfurt/Main.

CHAMAYOU, G. 2010. *Les corps vils: Expérimenter sur les êtres humains aux 18e et 19e siècles*, Paris: La Découverte

DUDEN, B. 2008. Frauen-»Körper«: Erfahrung und Diskurs (1970 – 2004). *Handbuch Frauen-und Geschlechterforschung*, Springer: 593 – 607.

FOUCAULT, M. 1971. *Die Ordnung der Dinge. Eine Archäologie der Humanwissenschaften*, Frankfurt/Main, Suhrkamp.

FOUCAULT, M. 1976. *»Mikrophysik der Macht.« Über Strafjustiz, Psychiatrie und Medizin*. Berlin, Suhrkamp.

FOUCAULT, M. 1999. *»Verteidigung der Gesellschaft.« Vorlesungen am Collège de France (1975-76)*, aus dem Französischen von Michaela Ott, Frankfurt/M. 1999, 276 – 305, Suhrkamp.

GOTTWEIS, H. 1998 *Governing molecules. The discursive politics of genetic engineering in Europe and the United States*. Cambridge, Mass.: MIT Press.

HABERMAS, J. 1981. *Theorie des kommunikativen Handelns*. Band 1 – 2, Frankfurt/Main.

HEMPEL, C. G. 1974. 1905 – 1997: *Philosophie der Naturwissenschaften*. München.

LATOUR, B. 2008. *Wir sind nie modern gewesen*, Frankfurt/Main.

LYOTARD, J.-F. 1994. *Das postmoderne Wissen* (3., unveränderte Neuauflage), Wien.

MEMMI, D. 2004. *Faire vivre et laisser mourir.* Paris, Editions la Découverte

SARASIN, P. 1999. Mapping the Body. Körpergeschichte zwischen Konstruktivismus, Politik und »Erfahrung «. *Historische Anthropologie, 7*(3), 437 – 451.

TANNER, J. 1994. Körpererfahrung, Schmerz und die Konstruktion des Kulturellen. *Historische Anthropologie,* 2(3), 489.

VINCENT, G. Et al. *Les nouveaux clercs: Prêtres, pasteurs et spécialistes des relations humaines et de la santé.* Geneva, Labor et Fides, 1985, Postface by Pierre Bourdieu.

Archive, elektronische Quellen, Filme und Presseermittlungen

Archiv der Universität Wien

Archiv Josephinum, Wien

Bibliothek und Archiv, Semmelweis Museum Budapest

Wer war Ignaz Semmelweis. 20. 6. 2013 NRD,

Ignaz Semmelweis erfährt Gerechtigkeit – 10. 08. 2010, Das Kalenderblatt, Bayern 2

Todesfalle Klinik – Der mühsame Kampf gegen Krankenhauskeime 12. 02. 2010, Bayern 2

Semmelweis (Kurzfilm), U.S.A./Österreich 2001: Belvedere Film (Regie: Jim Berry)

Docteur Semmelweis, France/Poland 1995 (Regie: Roger Andrieux)

Ignaz Semmelweis – Arzt der Frauen, ZDF/ORF 1987 (Regie: Michael Verhoeven)

Semmelweis – Retter der Mütter, GDR 1950 (Regie: Georg C. Klaren)

Semmelweis, Hungary Mester Film 1940 (Regie: André De Toth)

That Mothers Might Live, U.S.A. MGM 1938 (Regie: Fred Zinnemann)

Die Hebamme – auf Leben und Tod, ZDF/ORF 2009 (Regie: Dagmar Hirtz)

Research Committee of the Society of Healthcare Epidemiology of America, Enhancing Patient Safety by Reducing Healthcare epidemiology of America, Infection Control and Hospital Epidemiology, Vol. 31, No2 (February 2010), s. 118 – 123.

The Lancet, special issue on infectious diseases, April 2011

Semmelweis Hand Hygiene Project. American Journal of Infection Control. 2008; 36(5): E114 – E5

World Health Organization: http://www.who.int/en/

Initiative Sicherheit im OP,
http://www.sicherheitimop.at/index.php?s=studien

Round Table: Krankenhausinfektionen – brauchen wir mehr Transparenz?, Veranstaltung der »Initiative Sicherheit im OP« und der »Plattform Patientensicherheit«, Wien, 05. 11. 2013

Dr. Ignaz Semmelweis Gesellschaft, www.semmelweis.info

Semmelweis Society International: http://www.semmelweis.org/

Welttag des Händewaschens: http://globalhandwashing.org/
Zugriff am 7. Oktober 2014

http://derstandard.at/1271375028791/Ein-Jahr-Schweinegrippe-40-Tote-in-Oesterreich-gemeldet
am 22. April 2010.

Myriam Sidibe: The simple power of hand-washing,
ein Vortrag im Rahmen von TED Talks, September 2014,
nachzusehen unter:
http://www.ted.com/talks/myriam_sidibe_the_simple_power_of_hand_washing/transcript?language=en#t-90346

http://www.bibelwissenschaft.de/wibilex/das-bibellexikon/lexikon/
sachwort/anzeigen/details/reinheit-unreinheit-reinigung-nt-2/ch/
e91f4ff899558cd139346a25d57e7069/#h2
Zugriff am 8. 10. 2014

http://knowledge.allianz.com/?2587/clean-hands-save-lives
Zugriff am 6. 6. 2014

https://www.prinzhorn.ukl-hd.de/
Pressemitteilungen.136514.0.html?&ifab_id=4984&ifab_
modus=detail&ifab_uid=a1a609f1ac20141204000136,
Presseermittlung über Semmelweis Denkmal,
Heidelberg, 9. 5. 2014.

Alle aufgerufen am: 18. Dezember 2014

Anmerkungen

1 Routh Charles: Über die Ursachen des endemischen Puerperal Fiebers in Wien, eingelangt am 29. Mai in der Zeitschrift Medico-Chirurgical Transactions. Zitiert aus Semmelweis I.P. *Gesammelte Werke*, S. 33.

2 In der Literatur finden wir meistens die Bezeichnungen »Kindbettfieber«. »Wochenbettfieber«, »Puerperalfieber« und dann später »puerperale sepsis«. Weitere Theorien und Anekdoten zum Kindbettfieber sind nachzulesen in den Werken, die in der weiterführenden Literatur unter dem Stichwort »Kindbettfieber« zu finden sind.

3 Siehe zahlreiche biografische Ausführungen zum Leben Semmelweis in der Literaturliste unter dem Stichwort »Semmelweis«.

4 Györy, T., Semmelweis' Gesammelte Werke, op.cit. S.91

5 Der Vortrag von Ferdinand Hebra ist in den Gesammelten Werken von Semmelweis' nachzulesen.
Siehe GYÖRY, T. Semmelweis' Gesammelte Werke. op.cit.

6 WASYLKIW, B. Oliver Wendell Holmes und seine Studie über das Kindbettfieber. Op. cit.

7 OLSHAUSEN R, VEIT J. Lehrbuch der Geburtshülfe, op.cit.

8 Wyder, Theodor, Über die Ursachen des Kindbettfiebers 1906, op. cit, S. 4.

9 Semmelweis. I.P. Ätiologie, der Begriff und die Prophylaxis des Kindbettfiebers. In: Györy, T., Semmelweis', Gesammelte Werke, op.cit, S. 168.

10 Györy, T., Semmelweis' Gesammelte Werke, op.cit. S. 18.

11 Flamm berichtet von der Mortalität zwischen 6, 8 und 15,8 Prozent, während die Hebammen sich mit einer viel geringeren Rate trösten konnten, zwischen 2,0 bis 7,0 Prozent. Flamm 2007, op. cit.

12 Fleischer J. 1856, Statistischer Bericht der Geburtsklinik an der k.k. Universität zu Pest, op. cit.

13 Semmelweis, I.P. 1861, Ätiologie, der Begriff und die Prophylaxe des Kindbettfiebers, op.cit, S. Zitat stammt aus Györy T. 1905. Gesammelte Werke S. 159.

14 Semmelweis, I.P. 1861, Ätiologie, der Begriff und die Prophylaxe des Kindbettfiebers, op.cit, S. Zitat stammt aus Györy T. 1905. Gesammelte Werke S. 102.

15 Semmelweis, I.P. 1861, Ätiologie, der Begriff und die Prophylaxe des Kindbettfiebers, op.cit. Zitat stammt aus Györy T. 1905. Gesammelte Werke S. 125.

16 »Und da sie sahen etliche seiner Jünger mit gemeinen (das ist ungewaschenen) Händen das Brot essen, tadelten sie es. (Denn die Pharisäer und alle Juden essen nicht, sie waschen denn die Hände manchmal, und halten also die Aufsätze der Ältesten; und wenn sie vom Markt kommen, essen sie nicht, sie waschen sich denn. Und des Dinges ist viel, das sie zu halten haben angenommen, von Trinkgefäßen und Krügen und ehernen Gefäßen und Tischen zu waschen.)« (Matthäus 23.25)

17 Ebd.

18 Lister, J. 1867, On the Aseptic Principle in the Practice of Surgery, The Lancet, September 21, S. 353.

19 Semmelweis, I.P. 1961, Ätiologie, der Begriff und die Prophylaxe des Kindbettfiebers, op.cit. Zitat stammt aus Györy T. 1905. Gesammelte Werke, S. 148.

20 Semmelweis, I.P. 1961, Ätiologie, der Begriff und die Prophylaxe des Kindbettfiebers, op.cit. Zitat stammt aus Györy T. 1905. Gesammelte Werke S. 157.

21 Wyder, T. 1906 Die Ursachen des Kindbettfiebers und ihre Entdeckung durch Ignaz Philipp Semmelweis, op.cit. S. 39.

22 Wyder, T. 1906 Die Ursachen des Kindbettfiebers und ihre Entdeckung durch Ignaz Philipp Semmelweis, op.cit. S. 40.

23 Moore, W. 2007. Now wash your hands. British Medical Journal, 335(7616), S. 402.

24 SEMMELWEIS, I. P. 1861b. Zwei offene Briefe an Dr. J. Spaeth ... und an Hofrath Dr. F.W. Scanzoni, op.cit. S. 23.

25 SEMMELWEIS, I. P. 1861b. Zwei offene Briefe an Dr. J. Spaeth... und an Hofrath Dr. F.W. Scanzoni, op.cit. S. 28.

26 Weiterführende Literatur zu dieser Problematik wird in dem Bereich der Schriften zu Wissenschaft, Politik und Medizin angeführt.

27 SEMMELWEIS, I. P. 1861b. Zwei offene Briefe an Dr. J. Spaeth ... und an Hofrath Dr. F.W. Scanzoni, op.cit. Zitat stammt aus Györy T. 1905. Gesammelte Werke S. 439.

28 http://www.google.com/trends/explore#q=handhygiene%2C%20hand%20gel&cmpt=q

29 Semmelweis, I.P., 1906 Gesammelte Werke, op.cit, S. 603.

30 NULAND, S. B. 2003. The doctors' Plague: Germs, Childbed Fever, and the Strange Story of Ignác Semmelweis. Atlas Books/W.W: Norton & Company, New York/London, S.117.

Personenregister

Banting, Frederick 213
Bartsch, Franz Xaver 25, 27, 64, 71
Bednář, Alois 110
Bednar, Josef 47
Benedek, István 43, 65, 219
Best, Charles 213
Bilby, Flórian 93
Blundell, James 85
Boër, Johann Lukas 30, 70, 97–101
Braun, Carl 59–60, 93, 107, 137, 141, 155, 157, 173
Carus, Karl Gustav 28
Chiari, Johann Baptist 107–108
Dittel, Leopold von 138
Duden, Barbara 77, 229
Fekete, Sándor 107, 223
Fleischer, Josef 109, 138, 223, 234
Foucault, Michel 180, 229
Gordon, Alexander 81–83, 171, 210, 227
Gortvay, György 65, 212, 219
Györy, Tiberius von 201, 219, 234–235
Haller, Carl 57–58, 62, 84, 110, 159
Hebra, Ferdinand 40, 43–47, 52–53, 55, 63,
.... 109, 159, 174, 203–205, 234,
Hempel, Carl Gustav 121, 229
Hilber, Martina 78
Hildenbrand, Johann Valentin von 100–101
Holmes, Oliver Wendell 84–85, 100, 106, 132,
.... 145, 210, 220–221, 224, 234
Josef II 22
Kanka, Károly 20

Klein, Johann 18, 25–30, 33–34, 39, 42–43, 47–48, 52, 54, 56–64,
.... 71, 85, 98–103, 108, 118–119, 130, 157, 166, 178, 183, 242
Koch, Robert 87, 102, 139–140
Kolletschka, Jakob 24, 35–40, 60, 83, 111, 129–132,
.... 135–136, 147, 170–171, 211
Kugelmann, Louis 66, 110
Kunze, Michael 51
Kußmaul, Adolf 58, 98, 104
Latour, Bruno 179, 229
Lautner, Ferdinand 37, 52, 61–62
Lesky, Erna 130, 178, 220
Liebig, Justus von 41
Linné, Carl von 23
Lister, Joseph 40, 86–87, 102, 110, 136–140, 147,
.... 172, 202, 209, 226, 235
Loudon, Irwin 212, 220
Lumpe, Eduard 29–30, 103, 105–106, 108, 133, 158, 172, 175, 224
Lyotard, François 182, 230
Macleod, John James Rickard 213
Markusovszky, Lajos 20, 34, 39, 58, 93, 203, 224
Mayrhofer, Karl 137–138, 140, 143
Meigs, Charles 85, 106
Metternich, Klemens Wenzel Lothar von 25, 51, 118, 183
Michaelis, Gustav Adolf 48, 50, 66, 100
Nadherny, Ignaz von 49
Paré, Ambroise 72
Pasteur, Louis 40, 87, 102, 136–137, 140, 172, 225
Puzos, Nicolas 28
Quarin, Joseph 22
Rokitansky, Carl von 23–26, 35, 47, 51, 53, 55, 60–63,
.... 99–101, 135, 160, 178
Rosas, Anton von 21, 54–56, 59, 60, 157, 178
Rotterau, Kiwisch von 49, 133, 161, 184
Routh, Charles 17–18, 40, 48–49, 234
Scanzoni, Friedrich Wilhelm von 62, 106–109, 133, 161–162,
.... 185, 221, 235–236

Seifert 62
Sherwin, Nuland 118, 212
Siebold, Eduard Caspar von 98, 104, 161–162, 222
Sigmund, Carl Ludwig 110
Silló-Seidl, Georg 205, 222
Simpson, James Young 49, 83–84, 108, 110, 135
Sinclair, William 52, 222
Skoda, Joseph 24–25, 27, 30, 47, 49–51, 53–61,
.... 63, 96, 121, 124, 135, 156, 159, 178
Spaeth, Joseph 161–162
Swieten, Gerard van 21–23, 28, 96
Tilanus, Christian Bernhard 48
Virchow, Rudolf 102
Waidenhoffer, Maria 203
Waldheim, Schürer von 52, 221
Wieger, Friederich 48
Wilson, Robert Anton 212
Winckel, Franz von 110
Wyder, Theodor 91, 143, 146, 222, 234–235
Zoltán, Imre 51, 65, 212, 219

Sachregister

Bakterien 114, 144, 149, 172
Blausäure 108, 139
Chlorina liquida 41–42
Chlorkalklösung 13, 18, 41–44, 71, 91–92, 108, 116–117, 143–144,
.... 168–169, 171–173, 190–191, 242
Diskurs 12, 15, 86, 101, 131, 151, 169–170, 176, 180–181, 183–185, 229
Eklampsie 98
Endemie 64
Epidemie 13, 17, 19, 20, 27, 30, 33, 39, 42, 47, 48, 62, 64, 83,
.... 85, 91, 103-105, 111, 116, 122–124, 146, 162, 168, 172, 189, 195
Findelhaus 22, 47, 70, 110, 145
Geburtshilfe 13, 18, 20, 24–27, 30, 34, 37, 39, 44, 46, 49, 63,
.... 66–67, 69, 70–79, 84, 87, 93, 96–101, 107–110,
.... 114, 126, 137–138, 161–162, 184, 191, 210–211, 221, 223
Genius epidemicus 32–33, 39
Handgel 188, 190, 243
Hebamme 24–33, 38, 46, 71, 73–79, 82-83, 95–96, 99, 107, 111,
.... 121, 123–124, 130, 132, 135, 138, 158,
.... 170, 191, 203–204, 210–211, 225, 227, 231, 234
Keime 11, 40, 86, 114, 116, 137, 172, 231
Kindbettfieber 12–13, 17–19, 23–53, 56, 58, 60–67, 71, 73, 78–88,
.... 91, 92, 94, 97, 99–104, 108–111, 115–126,
.... 128–142, 144–145, 149, 151, 155–165, 168–169, 171–175, 181,
.... 184, 191, 195, 197, 208, 210, 220–224, 235
Klinik 11–13, 18–19, 23, 25–26, 29–30, 34, 36–37, 48–50, 52,
.... 59–60, 63, 66–67, 69, 81, 91–92, 95–100, 103,
.... 111, 126–127, 138, 141–149, 155, 158–161, 166, 171, 173–174,
.... 181, 195–196, 203, 205, 207, 210,223–224, 231, 234
Leichengift 38–44, 61–62, 83, 92, 104, 106–107, 111, 120, 127–129,
.... 133–135, 155, 170, 175

Macht 12, 41, 53, 55, 63, 157, 163, 167, 169, 171,
.... 173–174, 176–181, 183, 185, 189, 229
Medizingeschichte 11, 23, 209
Miasma 30, 33, 48, 85, 100-102, 105, 114, 122, 132–134,
.... 136–138, 157, 172
Mikroorganismen 40, 86–87, 102, 106, 136–137, 139–140,
.... 144–146, 149–150, 190, 201
Milchtheorie 28, 34, 79, 82, 97, 210
MRSA 150, 225
Narrativ 182
Nosokomiale Infektion 147, 228
Obduktion 23, 26–27, 35–36, 38–40, 43, 64, 80, 100–102, 105,
.... 107, 111, 116, 127, 133, 158, 160, 164, 170, 181
Pathogene 40
Pathologie 20, 23, 26, 35, 37, 61, 97, 99, 101–102, 109, 111
Postmoderne 181–182, 230
Pyämie 172
Rationalität 179, 181
Schweinegrippe, ... 113–115, 153–154, 156, 173, 179,
.... 187–188, 190, 232, 243
Semmelweis-Reflex 212, 242
Standortflora 144–146, 148
T(h)ierisch-organischer Stoff 61, 121, 134, 137, 143, 162, 172
Transiente Flora 145
Viren 114
Weltgesundheitsorganisation – WHO .. 114–115, 153–154, 158, 232, 243
Wissenschaftsgeschichte 213
Wissenschaftstheorie 121, 192, 213, 219
Wochenbett 19, 44, 88, 127, 142, 224, 234
Wundrose 81–82, 171–172

Bildverzeichnis

Bild 1: *Bildarchiv, Josephinum, Wien*
Bild 2: *Bildarchiv, Semmelweis Museum, Budapest*
Bild 3: *Bildarchiv, Josephinum, Wien*
Bild 4: *Bildarchiv, Josephinum, Wien*
Bild 5: *Bildarchiv: Semmelweis Museum, Budapest*
Bild 6: *Bildarchiv, Josephinum, Wien*
Bild 7: *Bildarchiv, corbis.com*
Bild 8: *Bildarchiv, Josephinum, Wien*
Bild 9: *Bildarchiv, Semmelweis Museum, Budapest*
Bild 10: *Bildarchiv: WHO*
Bild 11: *Bildarchiv, Semmelweis Museum, Budapest*
Bild 12: *Bildarchiv, Josephinum, Wien*
Bild 13: *Privatarchiv*
Bild 14: *Privatarchiv*
Bild 15: *Bildarchiv, Josephinum, Wien*
Bild 16: *Privatarchiv*
Bild 17: *Privatarchiv*

Christo Brand
Barbara Jones

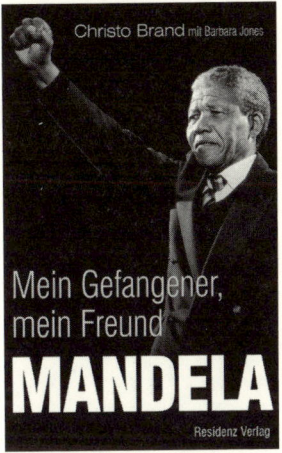

Mandela
Mein Gefangener, mein Freund

Aus dem Englischen übersetzt
von Michael Bayer, Sigrid Schmid und
Wolfram Ströle

Nelson Mandela und sein Gefängniswärter Christo Brand – die berührende persönliche Geschichte einer außergewöhnlichen Freundschaft

Nelson Mandela, Sohn eines schwarzen Stammesführers und großer Kämpfer gegen die Rassentrennung in Südafrika. Christo Brand, ein weißer Bauernsohn, hineingeboren in die Kultur des Apartheid-Regimes. Diese beiden Menschen mit so ungleichen Voraussetzungen begegneten einander im Gefängnis auf Robben Island: Mandela als lebenslänglich inhaftierter Freiheitskämpfer, Brand als sein vom Staat rekrutierter Aufseher, der unter anderem den persönlichen Briefwechsel des Häftlings zensieren musste. Der 60-jährige politische Gefangene und der erst 19-jährige Wärter hätten erbitterte Feinde werden können. Doch zwischen ihnen entwickelte sich im Lauf eines Jahrzehnts, das sie gemeinsam im Gefängnis verbrachten, eine außergewöhnliche Freundschaft. Die Verbindung zwischen ihnen reifte durch viele Akte der Menschlichkeit und blieb auch nach Mandelas Freilassung aufrecht. Christo Brand erzählt in seinen Memoiren von Ereignissen, über die er nie zuvor offen gesprochen hat.

Diese einzigartige Geschichte über seine Zeit mit Mandela gewährt bisher unbekannte intime Einblicke in das Leben eines der größten politischen Vorbilder.

ISBN: 978-3-7017-3339-2
ISBN ebook: 978-3-7017-4468-8

Jutta Jacobi

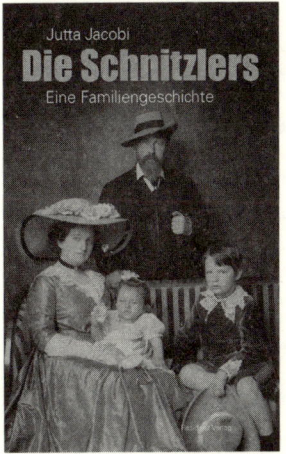

Die Schnitzlers
Eine Familiengeschichte

Ein Leiterwagen und die Untreue einer schönen Buchhändlerstochter setzten ihn in Bewegung: Jutta Jacobi erzählt von Johann Schnitzler, dem begabten Sohn eines armen jüdischen Tischlers aus Nagykanizsa, der ein berühmter Arzt in Wien wurde.
Von seinem Sohn Arthur, der sich vom Erotomanen zum Moralisten wandelte.
Von dessen Frau Olga, der reuevollsten Geschiedenen aller Zeiten. Von Lili, die an der Seite eines faschistischen Offiziers ihr Glück nicht fand.
Von Heinrich, der 1938 nach Amerika emigrieren musste.
Von Arthurs Enkeln Peter und Michael, die sich von den Lasten der Vergangenheit befreiten. Von der Urenkelin Giuliana, die auf dem Zentralfriedhof die Gräber mit Steinchen schmückt.

Es ist die Geschichte von Sehnsucht, dem Geschenk des Humors und dem Wandel der Perspektiven im Verlauf der Geschichte.

ISBN: 978-3-7017-3279-1
ISBN ebook: 978-3-7017-4484-8

Andreas Heusler

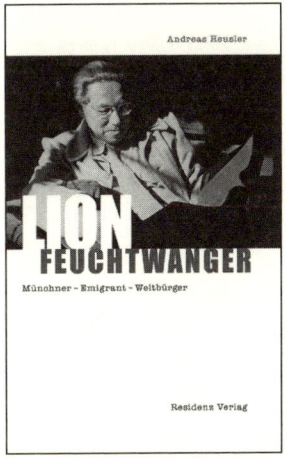

Lion Feuchtwanger
Münchner – Emigrant – Weltbürger

Lion Feuchtwanger, der weltberühmte Autor von „Jud Süß" und „Erfolg", war ein wirkungsstarker Akteur seiner Zeit: stilprägend in Theater und Literatur, politisch bewusst angesichts verstörender Zeitläufte, konsequent menschlich trotz existenzieller Bedrohung. Der 1884 in München geborene jüdische Intellektuelle warnte als einer der Ersten vor der nationalsozialistischen Gefahr. Im Exil in Frankreich und den USA war er eine stets hilfreiche Anlaufstelle. Freundschaften verbanden ihn mit vielen anderen Vertriebenen wie Arnold Zweig, Bertolt Brecht und Heinrich Mann.

Wie viel uns seine Lebensgeschichte auch heute zu erzählen hat, zeigt diese Biographie.

ISBN: 978-3-7017-3297-5
ISBN ebook: 978-3-7017-4460-2